全国卫生职业教育康复治疗……
人才培养"十三五"……

供康复治疗类专业使用

U0166049

儿童康复

主　编　黄先平　张秀伟

副主编　张伟锋　税晓平　贺菊芳　赵　峰

参编人员　（以姓氏笔画排序）

王　颖　南京特殊教育师范学院

王娇艳　南京特殊教育师范学院

王晓梅　四川中医药高等专科学校

何　晓　鄂州市中医医院

沈永慧　鄂州职业大学

张伟锋　南京特殊教育师范学院

张秀伟　南京特殊教育师范学院

赵　峰　湖北医药学院

贺菊芳　鄂州职业大学

袁友梅　钟祥市特殊教育学校

耿娇娇　江苏医药职业学院

夏顺强　鄂州市华仁康复医院

徐冬晨　南京特殊教育师范学院

黄先平　鄂州职业大学

税晓平　四川中医药高等专科学校

华中科技大学出版社
http://www.hustp.com
中国·武汉

内 容 简 介

本书是全国卫生职业教育康复治疗类应用技能型人才培养"十三五"规划教材。

本书涉及走进儿童康复、儿童运动障碍的康复、儿童精神障碍的康复、儿童感知觉功能障碍的康复、儿童多重残疾的康复五大项目,包括以运动功能障碍为主要表现的脑性瘫痪及以精神障碍为主要表现的孤独症等十七个常见临床儿童疾病康复的学习任务。书中穿插大量与教学内容有关的数字资源,各章节配以多媒体课件、随堂检测、知识链接和视频等以方便师生使用,可以更为有效地激发学生的学习热情和兴趣。

本书可供康复治疗技术等专业学生及医院护士等相关医护工作人员使用。

图书在版编目(CIP)数据

儿童康复/黄先平,张秀伟主编. —武汉:华中科技大学出版社,2019.1(2021.12重印)

全国卫生职业教育康复治疗类应用技能型人才培养"十三五"规划教材

ISBN 978-7-5680-4784-5

Ⅰ.①儿… Ⅱ.①黄… ②张… Ⅲ.①小儿疾病-康复医学-高等职业教育-教材 Ⅳ.①R720.9

中国版本图书馆 CIP 数据核字(2019)第 012455 号

儿童康复
Ertong Kangfu

黄先平　张秀伟　主编

策划编辑:史燕丽

责任编辑:丁　平

封面设计:原色设计

责任校对:曾　婷

责任监印:周治超

出版发行:华中科技大学出版社(中国·武汉)　　　电话:(027)81321913

　　　　　武汉市东湖新技术开发区华工科技园　　　邮编:430223

录　　排:华中科技大学惠友文印中心

印　　刷:武汉市籍缘印刷厂

开　　本:880mm×1230mm　1/16

印　　张:15.5

字　　数:439千字

版　　次:2021 年 12 月第 1 版第 3 次印刷

定　　价:49.80 元

本书若有印装质量问题,请向出版社营销中心调换

全国免费服务热线:400-6679-118　竭诚为您服务

版权所有　侵权必究

全国卫生职业教育康复治疗类
应用技能型人才培养"十三五"规划教材
编委会

丛书顾问 文历阳 胡 野

主任委员 王左生

委员（按姓氏笔画排序）

马 金	辽宁医药职业学院	汪 洋	湖北中医药高等专科学校
马国红	天门职业学院	张 俊	重庆城市管理职业学院
王小兵	金华职业技术学院	张光宇	重庆三峡医药高等专科学校
左天香	安徽中医药高等专科学校	张志明	顺德职业技术学院
卢健敏	泉州医学高等专科学校	张绍岚	江苏医药职业学院
叶泾翔	皖西卫生职业学院	张维杰	宝鸡职业技术学院
任国锋	仙桃职业学院	陈春华	南阳医学高等专科学校
刘 洋	长春医学高等专科学校	范秀英	聊城职业技术学院
刘 敏	周口职业技术学院	尚 江	山东医学高等专科学校
刘 尊	沧州医学高等专科学校	罗 萍	湖北职业技术学院
刘 静	武汉民政职业学院	罗文伟	阿克苏职业技术学院
刘金义	随州职业技术学院	孟令杰	郑州铁路职业技术学院
刘勇华	黄河科技学院	赵其辉	湖南环境生物职业技术学院
刘铁英	长春医学高等专科学校	宫健伟	滨州医学院
许 萍	上海健康医学院	黄 薇	昆明卫生职业学院
许 智	湖北职业技术学院	黄先平	鄂州职业大学
杜 平	齐齐哈尔医学院	黄拥军	清远职业技术学院
李 渤	聊城职业技术学院	黄岩松	长沙民政职业技术学院
杨延平	陕西能源职业技术学院	崔剑平	邢台医学高等专科学校
肖文冲	铜仁职业技术学院	彭 力	太和医院
何 侃	南京特殊教育师范学院	税晓平	四川中医药高等专科学校
辛增辉	广东岭南职业技术学院	曾 西	郑州大学第一附属医院
汪 欢	随州职业技术学院	薛秀琍	郑州澍青医学高等专科学校

编写秘书 史燕丽 罗 伟

网络增值服务使用说明

欢迎使用华中科技大学出版社医学资源服务网yixue.hustp.com

1.教师使用流程

（1）登录网址：http://yixue.hustp.com （注册时请选择教师用户）

注册　登录　完善个人信息　等待审核

（2）审核通过后，您可以在网站使用以下功能：

2.学员使用流程

建议学员在PC端完成注册、登录、完善个人信息的操作。

（1）PC端学员操作步骤

①登录网址：http://yixue.hustp.com （注册时请选择普通用户）

注册　登录　完善个人信息

②查看课程资源

如有学习码，请在个人中心-学习码验证中先验证，再进行操作。

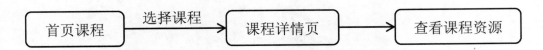

首页课程　—选择课程→　课程详情页　→　查看课程资源

（2）手机端扫码操作步骤

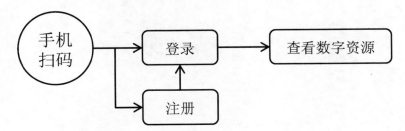

手机扫码　→　登录　→　查看数字资源

注册

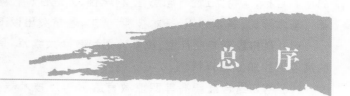

Introduction | 总 序

随着我国经济的持续发展和教育体系、结构的重大调整，职业教育办学思想、培养目标随之发生了重大变化，人们对职业教育的认识也发生了本质性的转变。我国已将发展职业教育作为重要的国家战略之一，高等职业教育成为高等教育的重要组成部分。作为高等职业教育重要组成部分的高等卫生职业教育也取得了长足的发展，为国家输送了大批高素质技能型、应用型医疗卫生人才。

康复医学现已与保健医学、预防医学、临床医学并列成为现代医学的四大分支之一。现代康复医学在我国发展有 30 多年历史，是一个年轻但涉及众多专业的医学学科，在我国虽然起步较晚，但发展很快，势头良好，在维护人民群众身体健康、提高生存质量等方面起到了不可替代的作用。

2017 年国务院办公厅发布的《关于深化医教协同进一步推进医学教育改革与发展的意见》中明确指出，高等医学教育必须坚持质量为上，紧紧围绕人才培养质量要素，深化教育教学改革，注重临床实践能力培养，"以基层为重点，以岗位胜任能力为核心，围绕各类人才职业发展需求，分层分类制定医学教育指南，遴选开发优质教材"。高等卫生职业教育发展的新形势使得目前使用的教材与新形势下的教学要求不相适应的矛盾日益突出，加强高职高专医学教材建设成为各院校的迫切要求，新一轮教材建设迫在眉睫。

为了更好地顺应我国高等卫生职业教育教学与医疗卫生事业的新形势和新要求，贯彻落实《国家中长期教育改革和发展规划纲要（2010—2020 年）》中"以服务为宗旨，以就业为导向"的思想精神，以及国家《职业教育与继续教育 2017 年工作要点》的要求，充分发挥教材建设在提高人才培养质量中的基础性作用，同时，也为了配合教育部"十三五"规划教材建设，进一步提高教材质量，在认真、细致调研的基础上，在全国卫生职业教育教学指导委员会专家和部分高职高专示范院校领导的指导下，我们组织了全国近 40 所高职高专医药院校的近 200 位老师编写了这套以医教协同为特点的全国卫生职业教育康复治疗类应用技能型人才培养"十三五"规划教材，并得到了参编院校的大力支持。

本套教材充分体现新一轮教学计划的特色，强调以就业为导向、以能力为本位、以岗位需求为标准的原则,按照技能型、服务型高素质劳动者的培养目标,坚持"五性"(思想性、科学性、先进性、启发性、适用性)和"三基"(基本理论、基本知识、基本技能)要求,着重突出以下编写特点:

(1)紧扣最新专业目录、教学计划和教学大纲,科学、规范,具有鲜明的高等卫生职业教育特色。

(2)密切结合最新高等职业教育康复治疗技术专业教育基本标准,紧密围绕执业资格标准和工作岗位需要,与康复治疗师资格考试相衔接。

(3)突出体现"医教协同"的人才培养模式,以及课程建设与教学改革的最新成果。

(4)基础课教材以"必需、够用"为原则,专业课程重点强调"针对性"和"适用性"。

(5)内容体系整体优化,注重相关教材内容的联系和衔接,避免遗漏和不必要的重复。

(6)探索案例式教学方法,倡导主动学习,科学设置章节(学习情境),努力提高教材的趣味性、可读性和简约性。

(7)采用"互联网+"思维的教材编写理念,增加大量数字资源,构建信息量丰富、学习手段灵活、学习方式多元的立体化教材,实现纸媒教材与富媒体资源的融合。

这套新一轮规划教材得到了各院校的大力支持和高度关注,它将为新时期高等卫生职业教育的发展做出贡献。我们衷心希望这套教材能在相关课程的教学中发挥积极作用,并得到读者的青睐。我们也相信这套教材在使用过程中,通过教学实践的检验和实际问题的解决,能不断得到改进、完善和提高。

全国卫生职业教育康复治疗类应用技能型人才培养
"十三五"规划教材编写委员会

Preface 前　言

儿童是祖国的花朵、祖国的未来。少年强则国家强！因此儿童健康管理应是国家战略，应该得到全社会的广泛关注。

中国残疾人联合会召开的第二十六次全国助残日新闻发布会公布，我国0～6岁残疾儿童约167.8万名，每年新增残疾儿童19.9万名。自20世纪80年代以来，特别是党的十八大以来，在党中央、国务院的高度重视和社会各界的共同关心、努力下，残疾儿童康复工作被纳入经济社会发展规划，残疾儿童康复状况获得了显著改善。但是由于我国残疾儿童康复工作起步晚，工作基础薄弱，残疾儿童康复工作仍面临许多问题和挑战，特别是康复服务体系不健全，专业化服务能力不强。残疾儿童筛查、诊断、康复有效衔接的工作机制仍未充分建立，残疾儿童康复机构、康复专业人员数量不足，服务规范性、专业性不强的问题仍较突出。因此儿童康复治疗师的培养是迫在眉睫的大事。

目前康复治疗技术专业没有自己的儿童康复教材，为了解决这一现状，本课程组全体参编人员共同努力编写了这部教材。编者以技能人才培养为目标，以康复治疗师执业资格对应的知识、技能和态度要求为指导思想，注重系统性、实用性、先进性的理念，把握实用和够用为度的原则。

本教材内容分为走进儿童康复、儿童运动障碍的康复、儿童精神障碍的康复、儿童感知觉功能障碍的康复、儿童多重残疾的康复五大项目，包括以运动功能障碍为主要表现的脑性瘫痪及以精神障碍为主要表现的孤独症等十七个常见临床儿童疾病康复的学习任务，每个任务的编写按学习目标（能力目标、知识目标、素质目标）、学习情境（具体案例引入任务）、任务实施（包括知识储备、康复评定、康复治疗、功能结局、健康教育）、任务小结、参考文献、课后练习的体例进行。建议教学学时数为56学时，其中理论课28学时，实践课28学时。

由于编者水平有限，加上时间仓促，书中不足之处在所难免，敬请读者批评指正，以便今后修订。

黄先平

目　录

MULU

项目一 走进儿童康复

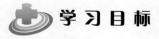

学习目标

能力目标

1. 能按照 SOAP 思维模式开展工作；
2. 能够进行儿童康复宣教与普及；
3. 具备良好的医患沟通能力。

知识目标

1. 掌握儿童康复的概念、服务对象、工作内容；
2. 熟悉儿童康复的工作流程、工作模式、康复机构；
3. 了解儿童康复的发展史。

素质目标

1. 具备儿童康复治疗师必备的职业道德和职业素养；
2. 具有团队协作精神；
3. 具有自主学习和终身学习的态度；
4. 具备一定的英语水平和计算机水平。

本项目PPT

学习情境

假如你是一名儿童康复中心的治疗师。今天，一批康复治疗技术专业大一新生来中心参观。治疗师长请你带领学生参观。

任务：如何引领学生走进儿童康复？

任务实施

世界卫生组织（WHO）关于康复的定义：康复（rehabilitation）是指综合地、协调地应用医学的、教育的、社会的、职业的各种方法，使病、伤、残者（包括先天性残）已经丧失的功能尽快地、尽最大可能地得到恢复和重建，使他们在体格上、精神上、社会上和经济上的能力得到尽可能的恢复，让他们重新走向生活，重新走向工作，重新走向社会。

康复的主要服务对象是残疾人、老年人和慢性病患者。根据第六次全国人口普查全国总人口数，及第二次全国残疾人抽样调查全国残疾人占全国总人口的比例和各类残疾人占残疾人总人数的比例，推算 2010 年末全国残疾人总数为 8502 万人。各类残疾的人数分别为：视力残疾 1263 万人，听力残疾 2054 万人，言语残疾 130 万人，肢体残疾 2472 万人，智力残疾 568 万人，精神残疾 629 万人，多重残疾 1386 万人。各残疾等级人数分别为：重度残疾 2518 万人，中度和轻

Note

度残疾 5984 万人。而其中 14 岁以下的各类残疾儿童有 1370 多万，大部分成年人的残疾也是儿童时期即存在的，因此残疾儿童是需要康复的常见人群之一。

儿童康复（rehabilitation of children）是临床康复的一个主要分支，随着国家残疾人事业的不断发展和国家对儿童康复事业重视程度的日益增加，我国儿童康复的发展突飞猛进。

任务一 儿童康复基本知识

一、儿童康复的概念

儿童康复是运用各种技术和方法对功能障碍儿进行治疗及早期干预从而改进和预防儿童功能障碍，促进其参与社会、提高生活质量。

二、儿童康复的对象

1. 运动功能障碍儿 临床上主要表现为运动功能障碍的常见疾病包括脑性瘫痪、进行性肌营养不良、小儿麻痹后遗症、脊柱侧弯、小儿斜颈、脊柱裂、骨关节炎、骨折等。

2. 精神障碍儿 临床上主要表现为精神障碍的常见疾病包括孤独症、精神发育迟缓（或智力低下）、注意缺陷多动障碍、情绪及行为障碍、脑积水等。

3. 感知觉功能障碍儿 临床上主要表现为感知觉障碍的常见疾病包括听力障碍、感觉统合失调、儿童颅脑损伤等。

4. 多重残疾儿 此类患者常见疾病包括唐氏综合征、重症身心障碍等。

三、儿童康复的意义

减轻致残因素造成的后果，尽可能提高运动、生活自理、言语和认知能力，争取达到生活自理和能够接受正常的教育或特殊教育的目标，为将来参与社会活动、劳动和工作奠定基础。

1. 促进功能发育 促进粗大运动、精细运动、感知觉、语言理解和表达、社交、生活自理、游戏、学习等功能的发育。

2. 矫正异常 矫正异常姿势、异常运动模式、异常肌张力、异常肌力。

3. 预防 畸形、继发性损害。

四、儿童康复的原则

1. 早期干预 儿童的大脑在不断地成熟和分化，具有较大的可塑性。比如脑瘫的早期干预可使已有损害的大脑功能得到有效的代偿，并促进正常的发育。理想的早期干预是争取在出生后 6～9 个月的阶段内采取治疗和促进措施。早期干预不仅能促进中枢神经系统正常发育，改善异常姿势和运动，抑制异常反射，而且可以防止肌腱挛缩、关节畸形等合并症，降低致残率。

2. 康复治疗与教育相结合，与游戏活动相结合 儿童期是个体成长发育和接受启蒙教育的重要阶段。与教育相结合可避免因康复治疗而延误其接受教育的时间，将有助于身心潜能获得最大可能的发展；与游戏活动相结合可在游戏情景中促进其运动、平衡和手眼协调等发育，提高他们训练的主动性和积极性。

3. 康复治疗与有效药物和必要手术相结合 有效药物如抗癫痫药，肌肉松弛药；必要手术如选择性脊神经后根切除术，A 型肉毒素肌内注射，巴氯芬鞘内注射等。

4. 康复治疗与传统医学相结合 如针灸、按摩、点穴、中药等。

5. 治疗患儿与指导家属相结合 儿童康复治疗的周期一般都较长,必须让家属学习并掌握一些常用的治疗方法和手法,开展家庭康复或协作治疗,巩固康复效果。

6. 循序渐进,持之以恒 康复不是一朝一夕的事情,必须有序推进,长期坚持,才能达到预期的康复目标。

五、儿童康复的内容

1. 康复评定

(1)体格发育的评定 包括体重、身高(坐高)、头围、胸围、上臂围、骨骼、牙齿、皮褶厚度、BMI 等。

(2)运动功能发育的评定 运用格塞尔发育量表(Gesell developmental schedules)、贝利婴幼儿发展量表(BSID)、粗大运动评定量表(GMFM)、Peabody 运动发育量表(PDMS)等判断小儿的发育水平,估计下一阶段发育的可能性等。

(3)肌张力与关节活动度评定 包括痉挛评定、肌肉软硬度评定、关节活动度评定等。

(4)协调功能评定 包括共济运动、不随意运动检查等。

(5)反射评定 包括原始反射、立直反射、平衡反射、保护性伸展反射等。

(6)肌力评定 使用 Lovett 六级评定法或肌力评定新标准评定肌力。

(7)感觉障碍评定 包括视觉、听觉等。

(8)日常生活活动能力评定 包括从实用的角度综合评测活动能力,如进食、排大小便、个人卫生动作、移位、行走等。

(9)言语功能评定 主要进行构音障碍评定和语言发育迟缓的评定。

(10)智能评定 包括智能发育顺序及程度评定、适应行为评定、小儿功能独立性评定等。

(11)其他评定 神经电生理学评定包括电生理评定(脑电图、肌电图等)、心肺功能评定(运动试验、肺功能测定)、代谢和有氧活动能力测定(METS 测定)。

2. 康复治疗

(1)物理治疗(PT) 包括运动治疗和物理因子治疗。

运动治疗是一种以徒手或借助器械的方式恢复或改善患儿运动功能障碍的治疗方法,包括各种主动的躯体活动训练,以及被动的治疗性躯体活动。运动治疗是最可靠的恢复运动功能障碍的治疗方法。儿童运动治疗如图 1-1 所示。

物理因子治疗是利用电、光、声、磁、水等物理因子治疗患儿的治疗方法,主要起改善血液循环、消炎、止痛、镇静催眠、兴奋神经及肌肉、降低肌张力、软化疤痕、加速伤口愈合和加速骨痂形成等作用(图 1-2)。

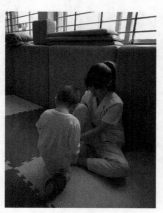

图 1-1 儿童运动治疗

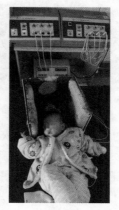

图 1-2 儿童物理因子治疗

Note

（2）作业治疗（OT）　通过功能训练、心理治疗、职业训练及日常生活训练等，使患儿在运动功能上、精神上获得最大限度的康复，达到能生活自理的程度，为其将来参与社会活动、劳动和工作奠定基础（图1-3）。

（3）言语治疗（ST）　主要采用言语训练的方法，针对特定的口语或书面语的接受或运用问题，采取各种方法促进患儿的言语运动能力和认知能力的发育，提高语言理解和表达能力，促进沟通和社会交往能力等（图1-4）。

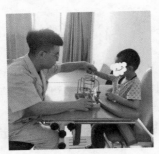

图1-3　儿童作业治疗

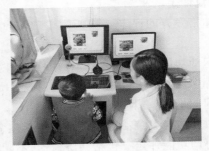

图1-4　儿童言语治疗

（4）心理治疗（包括行为治疗）　心理治疗是运用心理学的理论和方法，改善患儿的认知、情绪、行为、人际关系的治疗方法。

（5）康复工程　借助矫形器、助行器等康复辅具改善或恢复患儿功能的治疗方法。

（6）传统康复治疗　包括中医辨证施治、针灸、耳穴疗法、按摩、穴位贴敷、中药熏蒸、体操、中医食疗等。

（7）感觉统合训练　是通过特殊的训练器材，以游戏活动的方式让孩子在运动中将视觉、听觉、触觉、嗅觉、前庭感觉等基本感觉系统所接收的刺激信息加以合理整合分析，并作出合适的反应，进而改善脑功能障碍引起的感觉失调，促使孩子按照内在需求对环境刺激作出自然反应，借此促成这些感觉的组合和统一，帮助孩子提高专注力、组织能力、学习能力，以及参与活动的兴趣（图1-5）。

（8）教育疗法　通过集体教学、个别教学、集体活动等对障碍儿童进行教育干预和教育训练，促进障碍儿生活能力、适应能力、学习能力等全面发展，使其早日回归主流社会的方法（图1-6）。

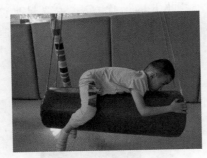

图1-5　儿童感觉统合训练

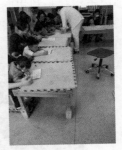

图1-6　儿童教育疗法

（9）药物治疗　包括肌肉松弛剂、脑代谢药、神经生长因子等。

（10）手术治疗　对于存在解剖结构异常且严重影响康复效果的患儿可配合手术治疗，如神经切断术、肌腱延长术、截骨术、关节融合术等。

（11）其他方法　包括音乐疗法、文体疗法等。

3. 健康教育　健康教育的任务是向患儿及其家属宣传儿科疾病的相关知识、相应功能障碍

儿童感觉
统合训练

Note

的成因及严重程度的判断方法、康复治疗的措施及作用和康复预防等。

儿童康复的三级预防如下。

（1）一级预防　加强遗传性疾病的筛查、孕母产前检查和围产期保健，预防可能导致神经残疾的各种高危因素。

（2）二级预防　早期发现和干预治疗已发生的神经损伤和疾病，防止遗留永久性残疾。早期干预不仅针对新生儿和婴儿期的高危儿，也针对小儿智能发育落后或迟缓，以及各种发育和精神、行为异常者。干预方法为：基于全面医学的观点，融预防、临床、康复、保健于一体，发展综合干预措施，在实践中充分重视早期的预防性干预、代偿性干预、纠正偏差性干预。

（3）三级预防　在较轻度的神经缺陷和残疾发生后，积极进行矫治和神经康复治疗，避免进一步加重和发展为永久性的、严重的残疾，减少继发性的神经功能障碍和残疾，注意准确掌握治疗时限和最佳矫治年龄。

六、儿童康复机构

1. 儿童康复中心　儿童康复中心只接纳 0～14 岁的患者，针对性强。中心内环境布置充分考虑儿童的年龄特点，中心内分科细致，包括儿童运动治疗室、物理因子治疗室、作业治疗室、言语治疗室、传统康复室、感统训练室、手术室、教室或活动室等，各种治疗器械齐全，是比较理想的儿童康复机构。

2. 综合医院康复科　康复设备齐全，康复技术全面，但因接纳所有年龄段患者，因此面向儿童患者的针对性相对较差，另外基本没有开设儿童教育康复这一部分。

3. 社区康复机构　具有就近就地、经济有效的优势，且不再将患儿局限在医院内，能让其更多地接触社会，一定程度上利于患儿参加正常家庭生活与社会活动。不足的是目前国内社区康复机构大多比较简陋、设备和技术不全面，需要进一步建设及人员培训。

4. 特殊教育学校　根据《中华人民共和国残疾人教育条例》等政策文件和我国特殊教育实际的要求，较发达地区的特殊教育学校大多设有言语语言训练室、认知训练室、运动康复室、感统训练室、蒙台梭利教室和文体活动室等，正在转型为区域特殊教育指导中心，也开展残疾儿童康复服务与指导工作。

5. 家庭康复　家庭是儿童成长的地方，是孩子主要的生活场所。家属是孩子一生中的关键人物，家属的态度直接影响孩子的康复效果。即便在机构接受康复治疗的患儿，也需要家属配合协作，开展家庭巩固训练，出院后仍需在家中进行康复训练。因此，十分有必要对患儿父母（尤其是母亲）进行培训，指导其开展家庭康复，确保康复治疗转移至日常生活，保证康复的持续性、连贯性。

任务二　儿童康复的工作流程及工作模式

一、儿童康复的思维方式

和临床康复一样，儿童康复的思维模式也是 SOAP 模式。

S（subjective，主观资料）：包括患儿或家属的主诉、环境情况、康复意愿等。

O（objective，客观资料）：包括各种检查评定测量资料。

A（assessment，评估分析）：根据上述两项资料进行障碍学诊断、分析出现障碍的原因、制订康复目标（包括近期目标和远期目标）。

P(plan,计划):具体的康复治疗方案,包括每项治疗技术的详细处方。

二、儿童康复的工作流程

儿童康复的工作流程如图1-7所示。

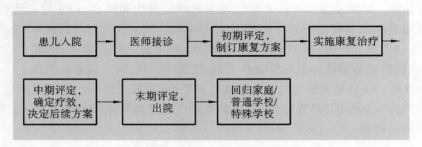

图1-7 儿童康复工作流程

三、儿童康复的工作形式

儿童康复工作是按照康复团队工作的形式开展的。康复医师为小组长,物理治疗师、作业治疗师、言语治疗师、心理治疗师、传统康复师、康复工程师、护士、教师等与患儿康复有关人员为团队成员。团队为每名患儿开展至少三次康复工作会议,分别在初期评定、中期评定和末期评定后,审定患儿的SOAP方案,判断康复疗效,确定出院及出院后的康复指导意见。

任务三 儿童康复发展简史及未来挑战

改革开放后,我国经济腾飞,社会稳定发展,人民群众的康复需求日益凸显。我国于1988年成立中国残疾人联合会(以下简称中国残联),1991年颁布《中华人民共和国残疾人保障法》,1988年建立第一个现代化综合性的残疾人康复研究机构——中国康复研究中心。同年国务院批准颁布并实施《中国残疾人事业五年工作纲要(1988年—1992年)》,其有创见地提出"小儿麻痹后遗症矫治""白内障复明""聋儿听力言语训练"三项康复工程,极大地推动了我国儿童康复事业的发展,使该领域受到更加广泛的社会关注。

在此之前,我国儿童康复的拓荒者、被誉为"中国小儿脑瘫康复之父"的李树春教授为小儿脑瘫康复事业奔走疾呼,开展临床实践。在李树春教授的主持下,黑龙江省小儿脑性瘫痪防治疗育中心于1987年9月挂牌成立,成为我国第一所治疗小儿脑性瘫痪的专门机构。从20世纪80年代初期开始到现在,我国儿童康复事业的发展仅有30多年的历史,可大致分为起步期和发展期。

一、起步期

我国专门的儿童康复工作起步于20世纪80年代初期。由于儿童康复本身是一个涉及运动功能障碍儿、精神障碍儿和感知功能障碍儿等各类儿童的应用性科学领域,因此前后出现的主要的儿童康复工作也相应分散在几个方面。

1. 小儿脑瘫康复 1983年以前,我国尚未开展小儿脑瘫康复,没有一所小儿脑瘫的专门康复机构。1980年始,原佳木斯医学院附属医院儿科主任、中华医学会儿科分会小儿神经学组副组长李树春教授组织人员开始小儿脑瘫防治的准备工作。1983年,开设11张小儿脑瘫病床,收治脑瘫患儿并设立门诊部。这是我国小儿脑瘫康复的第一步,填补了国内空白。

此后,李树春教授带领一批人四处奔走、呼吁、宣传、筹资,得到了社会各界的理解和支持,也得到日本友人物资和技术的无私援助,同时得到联合国儿童基金会的帮助,于 1987 年 9 月 23 日挂牌成立黑龙江省小儿脑瘫防治疗育中心。

2. 听力语言康复　1979 年,原首都医科大学附属北京同仁医院,北京市耳鼻咽喉科研究所听力康复室主任、著名听力学家邓元诚教授创立了我国第一个听力康复与助听器门诊。1983 年,邓元诚教授在北京耳鼻咽喉科研究所成立中华聋儿语言听力康复中心,开展聋儿语言康复工作。1988 年更名为中国聋儿康复研究中心,它是与中国康复研究中心一样,隶属于中国残疾人联合会的全国性康复研究中心,是我国唯一一所国家级听力语言康复机构。

3. 精神发育迟滞儿童康复　1979 年上海市第二聋校开办了全国第一个智障儿童辅读班。1982 年,国家教育部委托江苏省筹建和代管南京特殊教育师范学院,开设盲童教育、聋哑教育、智障教育三种班级,学制 4 年,为全国各地培养特教师资。1986 年全国人大通过的《中华人民共和国义务教育法》规定:地方各级人民政府为盲、聋哑和弱智的儿童、少年举办特殊教育学校(班)。至 1988 年,我国已建智障儿童辅读学校 90 所,智障班 578 个,在校学生已有 9937 人。

至此,我国对精神发育迟滞儿童的处置已完成了由医学模式向教育模式的转变。过去多由精神科医生或儿童社会福利机构来完成的精神发育迟滞儿童处置,现在已逐步转变为主要由教育部门来承担,主要对精神发育迟滞儿童进行教育和训练。部分安置有精神发育迟滞儿童的儿童福利院,也由供养与康复并重,转为采取"养、活、教三结合"的方针。一些安置精神发育迟滞儿童的康复中心主要采取了"医教结合、综合康复"的服务模式。

4. 孤独症康复　1982 年,南京儿童心理卫生研究中心陶国泰教授发表题为《婴儿孤独症的诊断和归属问题》的论文,报道了 4 例儿童被确诊为孤独症,这是中国内地最早发现并确诊的孤独症儿童病例。1984 年至 1986 年期间,该中心共收治了 12 例孤独症患儿。1987 年,陶国泰教授在美国《孤独症与发展性障碍》杂志上发表了题为《中国婴儿孤独症》的研究报告。报告中提及,由于当时国内对孤独症了解较少,并且绝大多数儿科、神经科和精神科医生没有接受过儿童精神医学方面的专业训练,这些孤独症婴儿曾被误诊为智力落后、多动症、痴呆、精神分裂症,甚至散发性脑炎等。

这一时期,我国内地在孤独症方面的研究非常薄弱,主要是医学领域在摸索研究,且集中在大城市的精神卫生机构。公开发表的孤独症相关期刊论文非常少,孤独症相关的专业书籍更是鲜见出版,甚至是相关科普读物也很少见。对孤独症儿童的教育干预等还未进入公众的视野,专门的孤独症教育康复机构更是屈指可数。

5. 低视力康复　我国于 1983 年在北京建立了第一个低视力康复门诊。1986 年在 WHO 资助及卫生部的领导下,我国邀请国外低视力康复专家,在北京召开了全国第一个低视力康复培训班,来自全国各地近 100 名眼科专家接受了低视力康复工作培训。低视力康复工作从 20 世纪 80 年代初在我国逐渐开展起来,低视力康复工作开始受到眼科及社会各界的重视,特别受到中国残疾人联合会的关注。

二、发展期

1. 小儿脑瘫康复　1987 年我国第一所治疗小儿脑瘫的专门机构——黑龙江省小儿脑瘫防治疗育中心的创立,开辟了我国小儿脑瘫康复的先河,成为我国小儿脑瘫康复事业的奠基石,正如外国友人所说:"脑瘫中心犹如灯塔,在中国北部边陲闪闪发光,照亮着全国小儿脑瘫康复事业的征程。"

1990—1992 年,受"卫生部优生优育协会"委托,黑龙江省小儿脑瘫防治疗育中心举办了三期"全国优生优育、脑性瘫痪防治学习班"。自 1994 年以来,国家卫生部委托该中心共举办二十期"全国小儿脑瘫康复技术培训班",为全国各地儿童康复机构培养小儿脑瘫康复技术骨干 3000

余人。

首届全国小儿脑瘫座谈会于1988年在佳木斯胜利召开。1992年2月中国残疾人康复协会小儿脑瘫康复专业委员会在黑龙江省小儿脑瘫防治疗育中心挂牌成立。2004年,中国康复医学会儿童康复专业委员会成立。至2016年,已召开全国性或国际性小儿脑瘫学术会议十四届。

在以李树春教授为代表的老一辈儿童康复工作者的带领下,我国小儿脑瘫的防治、康复与研究在中心创立后呈现快速发展的局面。进入21世纪后,我国脑瘫康复领域的发展更加迅速,康复机构不断增多,康复队伍不断壮大,康复的对象不断增加,康复的方法不断创新。目前我国小儿脑瘫康复覆盖面已遍及所有省、市、自治区,康复途径主要为医院康复、机构康复及社区康复三种。2013年对北京、广西、河南等8省市脑瘫防治状况的调查结果显示,77.32%的脑瘫儿童可以在当地得到及时诊治,综合医院、妇婴医院及儿童医院是我国脑瘫儿童及时诊治的主要场所。

2. 听力语言康复 为有效开展聋儿康复和预防工作,聋儿听力语言康复工作作为一项抢救性工程列入国家计划,1988年开始进行系统实施。此后,聋儿听力语言康复的机构建设、人才培养、科学研究和社会服务等快速发展,取得了可喜成绩。

1988年,中华聋儿听觉语言康复中心正式更名为"中国聋儿康复研究中心",作为唯一一所全国性听力语言康复研究机构,对全国听力语言康复工作进行技术指导和行业管理。2017年,更名为"中国听力语言康复研究中心"。至今全国已初步形成了以中国听力语言康复研究中心为技术资源中心,以各省康复中心为龙头,以市级语训部为骨干,以基层聋儿语训班(点)为基础,社区、家庭为依托的聋儿康复工作体系。

1994年,中国聋儿康复研究中心与南京师范大学联合创办了教育学专业(聋儿早期康复方向)大专班。2000年,北京联合大学成立了特殊教育学院并下设听力语言康复技术学院,设有听力语言康复技术专业。2002年,南京特殊教育职业技术学院(现南京特殊教育师范学院)成立康复系,开设听力语言康复技术专业。2004年,华东师范大学学前教育与特殊教育学院设立"言语听觉科学"大学本科专业。2013年后,以这三所学校为代表的多所师范院校先后开设"教育康复学"本科专业,继续培养能在教育领域从事听障儿童康复等儿童康复工作的专业人才。

三十年来,中国残联领导中国听力语言康复研究中心制订并组织实施了五个全国听力语言康复五年规划,与相关高校合作开创我国听力语言康复相关专业学历教育,并常年开展基层听力语言康复专业人员在职培训,开发并完善了我国听力残疾儿童康复行业的方法、技术及相关标准,成立了中国残疾人康复协会听力语言康复专业委员会,创办了《中国听力语言康复科学杂志》专业期刊,推动建立省、市、县级听力语言康复机构千余家。截至2015年,全国已建设省级听力语言康复机构31个,基层听力语言康复机构961个。2016年有2万0~6岁残疾儿童得到人工耳蜗植入手术、助听器适配、听觉言语功能训练及家属支持性服务,1.5万7~17岁残疾儿童得到辅助器具适配及家属支持性服务等。

我国听力语言康复领域30多年来所取得的成绩得到党和政府以及国际社会的充分认可。1998年,经中国残疾人联合会与包括卫生部在内的9个部门共同商定,确定每年3月3日为全国爱耳日,每年开展一次全国爱耳日宣传教育活动。在我国听力语言康复工作者的倡议和推动下,2013年世界卫生组织正式确立每年3月3日为"国际爱耳日"。

3. 孤独症康复 1993年之后,我国内地孤独症的研究逐步受到关注,孤独症相关研究成果呈递增趋势。这一时期出现了大量孤独症康复机构,其中由孤独症患者家属自发组织成立的非政府性教育康复机构成为一大亮点。例如,1993年,田惠萍女士创立了北京星星雨教育研究所,这是中国第一家专门为孤独症儿童及其家庭提供教育服务的民办非营利性机构。

另外,这一时期也出现了许多专业的孤独症康复协会。其中,成立于1993年12月的北京市孤独症儿童康复协会,是我国首个以关爱和帮助孤独症儿童及其家属为宗旨的民间团体。为拓展业务范围和加强交流沟通,有些孤独症康复机构开发了孤独症相关的论坛和网站。

2006 年之后,我国内地孤独症研究与教育康复进入了空前活跃期,对孤独症的关注已逐步提升到国家层面。例如,2006 年第二次全国残疾人抽样调查残疾标准中将儿童孤独症纳入精神残疾范畴;《中国残疾人事业"十一五"发展纲要(2006 年—2010 年)》将孤独症康复纳入重点工作内容,探索建立孤独症儿童的早期筛查、早期诊断、早期康复的干预体系;2008 年,我国发布的《中共中央　国务院关于促进残疾人事业发展的意见》,明确提出逐步解决孤独症等残疾儿童少年的教育问题;2009 年,中国残联在全国 31 个城市开展孤独症儿童康复训练试点,并实施"贫困残疾儿童抢救性康复项目",由国家拨款 7.25 亿元,面向全国 5.88 万名 6 岁以下的残疾儿童,其中包括 1200 名孤独症患者。2010 年 7 月我国卫生部办公厅印发了《儿童孤独症诊疗康复指南》,该指南对促进医务人员掌握科学、规范的诊断方法和康复治疗原则,对指导相关康复机构、学校和家庭对孤独症儿童进行正确干预,改善患儿预后,促进患儿康复,均具有重要意义。

目前,我国孤独症的研究和临床干预呈现出百花齐放的盛况,孤独症的科学研究成果剧增,一大批孤独症研究的专家学者涌现出来。同时,孤独症教育康复实践也在渐趋法制化和规范化。

4. 低视力康复　1988 年开始,中国残联对我国低视力康复工作开展指导并制订了国家低视力康复工作规划,如《中国残疾人事业"八五"计划纲要(1991 年—1995 年)》及《中国残疾人事业"九五"计划纲要(1996 年—2000 年)》中对我国低视力康复工作有配套实施方案。并于 1998 年成立了全国低视力康复工作专家技术指导组,我国低视力康复工作开始步入正轨。

近三十年来,在中国残联及各省市残联的领导下,我国已建立了领导机构及低视力康复中心与康复点,对各级眼科及康复工作者进行了低视力康复的培训,出版了低视力康复培训教材与图谱,定点生产各种光学助视器,使大量低视力患者得到康复,取得了世界瞩目的成就。

三、未来挑战

经过 30 余年的发展实践,我国儿童康复领域取得了令人欣喜的成绩。但是面对儿童康复需求量的快速增多,残疾人康复事业的快速发展,我国儿童康复事业的发展也面临一系列重大挑战。

1. 区域发展不平衡　上海、北京、江苏、浙江、广东等沿海或经济发达地区的儿童康复事业发展迅速,儿童康复服务涉及脑瘫、听力障碍、孤独症、注意缺陷与多动障碍等较为广泛的领域,家庭康复和社区康复的发展水平也较高。而中西部地区发展速度相对较慢,脑瘫、孤独症等康复服务开展少,机构康复、社区康复等尚不能满足当地残疾儿童诊治和康复的需求。城乡间发展水平差异大,比重很大的农村残疾儿童没有得到及时、便捷的康复服务。

2. 残疾儿童全面康复需求未得到满足　目前,脑瘫患儿等被安置在医疗卫生机构的残疾儿童只能接受康复治疗,医院缺乏特教、幼教、社会工作者等非卫生职业人员,缺少为残疾儿童提供教育和全面发展的条件和机制。而孤独症患儿等接受教育则只能以特殊教育为主,大多特殊教育学校缺乏康复治疗师和康复医生等卫生职业人员,缺少为残疾儿童提供诊断、康复的条件和机制。医疗卫生系统的儿童康复以医疗康复为主,但存在专业队伍不健全、水平参差不齐现象。卫生、残联、民政和教育等各系统都在开展残疾儿童康复训练服务,但相互对接与合作不够普遍,尚无有效机制形成资源共享。残疾儿童康复服务网络尚未健全,社区康复数量不足,难以弥补机构康复的不足,存在不少盲区。比如,正处于抢救性康复期的学龄前及低学龄段脑瘫儿童很难被幼儿园及学校接收,也很少有为接诊的脑瘫儿童提供教育服务的医疗卫生机构。如何能同时满足残疾儿童康复和教育等全面发展的需求,仍是一个亟待解决的严峻问题。

3. 康复行为有待规范,跨学科合作成为趋势　儿童康复领域中仍存在较多的争议和难点。比如,孤独症、脑瘫等诊断扩大化、过度治疗、滥用药物等问题;人工耳蜗植入等手术适应证选择的科学性、严谨性及与康复训练结合的问题;矫形器及辅助器具应用问题;康复质量控制问题;康复护理与管理问题等亟待解决和规范。在康复医疗实践中,本来普遍存在内外科结合、中西医结合,医生与治疗师、护士、辅具工程师等专业人员合作及沟通等问题。在儿童康复实践中,还存在医教结合,医生与心理治疗师、特殊教育教师、家属和残联工作人员合作等更多跨学科、跨系统合作的问题。未来儿童康复的发展趋势势必融合医学、心理学、社会学、教育学等诸多相关学科,在临床团队合作中,不仅会涉及临床医学中的小儿神经科、康复科、骨科、物理医学科及中医科等,也将有社区医疗和保健、特殊教育、康复工程以及民政、残联的社会工作者的参与。

4. 专业队伍建设有待加强　2011年,对415名儿童康复医师调查的结果显示,本、专科学历约为50%,研究生学历(博士、硕士)约为48%,与发达国家相比存在较大差距。中国康复医学会儿童康复专业委员会于2009年及2011年分别对我国111所综合医院及49所儿童康复机构调查的结果显示,多于10%的单位尚未掌握和应用PT技术,20.41%的单位尚未掌握和应用OT技术,22.41%的单位尚未掌握和应用ST技术,59.46%的机构尚未掌握和应用心理治疗技术,多于70%的单位尚不能开展手术治疗,70%的单位尚不能制作矫形器和辅助器具,半数以上单位还不能开展其他康复治疗项目。2015年对2790名儿童康复治疗师调查的结果显示,80后及90后治疗师占88%,40.90%尚无治疗师技术职称,专科及以下学历占69.80%,本科学历仅占28.60%,从事儿童康复工作6年以内占70%。说明儿童康复队伍十分年轻,学历层次偏低,对康复技术的掌握和应用不成熟,经验不足,缺少有丰富儿童康复工作经验的技术骨干。

随着我国残疾人事业的不断发展,在党和政府的大力支持下,在广大残疾人康复专业人员的共同努力下,我国残疾儿童康复事业在克服困难中向前发展,在不断奋斗中进一步壮大,必将谱写我国儿童康复事业的辉煌篇章。

任务小结

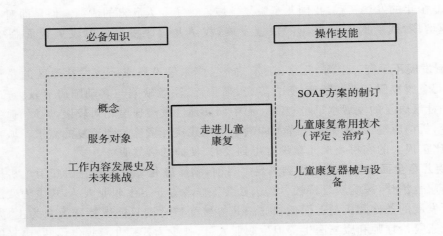

参考文献

[1]　李树春,李晓捷.儿童康复医学[M].北京:人民卫生出版社,2006.

[2]　陈秀洁.儿童运动障碍和精神障碍的诊断与治疗[M].北京:人民卫生出版社,2009.

[3]　常用康复治疗技术操作规范(2012年版)[M].北京:人民卫生出版社,2012.

(黄先平　张伟锋)

课后练习

一、单项选择题

1. 根据第六次全国人口普查（2010 年）及第二次全国残疾人抽样调查,全国残疾人总数为（　　）。

A.7902 万　　　　B.8296 万　　　　C.8502 万　　　　D.9010 万

2. 根据第六次全国人口普查（2010 年）及第二次全国残疾人抽样调查,全国残疾人分类中,数量最多的是（　　）。

A.智力残疾　　　B.听力残疾　　　C.言语残疾　　　D.肢体残疾

3. SOAP 模式中难度最大的是（　　）。

A.S　　　　　　B.O　　　　　　C.A　　　　　　D.P

4. 黑龙江省小儿脑瘫防治疗育中心成立的时间是（　　）。

A.1987 年 9 月 23 日　　　　　　B.1983 年 3 月 10 日

C.1983 年 5 月 12 日　　　　　　D.1980 年 8 月 3 日

5. 创立了我国第一个听力康复与助听器门诊的是（　　）。

A.李树春　　　B.邓元诚　　　C.李晓捷　　　D.陶国泰

6. 世界卫生组织正式确立的"国际爱耳日"是每年的（　　）。

A.3 月 3 日　　　B.5 月 12 日　　　C.8 月 19 日　　　D.5 月 1 日

7. 关于我国儿童康复的现状,以下说法不正确的是（　　）。

A.城乡间发展水平差异大

B.过度治疗、滥用药物

C.卫生、残联、民政和教育等各系统都在开展残疾儿童康复训练服务

D.康复技术的掌握和应用较成熟

二、判断题

（　　）1.儿童康复的任务除恢复患儿系统功能外,着重治疗原发疾病。

（　　）2.儿童康复与成人康复比较起来更强调家庭的参与。

（　　）3.李树春教授是我国儿童康复的拓荒者,被誉为"中国小儿脑瘫康复之父"。

（　　）4.我国儿童康复最先开展的是小儿脑瘫的康复。

（　　）5.1983 年起我国低视力康复进入正规发展期。

Note

项目二　儿童运动障碍的康复

本任务PPT

任务四　脑性瘫痪的康复

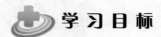
学习目标

能力目标

1. 能按照SOAP思维模式开展工作；

2. 能按照《常用康复治疗技术操作规范(2012年版)》为患儿实施康复评定及康复治疗；

3. 能准确地对患儿及家属进行健康教育，具备良好的沟通能力。

知识目标

1. 掌握儿童脑性瘫痪的概念、病因、临床类型及发展特点；

2. 熟悉不同类型儿童脑性瘫痪的治疗方法；

3. 了解儿童脑性瘫痪诊断标准及鉴别诊断。

素质目标

1. 具备儿童康复治疗师必备的职业道德和职业素养；

2. 具有团队协作精神；

3. 具有自主学习和终身学习的态度；

4. 具备一定的英语水平和计算机水平。

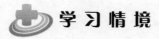
学习情境

　　患儿，女，2岁7个月，因不能独立步行入院。患儿为第一胎第一产，孕29周早产，出生时体重1.6 kg，有产后窒息史。患儿出生后运动、智力发育与同龄儿童相比滞后。入院时能独坐，不能独站，辅助下可以行走，但呈剪刀步态，双膝屈曲，双足跟不能着地。体格检查：一般情况良好，双手精细动作稍差，双下肢肌张力高，关节活动度差，外展受限。辅助检查：头颅MRI示，①胼胝体发育不良伴多微脑回畸形；②脑白质发育不良。脑电图，广泛轻度异常。

　　临床诊断：痉挛性脑瘫。

　　任务：如何为患儿实施康复服务？

Note

任务实施

一、知识储备

脑性瘫痪(cerebral palsy,CP)简称脑瘫,香港地区称大脑麻痹,台湾地区称脑性麻痹。脑瘫是儿童肢体残疾的主要疾病之一,其病因复杂、临床表现多样,除了运动障碍外,常会合并其他障碍或问题,因此常包括多重障碍。了解脑瘫及其成因、分类,脑瘫儿童的发展特征,以及脑瘫儿童的康复服务内容对儿童康复专业工作者而言非常重要。

(一) 脑瘫的概念、成因及其分类

脑瘫纳入现代医学领域归功于英国整形外科医生李德(William John Little,1810—1894年)。脑瘫又称为李德病(1888年,Rupprecht首次将此病命名为Little's disease)。在长期研究中,各个国家和不同地区对脑瘫的定义有所不同,争议多体现在发病时间上,其共同点是均认为脑瘫发生在脑组织发育成熟之前。

依据2006版国际脑瘫定义的原则,2014年4月,第六届全国儿童康复、第十三届全国小儿脑瘫康复学术会议将脑瘫定义为:脑性瘫痪是一组持续存在的中枢性运动和姿势发育障碍、活动受限症候群,这种症候群是由于发育中的胎儿或婴幼儿脑部非进行性损伤所致。脑性瘫痪的运动障碍常伴有感觉、知觉、认知、交流和行为障碍,以及癫痫和继发性肌肉、骨骼问题。

1. 成因　造成脑瘫的原因很多,直接病因是脑损伤和脑发育缺陷。根据造成脑损伤和脑发育缺陷的时间,脑瘫可划分为3个阶段。

1) 出生前　导致胚胎期脑发育异常的各种原因,主要包括母体因素和遗传因素。

(1) 母体因素　高危因素包括孕妇感染、母婴血型不合、大量吸烟、酗酒、先兆流产、用药、接触毒物、受到辐射、外伤、风湿病、糖尿病、妊娠中毒症、高血压、子宫或胎盘功能不良、母体营养障碍、初产大于35岁或小于20岁、妊娠中手术等危险因素。

母亲妊娠26~34周时,胎儿的脑室旁白质最易受损,形成脑室周围白质软化症,导致痉挛型双瘫。

到妊娠38~48周时,由于胎儿脑基底核的新陈代谢需求特别高,此阶段造成的脑部伤害,基底核最易受损,导致肌张力不稳定且会改变或运动障碍。

(2) 遗传因素　近年来的研究认为,遗传因素对脑瘫的影响越来越重要。如瑞典的一项调查表明,有明显产前因素的脑瘫中,1/6为遗传因素所致。

2) 出生时　有早产、过期产、出生体重过轻、巨大儿、产程缺氧、难产或产程过长、臀位分娩、脐带绕颈、羊水浑浊、吸入胎便、产伤、胎盘早期剥离、前置胎盘、多胎、颅内出血、感染、急产等危险因素。

3) 出生后　有新生儿低血糖症、呼吸窘迫综合征、吸入性肺炎、高烧、脑外伤、脑部感染、癫痫、核黄疸、缺氧缺血性脑病、中毒(铅、CO等)等危险因素。

还有许多病例原因不明。据有关资料显示,在我国引起脑瘫的三大高危因素为窒息、早产、黄疸(包括核黄疸和迁延性黄疸)。其中黄疸引起的脑瘫由于医疗条件的改善,患儿数量在明显下降。

2. 发病学　脑瘫的患病率各国统计不尽相同,但较相似,如欧美地区为1.5‰~3.3‰,韩国1997年统计的脑瘫患病率为2.7‰,我国1997—1998年对六省(区)1~6岁小儿脑瘫进行调查,患病率约为1.92‰。从各国及地区调查结果看,脑瘫患病率有以下特点:男性高于女性;重症越来越多;不随意运动型数量越来越少;发达国家重症多,不随意运动型数量明显少于发展中国家。

Note

另外,随着怀孕年龄的增大以及体外受精胚胎移植技术的应用,多胎发生率增多,相应的脑瘫的患病率也会增加。据报道每次妊娠的脑瘫流行率单胎为 0.2%,双胞胎为 1.5%,三胞胎为 8.0%,四胞胎为 43%。

3. 临床分型 脑瘫的临床分型目前国际上尚未统一,结合我国目前分类情况,本书主要介绍第六届全国儿童康复、第十三届全国小儿脑瘫康复学术会议于 2014 年 4 月制定的我国脑性瘫痪新的临床分型和分级标准。

(1)痉挛型四肢瘫(spastic quadriplegia) 以锥体系受损为主,包括皮质运动区损伤。牵张反射亢进是本型的特征。四肢肌张力增高,上肢背伸、内收、内旋,拇指内收,躯干前屈,下肢内收、内旋、交叉、膝关节屈曲、剪刀步态、尖足、足内外翻,拱背坐,腱反射亢进、踝阵挛、折刀征和锥体束征等。

(2)痉挛型双瘫(spastic diplegia) 症状同痉挛型四肢瘫,主要表现为双下肢痉挛及功能障碍重于双上肢。

(3)痉挛型偏瘫(spastic hemiplegia) 症状同痉挛型四肢瘫,表现在一侧肢体。

(4)不随意运动型(dyskinetic) 以锥体外系受损为主,主要包括舞蹈性手足徐动(choreo-athetosis)和肌张力障碍(dystonic)。该型最明显特征是非对称性姿势,头部和四肢出现不随意运动,即进行某种动作时常夹杂许多多余动作,四肢、头部不停地晃动,难以自我控制。该型肌张力可高可低,可随年龄改变。腱反射正常,锥体外系征 TLR(+)、ATNR(+)。静止时肌张力低下,随意运动时增强,对刺激敏感,表情奇特,挤眉弄眼,颈部不稳定,构音与发音障碍,流涎,摄食困难,婴儿期多表现为肌张力低下。

(5)共济失调型(ataxia) 以小脑受损为主,以及锥体系、锥体外系损伤。主要特点是运动感觉和平衡感觉障碍造成不协调运动。为获得平衡,两脚左右分离较远,步态蹒跚,方向性差。运动笨拙、不协调,可有意向性震颤及眼球震颤,平衡障碍、站立时重心在足跟部、基底宽、醉汉步态、身体僵硬。肌张力可偏低、运动速度慢、头部活动少、分离动作差。闭目难立征(+)、指鼻试验(+)、腱反射正常。

(6)混合型(mixed types) 具有两型以上的特点。

第六届全国儿童康复、第十三届全国小儿脑瘫康复学术会议对脑瘫临床分型的修改力求与国际多数分类吻合、简化,利于临床应用,将原来根据临床神经病学表现的分类和根据身体运动障碍部位的分类这两种方法结合起来,分为以上六型。另外,①由于痉挛型单瘫、三肢瘫十分罕见,不再单独分型,一般归类为偏瘫、四肢瘫;②由于肌张力低下型主要为其他类型的早期表现,婴儿期时表现为肌张力低下,1 岁以后逐渐呈现出运动障碍的实际类型,因此不单独列该型;③由于临床实用性小,"不可分类型"不再单列。

4. 临床分级 国际上目前多采用粗大运动功能分级系统(gross motor function classification system,GMFCS)。GMFCS 是根据脑瘫儿童运动功能受限随年龄变化的规律所设计的一套分级系统,完整的 GMFCS 分级系统将脑瘫患儿分为 5 个年龄组(0~2 岁、2~4 岁、4~6 岁、6~12 岁、12~18 岁),每个年龄组根据患儿运动功能从高至低分为 5 个级别(Ⅰ级、Ⅱ级、Ⅲ级、Ⅳ级、Ⅴ级)。此外,欧洲脑瘫监测组织(Surveillance of Cerebral Palsy in Europe,SCPE)的树状分型法(决策树)现在也被广泛采用。

5. 诊断标准

1)早期诊断 婴幼儿期的脑处于生长发育最旺盛的时期,在结构和功能上有很强的适应和重组能力,可塑性强,接受干预后效果好。因此早期发现异常、早期诊断对于脑瘫儿童的康复起到了至关重要的作用,但这不等于过早或急于诊断脑瘫。

(1)诊断时间 一般认为出生后 6 个月或 9 个月内做出诊断为早期诊断。其中 0~3 个月诊断为超早期诊断,应特别慎重,多诊断为中枢性协调障碍(ZKS)。ZKS 是早期诊断脑瘫的代名词,多用于 1 岁以内的婴儿(有脑损伤病史、脑性运动障碍等,但不能确切诊断为脑瘫)。实际上 ZKS 小儿是姿势反射异常的小儿,是脑瘫危险儿或脑瘫的脑损伤儿。早期诊断脑瘫是有风险的,除非小儿有严重、明显的运动功能障碍,对于症状很轻、疑似的小儿至少需要等到 2 岁才能明确诊断。

(2)早期症状　常见的早期症状有:易激怒,持续哭闹或过分安静,哭声微弱,哺乳吞咽困难、易吐,体重增加缓慢;身体发硬,姿势异常,动作不协调;痉挛发作;肌张力低下,自发运动减少;反应迟钝,不认人,不会哭;大运动发育滞后,出现手握拳、斜视等。以上某一种情况也可能在正常儿童中出现,不能根据具有其中某一两项就诊断为脑瘫,若存在多种情况,而且是发生在有高危因素(致脑损伤或发育缺陷的原因)的儿童,就要考虑脑瘫的可能。

(3)早期诊断方法　早期诊断方法与技术是目前国内脑瘫康复服务方面存在的重点和难点。通常依据高危因素、早期症状和脑损伤的神经学异常(运动、姿势、反射、肌张力等发育异常)等方面进行诊断。德国学者 Vojta 博士等通过脑瘫康复实践创立了一套独特的诊断方法——Vojta 姿势反射检查法,即小儿身体的位置在空间发生变化时所采取的应答反应,共有七种:拉起反射、俯卧位悬垂反射、立位悬垂反射、侧位悬垂反射、Collis 水平反射、倒位悬垂反射、Collis 垂直反射。Vojta 博士将姿势反射检查表现异常的小儿诊断为 ZKS。日本学者家森进一步研究发现不同程度的 ZKS 小儿均有发生脑瘫的可能,如表 4-1 所示。Vojta 姿势反射检查可用于 ZKS 的早期诊断,用于早期发现运动发育落后或异常,也可用于脑瘫儿童的轻重程度及治疗效果的评价。

表 4-1　Vojta 姿势反射异常程度判定

ZKS 程度	Vojta 姿势反射异常数目	发生脑瘫百分率	诊断
极轻度	1～3	7%	ZKS
轻度	4～5	22%	ZKS
中度	6～7	80%	ZKS
重度	7,肌张力异常	100%	CP

(4)全身运动评估　近年来在早期诊断与预测脑瘫方面,奥地利神经发育学家 Prechtl 首先提出的全身运动(general movements,GMs)评估,是一种观察胎儿至 5 月龄婴儿自发运动以预测其神经发育结局的评估方法。其基本方法是拍摄一段适龄婴儿的运动录像,再由具有资质的评估人员对录像进行评估得出结论,作为一种无创的、观察性的早期神经发育检查工具,其安全性和有效性已得到公认。运用 GMs 评估在早期就可能识别出特异性的神经学症候,并且对于后期是否发展为脑瘫具有很高的预测价值。因此,GMs 评估技术是一种可喜的突破。Ferrari 等针对各种异常 GMs 模式的预测价值进行了队列研究,结果表明,痉挛-同步性对于脑瘫具有很高的预测价值。Prechtl 等开展了由 130 例婴儿参与的大型研究,证实连贯一致的痉挛-同步性 GMs 和不安运动缺乏可预测痉挛型脑瘫。2002 年,Ferrari 等研究了超声提示为脑损害的 84 名早产婴儿,结果表明连贯一致的痉挛-同步性 GMs 出现得越早,则后期的运动损害越严重。同样,3 月龄时的不安运动缺乏对于脑瘫的预测价值很高,国外系统评价报道:多个研究均显示敏感度和特异度可达到 90% 以上;我国自从 2003 年开始进行 GMs 评估实践,报道其对于脑瘫的预测敏感度和特异度与国外相似。

早期诊断是一个难点,因为即使有高危因素存在,结果正常小儿比例仍占大多数,还有小儿本身功能发育相对少或低,容易被忽视。

2)辅助检查

(1)直接相关检查　①影像学检查:影像学检查包括电子计算机 X 射线断层扫描技术

15

（CT）、核磁共振成像（MRI）、功能核磁共振成像（Fuctional MRI）、PET 扫描和 B 超等,是脑瘫诊断的有力支持,MRI 在病因学诊断上优于 CT;②凝血机制检查:影像学检查发现不好解释的脑梗死可做凝血机制检查,但不应该作为脑瘫的常规检查项目。

（2）伴随症状及共患病的相关检查　脑瘫患儿70%有其他伴随症状及共患病,包括智力发育障碍（52%）、癫痫（45%）、语言障碍（38%）、视觉障碍（28%）、严重视觉障碍（8%）、听力障碍（12%）,以及吞咽障碍等。

①脑电图（EEG）:合并有癫痫发作时进行 EEG 检查,EEG 背景波可帮助判断脑发育情况,但不作为脑瘫病因学诊断的常规检查项目。

②肌电图:区分肌源性或神经源性瘫痪,特别是对上运动神经元损伤还是下运动神经元损伤具有鉴别意义。

③脑干听、视觉诱发电位:疑有听觉损害者,行脑干听觉诱发电位检查。疑有视觉损害者,行脑干视觉诱发电位检查。

④智力及语言等相关检查:有智力发育、语言、营养、生长和吞咽等障碍者进行智商/发育商及语言量表测试等相关检查。

⑤遗传代谢病的检查:有脑畸形和不能确定某一特定的结构异常,或有面容异常高度怀疑遗传代谢病,应考虑遗传代谢方面的检查。

3）诊断　对于脑瘫的诊断,目前还没有一致的诊断标准。当一个小儿出现运动发育落后或异常,有反射异常或肌张力、肌力、姿势等明显异常时,就可以做出脑瘫的诊断。另外高危因素、辅助检查往往也对脑瘫的诊断提供有价值的线索。在 3 岁前80%～90%的脑瘫能被诊断出来。脑瘫的诊断主要依靠临床表现、体征、病史、实验室检查、功能评估等。2014 年,我国第六届全国儿童康复、第十三届全国小儿脑瘫康复学术会议暨国际学术交流会议提出诊断脑瘫的必备条件和参考条件。

（1）必备条件

①中枢性运动障碍持续存在:婴幼儿脑发育早期（不成熟期）发生抬头、翻身、坐、爬、站和走等大运动功能和精细运动功能障碍,或显著发育落后。功能障碍是持久性、非进行性的,但并非一成不变,轻症可逐渐缓解,重症可逐渐加重,最后可致肌肉、关节的继发性损伤。

②运动和姿势发育异常:包括动态和静态,以及俯卧位、仰卧位、坐位和立位时的姿势异常,应根据不同年龄段的姿势发育而判断。运动时出现运动模式的异常。

③反射发育异常:主要表现有原始反射延缓消失和立直反射（如保护性伸展反射）及平衡反应的延迟出现或不出现,可有病理反射阳性。

④肌张力及肌力异常:大多数脑瘫患儿的肌力是降低的;痉挛型脑瘫肌张力增高,不随意运动型脑瘫肌张力变化（在兴奋或运动时增高,安静时减低）。可通过检查腱反射、静止性肌张力、姿势性肌张力和运动性肌张力来判断。主要通过检查肌肉硬度、手掌屈角、双下肢股角、腘窝角、肢体运动幅度、关节伸展度、足背屈角、围巾征和跟耳试验等确定。

（2）参考条件　①有引起脑瘫的病因学依据;②可有头颅影像学佐证（52%～92%）。

脑瘫的诊断应当具备上述四项必备条件,参考条件帮助寻找病因。

6. 儿童脑瘫发展特点

1）脑瘫各类型的发展　无论哪种类型脑瘫,临床表现多以肌张力异常、运动障碍、姿势异常、原始反射延迟消失、立直反射（又称矫正反射、调正反射或翻正反射）和平衡反射延迟出现为主,其脑部损伤或发育缺陷不会一直恶化下去,但是主要表现会随着年龄、干预情况等因素发展变化。脑瘫在经过康复治疗后会出现轻症化或正常化,但症状也可以恶化,尤其是在未接受康复治疗情况下,如挛缩及变形,张力障碍加重等。在此情形下,脑瘫的类型也是可以变化的。现按照脑瘫的类型做一些归纳。

脑瘫的
鉴别诊断

Note

（1）痉挛型　痉挛型脑瘫由于累及部位不同可表现为痉挛型四肢瘫、痉挛型双瘫、痉挛型偏瘫，其特点是肌张力增高，被动运动时会有阻力，肌张力会随着牵拉速度增加而增加。肌张力也会受儿童的警觉状态、姿势变换、情绪、疼痛等影响。

痉挛型脑瘫大体上有两个发展方向：一是轻症化或正常化，如痉挛型双瘫的上半身和两上肢运动障碍比较轻，痉挛型偏瘫患者身体的一侧是健侧，经康复治疗后步行预后较好；二是转变成不随意运动型。最后诊断为痉挛型的，其之前类型还可为肌张力低下型。对于类型变化的预测是不容易的。如在乳幼儿期出现痉挛者中，有的有大脑基底核的损害，存在潜在性锥体外系症状，但这些表现从幼儿期至学龄期将会出现怎样的变化，预测是有困难的。

（2）不随意运动型　不随意运动型脑瘫的特点是肌张力不稳定且会改变，表现以肢体、躯干甚至全身难以用意志控制的不随意的运动为主。随着我国对病理性黄疸积极、有效的治疗，该型人数在大幅度下降。不随意运动型的类型变化是相当小的，有报告反映极少数转化为痉挛型和混合型。而之前类型可为痉挛型、肌张力低下型等。

（3）共济失调型　共济失调型脑瘫的特点是肌张力低下，以及平衡协调功能障碍。该型一旦明确后就不会变化为其他类型。

（4）混合型　混合型脑瘫的特点是同一个儿童有两种或两种以上类型的症状同时存在，以痉挛型与不随意运动型的症状同时存在为多见。两种或两种以上类型的症状同时存在时，可能以一种类型的表现为主，也可以大致相同。类型变化与不随意运动型的变化相同。

另外，儿童脑瘫发展特征还体现在，乳幼儿期可见到瘫痪部位的变化，如早期呈现弛缓性单瘫后来转变为痉挛型偏瘫，而最初诊断为偏瘫者，有的转变为四肢瘫，可能与年龄小、只是损害重的部位症状显著有关。

2）脑瘫并发障碍的发展　由于脑的损伤或发育缺陷会波及运动传导通路以外的部位而产生其他障碍，如智力障碍、癫痫、视觉障碍、听觉障碍、言语语言障碍、心理行为障碍等。

脑瘫的运动和姿势障碍还可导致其他问题，可继发身体虚弱（免疫力低下）、牙齿牙龈问题、咀嚼吞咽困难、发育障碍、社交障碍、个性发育问题、各类感染、呼吸困难、矫形器以及矫形外科所致问题等。

随堂检测

二、康复评定

为了促进脑瘫儿童更好地改善功能，需要正确的决策、合理的康复训练，而正确的决策有赖于专业的评估。由于脑瘫儿童多属多重障碍，因此，按照ICF框架来进行评估有利于更好地把握脑瘫儿童的功能状况，采取有助于脑瘫儿童康复的支持性措施。本节将分别介绍评估的程序、原则，基于ICF框架的评估设想，以及脑瘫儿童的功能评估。

（一）评估程序及原则

1. 评估程序　脑瘫儿童的功能评估实施分为收集资料、分析资料和解释评估结果三个阶段。

（1）收集资料　主要按照ICF框架，通过与儿童、父母、其他治疗师、保育员、教师等面谈，详细地询问：儿童的出生记录，幼年时发展的情况，如学习坐、爬、说话的达到年龄等；健康状况，如是否有癫痫、心脏病、中耳炎等；入学经验，以及在学校、家中的情况，如社交技巧，自理能力等。家属的关注也是评估的重要部分。然后对儿童进行物理检查以及活动障碍和参与障碍、运动等功能障碍的评估，有时更多量化技术被采用，尤其是在研究中，临床中也使用。

（2）分析资料　将收集到的资料进行归纳和分类整理，将存在的问题分为三类——活动障碍、参与障碍、身体功能和结构障碍，从而系统、全面地找出儿童存在的问题和残存的功能，确定主要功能障碍，为选择和确定康复方案打下基础。

Note

（3）解释评估结果　分析和确定障碍发生的原因，判断脑瘫类型。在功能评估实施过程中，记录要及时、真实、格式规范、系统。

2. 评估原则

（1）按照儿童运动、感觉、言语语言、智能等方面的发育规律进行全面评估。

（2）重视儿童发育的未成熟性和异常性，同时也要重视儿童现有能力和潜能。

（3）重视量化指标和客观依据。

（4）结合社会环境因素对儿童进行评估。

（5）动态地评估儿童，以更好地适应康复训练的需要，如由于生长发育或康复训练，儿童的表现往往随着时间推移不断变化的现实。

（二）评估内容与工具

1. 身体状况的评估　身体状况的评估主要指一般状况和精神状况的评估。一般状况的评估有利于了解儿童的身体素质及对康复训练的承受能力；精神状况的评估通常被广泛应用，并更多地应用在年幼的儿童中，包括韦氏智力量表，含学龄前和学龄初期智力量表（WPPSI）、儿童智力量表（WISC-R）、成人智力量表（WAIS）、丹佛发育量表（DDST）、贝利婴儿发育量表、修订的格塞尔发育量表、巴特尔发育量表、儿童社会适应行为评定量表（3~7岁）、婴儿-初中学生社会生活能力量表（6个月至14岁）等。

2. 反射的评估　反射是神经系统在调节机体的活动中，对内、外界环境的刺激作出的适宜反应。它是神经系统生理活动的基本形式。

根据引起反射的感受器所在部位，可将反射分为浅反射（皮肤、黏膜）、深反射和脏器反射（内脏）等。根据中枢所在部位可将反射分为脊髓、脑干和大脑皮质水平的反射等。脑瘫儿童的反射发育按神经成熟度可分为原始反射、立直反射、平衡反应和病理反射。临床常检查握持反射、放置反射、踏步反射、侧弯反射、觅食反射、拥抱反射、紧张性迷路反射、非对称性紧张性颈反射、对称性紧张性颈反射、阳性支持反射、颈立直反射、迷路性立直反射、视性立直反射、降落伞反射、不同体位的平衡反应、巴宾斯基反射、踝阵挛等。

3. 姿势与运动发育评定　姿势是指小儿身体各部位之间所呈现的位置关系。只有保持正常的姿势，才能出现正常的运动。脑瘫的主要问题就是姿势、运动障碍。

姿势与粗大运动的评估目前最常用的是粗大运动功能评估（gross motor function measure，GMFM），用来测量脑瘫儿童的粗大运动状况随时间出现或由于干预而出现的运动功能改变，具有良好的效度、信度和反应度，能定量地反映脑瘫儿童的粗大运动功能状况和改变，适合在康复治疗过程中应用。GMFM有88项和66项两个版本，虽然66项是简化版，且效度、信度均与88项差不多，但对于在康复治疗中的应用来讲，88项更全面。目前步态分析在脑瘫儿童康复中的应用也获得越来越多的关注。

精细运动的评估可用上肢技能质量评定量表（quality of upper extremity skills test，QUEST）、AHA量表（development of the assisting hand assessment）、Jebsen-Taylor手功能评估量表（Jebsen-Taylor hand function test）、墨尔本单侧上肢功能评定量表（Melbourne assessment of unilateral upper limb function）等评估方法。

对于姿势与运动发育的评估还可以采用PALCI评定法、Peabody运动发育量表、运动年龄评价表（motor age test，MAT）等。也有的会采用一般方法对其中的协调功能进行评估，如指鼻试验、指指试验、轮替试验、食指对指试验、拇指对指试验、握拳试验、拍膝试验、跟-膝-胫试验、旋转试验、拍地试验等。

4. 肌张力的评估　肌张力是指在安静状态下，肌肉所保持紧张状态的程度。肌张力是维持身体各种姿势以及正常活动的基础。脑瘫儿童均存在肌张力的异常，主要表现为肌张力增高、肌张力低下和肌张力波动。肌张力的评估可通过触诊、姿势变换观察、摆动运动和被动运动等来进行评估，操作简单、方便。也常采用量表评估法，如改良 Ashworth 量表评估法、改良 Tardieu 量表评估法等。

5. 肌力的评估　肌力是指肌肉收缩所产生的力量，取决于活动肌群中运动单位参与的数量（运动单位的募集）、质量（神经冲动发放的频率）及各运动单位兴奋时间的一致性。

测试时使待测试肌肉或肌群在规范化的姿势下做规范化的运动，观察其完成运动的动作、对抗重力或对抗外加阻力的能力，以此来评估肌力。较常用的肌力的检查方法是功能性肌力评估和徒手肌力检查（MMT）。徒手肌力检查是根据肌肉活动能力及对抗阻力的情况，按肌力分级标准来评估受检肌肉或肌群的肌力级别。特点是：无需特殊的检查仪器，不受地点、条件、场所的限制；以自身各肢段的重量作为肌力评价基准，能够表达出与各人体格相对应的力量，比用测力计等方法测得的肌力绝对值更具有实用价值；只要正确掌握检查方法，也能获得准确、可靠、有效的结果；手法检查只能表明肌力的大小，不能表明肌肉收缩耐力。若作为研究资料，无法精确地表达肌力的数值。功能性肌力评估是参考 MMT 的级数来量化肌力，但只分为 5 个等级。

6. 关节活动范围的评估　关节活动范围是指关节运动时所通过的运动弧，常以度数表示，亦称关节活动度。因关节活动有主动与被动之分，所以关节活动度亦分为主动的与被动的。主动的关节活动度是指作用于关节的肌肉随意收缩使关节运动时所通过的运动弧；被动的关节活动度是指由外力使关节运动时所通过的运动弧。关节活动度的评估适用于肌肉张力改变和挛缩等情况的判断。通常采用的评估方法主要包括头部侧向转动试验、臂弹回试验、围巾征（肩关节伸展度试验）、Tomas 检查、腘窝角（腘角）检查、股角（又称内收肌角或外展角）检查、牵拉试验、足背屈角（膝伸展和膝屈曲两种情况下）检查、跟耳试验（髋关节伸展度试验）等。临床上也常与量角器测量法结合使用。

7. 感知功能评估　脑瘫的姿势、运动障碍有部分是与感知障碍相关的，因此，进行感知功能评估很有必要。内容上主要评估触觉、本体觉、前庭觉等功能，可以考虑临床常用的感觉检查方法和由北京大学精神卫生研究所在 1994 年我国台湾地区的儿童感觉统合检核表（郑信雄 1985 年编制）的基础上修订而成的儿童感觉统合发展评定量表，此量表经在 14 个地区施测，具有较好的信度和效度。另外，视听功能评估也不要忽视。

8. 综合功能评估　综合功能评估也被重视，可采用儿童功能独立性评定量表（WeeFIM）、残疾儿童能力评定量表（pediatric evaluation of disability inventory）、PODCI（pediatric outcomes data collection instrument）、BOTMP（Bruininks-Oseretsky test of motor proficiency）等。

此外，脑瘫儿童常常会由于脑损伤或发育缺陷的范围超出运动功能区而伴有言语语言障碍、心理行为异常等，需要进行相应功能的评估。

（三）ICF-CY 框架下的脑瘫儿童评估

脑瘫儿童的评估最好根据领域和评估方法进行分类。ICF 是 WHO 颁布的《关于功能、残疾和健康的国际分类》，从身体结构和功能、活动和参与及环境因素等方面全面描述人的健康和功能状态，具有良好的综合性，代表了一种生物-心理-社会整合的观点。目前已有适用于儿童青少年的 ICF（ICF-CY），可以用于指导脑瘫儿童的康复。根据 ICF-CY，更多的评估方法被分别归类到身体结构和功能、活动和参与、环境因素等领域。

1. 身体结构和功能领域评估

（1）身体结构评估　脑瘫评估很少直接涉及身体结构。成像，如电子计算机 X 射线断层扫描技术、核磁共振成像、功能核磁共振成像、PET 扫描等，或生理学措施，如经颅磁刺激，可能会被视为在此领域中。因为很少脑瘫干预被期待改变身体结构，如脑组织，所以这些类型的评估方法在脑瘫儿童的评估中很少被采用。

身体结构评估也可考虑应用构音障碍评定法和解剖学知识评定发声和言语结构,应用运动学和运动解剖学知识并根据临床表现进行评定与运动功能有关的结构。

还可采用人体形态测定,主要是体质测量学(physical anthropometrics)的方法了解儿童、少年身体结构、生长发育规律和健康。

(2)身体功能评估 脑瘫身体功能评估包括感觉功能评定、关节活动范围评定、肌力评估、肌张力评定、痉挛程度评定(如改良 Ashworth 量表、改良 Tardieu 量表等)、肌耐力功能评定、运动反射功能评定、不随意运动反应功能评定、随意运动控制功能评定、自发运动功能评定、不随意运动功能评定、步态功能评定、智力功能评定、气质和人格功能评定、痛觉评定、语言精神功能评定、言语功能评定等。

2. 活动和参与领域评估 脑瘫的许多干预是为了减少活动的限制,活动范围的评估符合ICF 理念,主要从以下几个方面进行评估。

(1)交流能力评定 主要涉及理解能力、表达能力的评定。有格塞尔发育诊断量表(Gesell development diagnosis schedules,GDDS)、S-S 语言发育迟缓评定法等供选择。

(2)粗大运动功能评定 可在粗大运动功能分级系统(gross motor function classification system,GMFCS)、粗大运动功能评定量表(gross motor function measure,GMFM)、Peabody 运动发育评定量表(PDMS)粗大运动部分、Alberta 婴儿运动量表(Alberta infant motor scale,AIMS)、格塞尔量表、贝利婴儿发展量表等评估方法中选用评估粗大运动为主的活动。

(3)精细运动功能评定 可在 PDMS 精细运动部分及操作部分、脑瘫儿童手功能分级系统(manual ability classification system,MACS)、精细运动功能评定量表(fine motor function measure scale,FMFM)、上肢技能质量评定量表(quality of upper extremity skills test,QUEST)、精细运动分级(bimanual fine motor function,BFMF)、墨尔本单侧上肢功能评定量表(Melbourne assessment of unilateral upper limb function,MA)、House 上肢实用功能分级法(House classification of upper extremity functional use)、格塞尔量表等评估方法中选用评估精细运动为主的活动。

(4)日常生活活动功能评定 可在残疾儿童能力评定量表中文版(Chinese version of pediatric evaluation of disability inventory,PEDI)、儿童功能独立性评定量表(WeeFIM)等中选用。

(5)主要生活领域评定 主要生活领域评定包括教育评定、经济生活评定,通常可选用的有文化知识测试、象征性游戏评定(symbolic play test,SPT)、游戏测试评定(test of playfulness,TOP)等。

3. 环境领域评估 主要包括产品和技术评定(采用询问家长和观察患儿的方式进行评定)、矫形器和辅助用具评定(通过询问家长和观察患儿的方式进行评定)、支持和相互联系情况评定(通过询问家长、自制调查问卷等方式评定家庭对患者的支持情况;通过询问家长、卫生专业技术人员,以及观察家长和卫生专业技术人员对患儿的支持情况、治疗技术等评定家长和卫生专业人员情况)、亲属态度评定(通过询问家长和观察进行评定)。

(四)功能评估与实施

脑瘫的功能评估方法有很多,涉及身体结构和功能领域、活动和参与领域、环境领域,本节将介绍这几个领域中部分常用的具体功能评估。

1. 身体结构和功能领域评估

(1)儿童感觉统合能力发展评定量表(表 4-2)

表 4-2　儿童感觉统合能力发展评定量表

	从不这样	很少这样	有时候	常常如此	总是如此
（一）前庭功能					
1. 特别爱玩旋转的凳椅或游乐设施而不会晕。	5	4	3	2	1
2. 喜欢旋转或绕圈子跑,而不晕不累。	5	4	3	2	1
3. 虽然看到了仍常碰撞桌椅、旁人、柱子、门墙。	5	4	3	2	1
4. 行动、吃饭、敲鼓、画画时双手协调不良,常忘了另一边。	5	4	3	2	1
5. 手脚笨拙,容易跌倒,拉他时仍显得笨重。	5	4	3	2	1
6. 俯卧地板和床上时,头、颈、胸无法抬高。	5	4	3	2	1
7. 爬上爬下,跑出跑进,不听劝阻。	5	4	3	2	1
8. 不安地乱动,东摸西扯,不听劝阻,处罚无效。	5	4	3	2	1
9. 喜欢惹人、捣蛋、恶作剧。	5	4	3	2	1
10. 经常自言自语,重复别人的话,并且喜欢背诵广告语。	5	4	3	2	1
11. 表面左撇子,其实左右手都用,而且无固定使用哪只手。	5	4	3	2	1
12. 分不清左右方向,鞋子衣服常常穿反。	5	4	3	2	1
13. 对陌生地方的电梯或楼梯,不敢坐或动作缓慢。	5	4	3	2	1
14. 组织力不佳,经常弄乱东西,不喜欢整理自己的环境。	5	4	3	2	1
（二）触觉					
15. 对亲人特别暴躁,强词夺理,到陌生环境则害怕。	5	4	3	2	1
16. 害怕到新场合,常常没多久便要求离开。	5	4	3	2	1
17. 偏食,挑食,不吃青菜或软皮。	5	4	3	2	1
18. 害羞,不安,喜欢孤独,不爱和别人玩。	5	4	3	2	1
19. 容易黏妈妈或固定某个人,不喜欢陌生环境,喜欢被搂抱。	5	4	3	2	1
20. 看电视或听故事,容易大受感动,大叫或大笑,害怕恐怖镜头。	5	4	3	2	1
21. 严重怕黑,不喜欢在空屋,随时随地要人陪。	5	4	3	2	1
22. 早上赖床,晚上睡不着,上学前常拒绝到学校,放学后又不想回家。	5	4	3	2	1
23. 容易生小病,并生病后便不想上学,常常没有原因拒绝上学。	5	4	3	2	1
24. 常吸吮手指或咬指甲,不喜欢别人帮忙剪指甲。	5	4	3	2	1
25. 换床睡不着,不能换被或睡衣,出外常担心睡眠问题。	5	4	3	2	1
26. 独占性强,别人碰他的东西,常会无缘无故发脾气。	5	4	3	2	1
27. 不喜欢和别人谈天,不喜欢和别人玩碰触游戏,视洗脸和洗澡为痛苦。	5	4	3	2	1
28. 过分保护自己的东西,尤其讨厌别人由后面接近他。	5	4	3	2	1
29. 怕玩沙土、水,有洁癖倾向。	5	4	3	2	1
30. 不喜欢直接视觉接触,常必须用手来表达其需要。	5	4	3	2	1
31. 对危险和疼痛反应迟钝或反应过于激烈。	5	4	3	2	1
32. 听而不见,过分安静,表情冷漠又无故嬉笑。	5	4	3	2	1

续表

	从不这样	很少这样	有时候	常常如此	总是如此
33. 过度安静或坚持奇怪玩法。	5	4	3	2	1
34. 喜欢咬人,并且常咬固定的友伴,并无故碰坏东西。	5	4	3	2	1
35. 内向、软弱、爱哭,又常会触摸生殖器官。	5	4	3	2	1

（三）本体感及协调能力

36. 穿脱衣裤、系纽扣、拉拉链、系鞋带动作缓慢、笨拙。	5	4	3	2	1
37. 顽固、偏执,不合群、孤僻。	5	4	3	2	1
38. 吃饭时常掉饭粒,口水控制不住。	5	4	3	2	1
39. 语言不清,发音不佳,语言能力发展缓慢。	5	4	3	2	1
40. 懒惰,行动慢,做事没有效率。	5	4	3	2	1
41. 不喜欢翻跟斗、打滚、爬高。	5	4	3	2	1
42. 上幼儿园,仍不会洗手、擦脸、剪纸及自己擦屁股。	5	4	3	2	1
43. 上幼儿园（大、中班）仍无法用筷子,不会拿笔、攀爬或荡秋千。	5	4	3	2	1
44. 对小伤特别敏感,依赖他人过度照料。	5	4	3	2	1
45. 不善于玩积木、组合东西、排队、投球。	5	4	3	2	1
46. 怕爬高,拒走平衡木。	5	4	3	2	1
47. 到新的环境很容易迷失方向。	5	4	3	2	1

（四）学习能力

48. 看起来有正常的智慧,但学习、阅读或做算术特别困难。	5	4	3	2	1
49. 阅读常跳字,抄写常漏字、漏行、笔画常颠倒。	5	4	3	2	1
50. 不专心、坐不住,上课常左右看。	5	4	3	2	1
51. 用蜡笔着色或用笔写字也写不好,写字慢而常超出格子外。	5	4	3	2	1
52. 看书容易眼酸,特别害怕数学。	5	4	3	2	1
53. 认字能力虽好,却不知其意义,而且无法组成较长的语句。	5	4	3	2	1
54. 混淆背景中的特殊图形,不易看出或认出。	5	4	3	2	1
55. 对老师的要求及作业无法有效完成,常受严重挫折。	5	4	3	2	1

（五）大年龄的特殊问题（10岁以上）

56. 工具使用能力差,劳作或家事均做不好。	5	4	3	2	1
57. 自己的桌子或周围无法保持干净,收拾上很困难。	5	4	3	2	1
58. 对事情反应过强,无法控制情绪,容易消极。	5	4	3	2	1

注:根据儿童的情况在"从不这样[5]""很少这样[4]""有时候[3]""常常如此[2]""总是如此[1]"上画圈。每题中所说的情况只要有一项符合就算。

（2）反射的评估　包括原始反射、立直反射、平衡反应、病理反射,详见相关内容。

（3）肌张力和痉挛程度的评估（表4-3、表4-4和表4-5）

表 4-3　肌张力分类评估

	检查方法		评估	
			肌张力亢进	肌张力低下
安静时	肌肉形态	望诊:肌肉的外观	丰满	平坦
	肌肉硬度	触诊:肌肉的硬度	硬	软
	伸展度	过伸展检查,被动检查	活动受限,抗阻力↑	关节过伸展,抗阻力↓
活动时	摆动度	摆动度检查	振幅减少	振幅增加
	姿势变化	姿势性肌张力检查	肌紧张	无肌紧张变化
	主动运动	主动运动检查	过度抵抗	关节过度伸展

表 4-4　改良 Ashworth 量表肌张力分级评定标准

级别	评 级 标 准
0 级	无肌张力增加
1 级	肌张力轻微增加,表现为在抓握中被动屈伸至最后有小的阻力
1+级	肌张力轻度增加,表现为在抓握至一半关节活动范围(ROM)以上有轻度阻力增加
2 级	肌张力在大部分 ROM 中都有较大增加,但肢体被动运动容易
3 级	肌张力明显增加,被动运动困难
4 级	受累部分肢体强直性屈曲或伸直

表 4-5　改良 Tardieu 量表肌张力分级评定标准

级别	评 级 标 准
0 级	在整个被动活动过程中都没有阻力
1 级	在整个被动活动过程中都略有阻力,没有在某一个角度明显被抓住的情况
2 级	在某一个角度明显被抓住,中断被动活动,然后松开
3 级	在某一个角度有易疲劳的阵挛(在保持压力的情况下持续不到 10 s)
4 级	在某一个角度有不易疲劳的阵挛(在保持压力的情况下持续时间超过 10 s)
5 级	关节僵硬(不动)

（4）肌力的评估

①徒手肌力检查（MMT）：徒手肌力评估主要是采用 Daniels and Worthingham 肌力评级标准，见表 4-6。

表 4-6　Daniels and Worthingham 肌力评级标准

级别	名称	标　准	相当于正常肌力百分比
0 级	零	无可测知的肌肉收缩	0%
1 级	微缩	有轻微收缩,但不引起关节活动	10%
2 级	差	去重力下能做关节全范围活动	25%

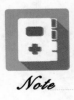

续表

级别	名称	标 准	相当于正常肌力百分比
3级	尚可	能抗重力活动,不能抗阻力运动	50%
4级	较好	能抗重力、抗部分阻力运动	80%
5级	正常	能抗重力、抗充分阻力运动	100%

②功能性肌力评估:MMT对于5岁以后儿童才比较具有信度,而5岁以前儿童以及一些特殊儿童无法理解与合作,肌力仅能在自然环境下的活动中评估,常采用功能性肌力评估。功能性肌力评估是参考MMT的级数来量化肌力,但只分为5个等级:0级(无收缩)、1级(轻微收缩)、2级(无法抗重力)、3级(抗重力)、4级(可抗阻力),需配合粗大运动发育与姿势是否需抗重力来测试。具体测量部分内容见表4-7至表4-10。

表4-7 躯干屈伸功能性肌力评定

项目	年龄	检 查 方 法	表现与解释
躯干屈曲	4个月	仰卧,检查者抓住其手,拉成坐姿	腹肌肌力可以稳定肋骨与髋关节,头向前屈曲,膝关节屈曲以协助完成动作
	4～5个月	仰卧,玩具放在其足上方区域	腹肌肌力可以使其抬下肢,且用手将足带至嘴边
	6个月	仰卧,玩具放在其足上方区域	腹肌肌力可以使其直直地将下肢抬高,在空中有良好的运动控制
	7个月	四爬位,观察其是否出现腰椎前突	躯干伸肌与腹肌之间达到平衡控制,背部成一直线,不应该出现腰椎前突。如果出现腰椎前突,表示腹肌不够强壮,无法使骨盆后倾
		坐位	躯干伸肌与屈肌之间交互作用良好,骨盆位于中线。如果骨盆前倾,便要怀疑腹肌的控制能力不足
	4～4.5岁	仰卧,屈膝90°,双手抱头。检查者固定其下肢,要求其仰卧起坐,而且要肘部碰触膝关节	腹肌肌力可,可以在30 s之内做3～4次仰卧起坐
	5～5.5岁	仰卧,屈膝90°,双手抱头。检查者固定其下肢,要求其仰卧起坐,而且要肘部碰触膝关节	腹肌肌力可,可以在30 s之内做6～8次仰卧起坐
	8岁	仰卧,要求其维持蜷曲姿势,头和膝关节皆碰胸	腹肌肌力可,可以维持此姿势20～30 s

续表

项目	年龄	检查方法	表现与解释
躯干伸展	4～5个月	将儿童水平悬吊,观察其四肢的活动	躯干伸肌肌力可,躯干伸直,上下肢可抬高接近躯干水平
	5个月	俯卧,观察其四肢的活动	以腹部为支点,上下肢可同时离开床面
	7个月	四爬位,观察其是否出现腰椎前突	腹肌与躯干伸肌之间的控制达成平衡,背部成一直线,不应该出现腰椎前突
	8个月	坐位	腰椎有点前突;若后突表示躯干伸肌肌力不足
	10～11个月	坐位,往前取物再回原位	不会失去平衡或用手撑住地板
	3～4岁	站立,弯腰碰脚趾再恢复原位	没有用手扶物,表示躯干伸肌与臀大肌有足够的肌力
	5岁	让被检查者用双下肢夹住检查者腰部,检查者抱住其盆骨处,使躯干呈现拱形,然后要求其"飞翔"	躯干伸肌肌力可,可以维持在飞翔姿势至少16 s
	8岁	以腹部为支点俯卧在地上,要求其做出飞机的姿势,头、四肢皆要离开地面	躯干伸肌肌力可,维持在飞机姿势20～30 s

表 4-8　髋、膝关节屈伸功能性肌力评定

项目	年龄	检查方法	表现与解释
髋、膝关节屈曲	4～5个月	仰卧,脱掉厚重衣服、鞋子、袜子等	两侧髋关节屈曲,膝关节外旋,可以将足带至嘴边
	7个月	俯卧,玩具放在其面前,逗其向前移动	腹部贴地,双手与双下肢接触地面,可以向前移动
		坐位,玩具放在其足上方,逗其用足去踢	可以抬高足2.5～5 cm
	8～9个月	坐位,玩具放在其面前,逗其向前移动	以坐姿臀移方式移动,臀部沿着地面滑行,且利用手与下肢将身体推进
	9～10个月	俯卧,玩具放在其面前,逗其向前移动	四肢爬行
	15～17个月	站在楼梯前,楼梯的最高阶放有玩具	扶物双脚一台阶,走上4个台阶。屈髋肌与腘绳肌负责将下肢抬上台阶
	18～23个月	站在楼梯前,楼梯的最高阶放有玩具	不扶物双脚一台阶,走上4个台阶
	24～29个月	站在楼梯前,楼梯的最高阶放有玩具	扶物一脚一台阶,走上4个台阶
	2～3岁	仰卧,脱掉厚重衣服、鞋子、袜子等,要求其空中踩"自行车"	将膝关节屈曲至胸前,显示屈髋肌和屈膝肌的肌力
	36～41个月	站在楼梯前,楼梯的最高阶放有玩具	不扶物一脚一台阶,走上4个台阶。屈髋肌与腘绳肌负责将下肢抬上台阶
	8岁	仰卧,要求其维持蜷曲姿势,头和膝关节皆碰胸	可以维持这个姿势20～30 s

续表

项目	年龄	检查方法	表现与解释
髋、膝关节伸展	4～5个月	俯卧,观察其四肢的活动	四肢伸展且离开地板
	5个月	俯卧,观察其四肢的活动	四肢同时离开地板,呈现以腹部为支点的晃动
	6个月	俯卧,观察其四肢的活动,给予刺激	会主动将下肢踢直
		仰卧,观察其四肢的活动	稍有拱桥式动作
	12～14个月	跪位	可以维持在臀部离腿的跪位5 s
	18～23个月	站立,将网球或玩具放在离其约30 cm的地面上,鼓励其将玩具拾起	蹲下,拾起球又回复到站立位,且没有跌倒
		俯卧,小桌子支撑胸部和骨盆处,要求其将下肢踢往天花板	完成该动作表示臀大肌的肌力可。注意屈膝以避免腘绳肌协助臀大肌执行此动作
	2～5岁	仰卧,观察其四肢的活动,要求其做出完整拱桥式,将臀部抬离地面的动作	完成该动作表示臀大肌的肌力可
		仰卧,要求其空中踩"自行车"	如果下肢维持在空中踢直,表示伸髋肌与伸膝肌的肌力可
	8岁	以腹部为支点俯卧在地上,要求其做出飞机的姿势,头、四肢皆同时离开地面	维持在飞机姿势20～30 s,表示伸髋肌肌力可

表4-9　肩、髋关节外展内收功能性肌力评定

项目	年龄	检查方法	表现与解释
肩、髋关节外展	7～8个月	婴儿坐在小的倾斜板上,倾斜板倾向一侧,观察其四肢的活动	抬高侧的上下肢会出现外展动作
	9～10个月	将婴儿放在沙发或桌边,鼓励其走到另一边去拿玩具,观察其下肢的活动	当侧走时,一侧下肢出现外展动作
	9～12个月	将婴儿放在小的倾斜板上,处于四爬位,倾斜板倾向一侧,观察其四肢的活动	抬高侧的上下肢会出现外展动作
	2～5岁	站立,检查者牵其一手,并要求其轮流抬高左右脚,观察骨盆的活动	当右脚抬高时,两侧骨盆应在同一高度。如果右侧高度下降表示左髋外展肌肌力不良
肩、髋关节内收	7～8个月	婴儿坐在小的倾斜板上,倾斜板倾向一侧,观察其四肢的活动	降低侧的上下肢会出现内收动作
	9～12个月	将婴儿放在小的倾斜板上,处于四爬位,倾斜板倾向一侧,观察其四肢的活动	降低侧的上下肢会出现内收动作
	11～12个月	坐位,观察下肢姿势或要求其长坐位	可以呈现两下肢并拢的长坐位,而非外展姿势

表 4-10　踝关节跖背屈功能性肌力评定

项目	年龄	检查方法	表现与解释
踝跖屈	24～29 个月	检查者示范双手叉腰且用足尖走路	在口语的要求下,可以模仿动作且走 5 步
踝背屈	3 岁	检查者示范双手叉腰且用足跟走路	在口语的要求下,可以模仿动作且走 5 步

（5）关节活动范围的评估

①测量方式:使用量角器测量关节活动度时,确定关节活动的起点即"0"点十分重要。通常对所有关节来说,0°位是开始位置。对大多数运动来说,解剖位就是开始位,180°是重叠在发生运动的人体一个平面上的半圆。关节的运动轴心就是这个半圆或运动弧的轴心,所有关节运动均是从 0°开始并向 180°方向增加。常用的评估方法及不同月龄正常婴儿关节可动域的判定标准见图 4-1 至图 4-5,不同月龄小儿各关节活动范围见表 4-11。

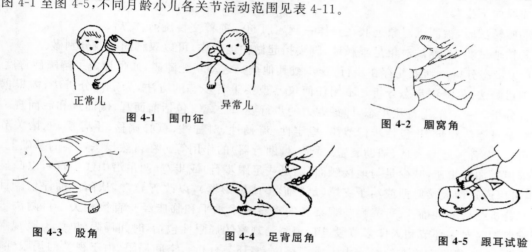

正常儿　　　　　异常儿

图 4-1　围巾征

图 4-2　腘窝角

图 4-3　股角

图 4-4　足背屈角

图 4-5　跟耳试验

表 4-11　不同月龄小儿各关节活动范围

	1～3 个月	4～6 个月	7～9 个月	10～12 个月
围巾征	手不达肩 肘不过中线	手可达肩 肘不过中线	手过肩 肘过中线	手过肩 肘过中线
腘窝角	80°～100°	90°～120°	110°～160°	150°～170°
股角	40°～80°	70°～110°	100°～140°	130°～150°
足背屈角	60°～70°	60°～70°	60°～70°	60°～70°
跟耳试验	80°～100°	90°～130°	120°～150°	140°～170°

②评估分析:正常关节有一定的活动方向与范围。同一关节的活动度可因年龄、性别、职业等因素而异,因此,各关节活动度的正常值只是平均值的近似值。不及或超过正常值,尤其是与健侧相应关节比较而存在差别时,就应考虑为异常。正常情况下,关节的主动活动度要小于被动活动度。当关节有被动活动受限时,其主动活动受限的程度一定会更大。关节被动活动正常而主动活动不能者,常为神经麻痹或肌肉、肌筋膜断裂所致。关节主动活动与被动活动均部分受限者为关节僵硬,主要为关节内粘连、肌肉痉挛或挛缩、皮肤疤痕挛缩及关节长时间固定等所致。关节主动活动与被动活动均不能者为关节强直,提示构成关节的骨骼之间已有骨性或牢固的纤维连接。

（6）协调功能的评估

①指鼻试验:被测试对象用自己的食指,先接触自己的鼻尖,再去接触检查者的食指。检查者通过改变自己食指的位置,来评定被测试对象在不同平面内完成该试验的能力。

Note

②指指试验：检查者与被测试对象相对而坐，将食指放在被测试对象面前，让其用食指去接触检查者的食指。检查者通过改变食指的位置，来评定被测试对象对方向、距离改变的应变能力。

③轮替试验：被测试对象双手张开，一手向上，一手向下，交替转动；也可以一侧手在对侧手背上交替转动。

④握拳试验：被测试对象双手握拳、伸开。可以同时进行或交替进行（一手握拳，一手伸开），速度可以逐渐增加。

⑤拍膝试验：被测试对象一侧用手掌，对侧握拳拍膝；或一侧手掌在同侧膝盖上做前后移动，对侧握拳在膝盖上做上下运动。

⑥跟-膝-胫试验：被测试对象仰卧，抬起一侧下肢，先将足跟放在对侧下肢的膝盖上，再沿着胫骨前缘向下推移。

⑦旋转试验：被测试对象上肢在身体一侧屈肘 90°，前臂交替旋前、旋后。

⑧拍地试验：被测试对象足跟触地，脚尖抬起做拍地动作，可以双脚同时或分别做。

（7）步态分析　脑瘫儿存在步行、跑步或其他全身运动功能障碍，通过评定了解障碍程度。

①目测法：目测法步态分析是不用任何仪器观察患者步态的方法，为定性分析法，需根据经验进行分析。一般采用自然步态，即最省力的步行姿态。观察包括前面观、侧面观和后面观。需要注意全身姿势和步态，包括步行节律、稳定性、流畅性、对称性、重心偏移、手臂摆动、诸关节姿态与角度、患者神态与表情、辅助装置（矫形器、助行器）的作用等。在自然步态观察的基础上，可以要求患者加快步速，减少足与地接触面（踮足或足跟步行）或步宽（两足沿中线步行），以凸显异常；也可以通过增大接触面或给予支撑（足矫形垫或矫形器），以改善异常，从而协助评估。目测法步态分析结果的准确性、可靠性与观察者的观察技术水平和临床经验直接相关。目测法步态分析难以同时对多环节和人体多节段进行观测。观察的局限性包括：时间局限（单凭肉眼观察瞬间的变化情况，很难准确在短时间内完成多部位、多环节分析）；空间局限（由于视觉的局限性，不可能对人的步态进行三维观察）；记忆局限（人的记忆能力是有限的，不可能对所有长期进行步态训练的患者的变化情况进行客观和全面的对比分析）；思维局限（检查者的个人水平，直接影响评估结果的客观性和准确性）；患者的精力和体力也可能无法耐受反复的行走观察，直到检查者完成对步态的分析。

②足印法：足印法是步态分析最早期和简易的方法之一。在足底涂上墨汁，在步行通道（一般为 4～6 m）铺上白纸。被测试对象走过白纸，留下足迹，便可以测量距离。可以获得步长、步长时间、步幅、步行周期、步频、步速、步宽和足偏角 8 项参数，可作为步态分析参数，再进行运动学分析，并根据被测试对象的步态特征，为治疗师制订治疗计划和评价治疗效果提供数据。足印法如图 4-6 所示。

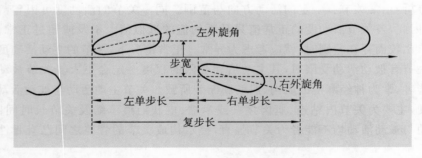

图 4-6　足印法

③足开关：足开关是一种微型的电子开关，装置在类似于鞋垫形状的测定板内，分别置放于前脚掌（掌开关）和脚跟（跟开关）。电子开关由足跟触地首先触发跟开关，前脚掌触地时触发掌

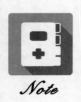

开关,脚跟离地时关闭跟开关,脚尖离地时关闭掌开关。这是最常用的时间定位标志。除了可以迅速获得上述参数外,还可以获得下列资料:第一双支撑相,跟开关触发至掌开关触发的时间;单足支撑相,跟开关与掌开关同时触发的时间;第二双支撑相,跟开关关闭和掌开关关闭之间的时间;摆动相,掌开关关闭至下次跟开关触发的时间;各时相在步行周期的比例。

④电子步态垫:电子步态垫是足印法和足开关的结合,有 10000 个压感电阻均匀分布在垫下,受试者通过该垫时,足底的压力直接被监测并转换为数字信号,通过计算机立即求出上述所有参数。可以同步进行摄像分析、三维数字化分析和关节角度分析。

⑤摄像分析:摄像分析是指在 4～8 m 的步行通道周围设置 2～6 台摄像机,同时记录受试者步行图像,并采用同步慢放的方式,对受试者的动作进行分解、观察和分析。

⑥三维步态分析系统:三维步态分析系统是由一组摄像机、足底压力板、测力台表面、表面肌电图仪,以及控制以上多组装置同步运动并对观测结果进行分析处理的计算机及外围设备构成。对行走中的各种参数进行实时采集和处理,并在此基础上计算出某些反映人体步态特征的特征性参数,如关节角度、重心的位移、肌肉产生的力矩及肌肉功率等,从而实现对人体运动功能的定性分析。三维步态分析系统与传统的检查方法相比具有安全、无创、可靠、精度高等优点。

步态分析是对人体行走时的肢体和关节活动进行运动学观察和动力学分析,提供一系列时间、几何、力学等参数值和曲线。近年来,步态分析已经成为一种处理行走和活动问题的有效临床评估方法,主要用于骨骼、肌肉疾病的治疗和临床结果的评估、适当治疗方案的制订、矫形器的设计和优化,其最大的作用在于正常人活动的定量评估以及患者步行的定量评估。步态分析旨在通过生物力学和运动学手段,揭示步态异常的关键环节和影响因素。对儿童而言,其行走功能,如果缺少客观明确的评估方式,便很容易因为缺少基准点或标准值导致无法正确地诊断。如果诊断拿捏的尺度不佳,可能会重症轻判,低估了问题的严重性,而未予以适当的处置;也可能会轻症重判,夸大了正常的个人差异,而予以不必要的训练。

由于步态分析提供的资料,使临床的诊断及治疗更加精确,因此步态分析已经成为病理步态治疗不可或缺的工具。并且由于它的协助,许多疾病治疗的理念及方法,在近些年来也有很大的突破。例如,使我们对横跨两关节以上的双关节肌肉的重要性有更进一步的了解等。而这些理念和方法在过去凭个人经验为主的治疗中,是无法发展出来的。因此,应用步态分析来解决实际问题的研究正如雨后春笋般地发展了起来。

步态分析的方法包括目测法、足印法、摄像分析、三维步态分析系统等。病史是判断步态障碍的前提,步态分析前必须仔细询问现病史、既往史、手术史、康复治疗措施等基本情况,同时要弄清诱发步态异常和改善步态的相关因素。体格检查是判断步态障碍的基础,体检的重点在生理反射和病理反射、肌力和肌张力、关节活动度、感觉(触觉/痛觉/本体感觉)、压痛、肿胀、皮肤状况(溃疡/颜色)等。

⑦关节角度计分析:采用特制的关节角度计固定于被测关节,记录关节活动的角度改变,转换为数字信号并用计算机重建步态。优点是操作简便,特别是对上肢检查十分方便;缺点是难以正确记录旋转和倾斜活动角度。

⑧测力平台:步行时人体的重力和反作用力(GRF)可以通过测力平台记录,以分析力的强度、方向和时间。测力平台一般平行设置在步行通道的中间,可以平行或前后放置,关键是保证连续记录一个步行周期的压力。测力平台测定身体运动时的垂直力和剪力。垂直力是体重施加给测力平台的垂直应力,而剪力是肢体行进时产生的前后/左右方向的力。与运动学参数结合可以分析内力,即肌肉、肌腱、韧带和关节所产生的控制外力的动力,一般以力矩表示。

⑨足测力板:采用特制的超薄测力垫直接插入到受试者鞋内,测定站立或步行时足底受力分布及重心移动的静态或动态变化,协助设计合适的矫形鞋和进行步态分析。

⑩动态肌电图:动态肌电图指在活动状态下同步检测多块肌肉电活动的方法,揭示肌肉活动

29

与步态关系的肌肉电生理研究,是临床步态分析必不可少的环节。操作时表浅肌肉一般采用表面电极,置放于接近肌腹,同时与相邻肌肉距离最远的部位。深部肌肉可以采用植入式线电极,其导线表面有绝缘物质覆盖,导线两端裸露,一端与肌肉接触,另一端与肌电图仪连接。

步态研究内容包括步行周期、支撑相、摆动相、双腿支撑相、步长、步周长、步频、步速以及髋、膝、踝关节在行走中的角度变化、足-地接触力、身体重心的加速度(图 4-7、图 4-8、表 4-12)。

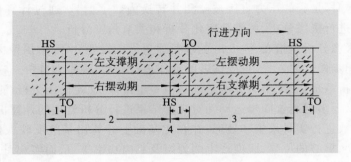

图 4-7 步行周期

1. 双侧支撑;2. 左单步;3. 右单步;4. 复步

HS:脚跟着地;TO:足趾离地

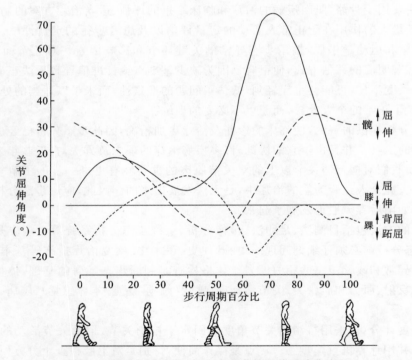

图 4-8 常速步行时髋、膝、踝各关节的屈伸活动曲线图

表 4-12 步行周期的传统分期和 RLA 分期

传 统 分 期	RLA 分期
足跟着地(hell strike,HS)	初始接触(initial contact,IC)
足平放(foot flat,FF)	承重反应(load response,LR)
站立中期(midstance,MST)	站立中期(midstance,MST)
踵离地(hell off,HO)	站立末期(terminal stance,TST)

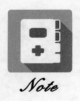

续表

传统分期	RLA 分期
足趾离地(toe off, TO)	迈步前期(preswing, PSW)
加速期(acceleration, ACC)	迈步初期(initial swing, ISW)
迈步中期(midswing, MSW)	迈步中期(midswing, MSW)
减速期(deceleration, DEC)	迈步末期(terminal swing, TSW)

常见的
异常步态

2. 活动和参与领域评估

（1）粗大运动功能分级系统(gross motor function classification system, GMFCS)

GMFCS 是根据脑瘫儿童运动功能受限随年龄变化的规律所设计的一套分级系统,能客观地反映脑瘫儿童粗大运动功能的发育情况。GMFCS 将脑瘫儿童分为 5 个年龄组,每个年龄组根据患儿运动表现分为 5 个级别,每一等级的总标题如下。

LEVEL Ⅰ:不受限制地行走;

LEVEL Ⅱ:受限制地行走;

LEVEL Ⅲ:使用手持的移动器械步行;

LEVEL Ⅳ:受限制地自我移动,可使用电动移动器械;

LEVEL Ⅴ:用手动轮椅被载送。

其中Ⅰ级为最高,Ⅴ级为最低,分级在 2 岁以后具有良好的稳定性。

GMFCS 可以用于评定脑瘫儿童粗大运动功能发育障碍程度。

（2）GMFM-88 项量表　GMFM 主要用于评定脑瘫儿童粗大运动状况随着时间或干预而出现的运动功能的改变,其标准相当于 5 岁以下(含 5 岁)正常儿童运动功能。GMFM 是公认的、使用最广泛的评定脑瘫儿童粗大运动功能的量表,GMGF-66 项量表是对 GMGF-88 项量表(表4-13)通过 Rasch 分析后得出的评定标准。GMFM-88 项量表适用于脑瘫儿童和唐氏综合征儿童,GMFM-66 项量表是简化版,只适用于脑瘫儿童。从临床研究角度,GMFM-88 项量表评估更全面,更为常用。

表 4-13　GMFM-88 项量表

序号	项　目	得分(0～3 分)
	一、卧位和翻身	
1	仰卧位:头正中位,在四肢保持对称的情况下旋转头部	
2	仰卧位:双手于正中位,手指相接触	
3	仰卧位:抬头 45°	
4	仰卧位:右侧髋、膝关节在正常范围内屈曲	
5	仰卧位:左侧髋、膝关节在正常范围内屈曲	
6	仰卧位:右上肢过中线抓玩具	
7	仰卧位:左上肢过中线抓玩具	
8	仰卧位:向右翻身或俯卧位	
9	仰卧位:向左翻身或俯卧位	
10	俯卧位:竖直抬头	
11	肘支撑成俯卧位:头抬高,肘部伸展,胸部离开床面	

Note

31

续表

序号	项　　目	得分(0～3 分)
12	肘支撑俯卧位:右肘支撑躯体,朝前完全伸展左臂	
13	肘支撑俯卧位:左肘支撑躯体,朝前完全伸展右臂	
14	俯卧位:向右翻身成仰卧位	
15	俯卧位:向左翻身成仰卧位	
16	俯卧位:使用四肢向右侧旋转 90°	
17	俯卧位:使用四肢向左侧旋转 90°	
二、坐　　位		
18	仰卧位:检查者握婴儿双手,自己用手牵拉成坐位	
19	仰卧位:向右侧翻身成坐位	
20	仰卧位:向左侧翻身成坐位	
21	坐于垫子上:检查者支撑婴儿胸部,头部正中位保持 3 s	
22	坐于垫子上:检查者支撑婴儿胸部,头部正中位保持 10 s	
23	用上肢支撑坐于垫子上,保持 5 s	
24	坐于垫子上:没有上肢支撑保持坐位 3 s	
25	坐于垫子上:身体前倾触摸玩具,无上肢支撑返回坐位	
26	坐于垫子上:触摸右后方 45°处的玩具,返回开始姿势	
27	坐于垫子上:触摸左后方 45°处的玩具,返回开始姿势	
28	右侧横坐:没有上肢支持保持 5 s	
29	左侧横坐:没有上肢支持保持 5 s	
30	坐于垫子上:有控制地降低身体成俯卧位	
31	足向前坐于垫子上:身体向右侧旋转成四点支撑位	
32	足向前坐于垫子上:身体向左侧旋转成四点支撑位	
33	坐于垫子上:不使用上肢 90°旋转身体	
34	坐于凳子上:上肢及双足不支撑保持 10 s	
35	站立位:落坐凳子	
36	从地面:落坐凳子	
37	从地面:落坐椅子	
三、爬　和　跪		
38	俯卧位:向前方腹爬 1.8 m	
39	四点支撑位:用手与膝支撑身体 10 s	
40	四点支撑位:不用上肢支撑成坐位	
41	俯卧位:成四点支撑位	
42	四点支撑位:右上肢向前伸出,手的位置高于肩部	
43	四点支撑位:左上肢向前伸出,手的位置高于肩部	
44	四点支撑位:向前爬或蛙跳 1.8 m	

序号	项　　目	得分(0～3分)
45	四点支撑位:向前交替性四点爬1.8 m	
46	四点支撑位:用手和膝四点爬上四级台阶	
47	四点支撑位:用手和膝退爬下四级台阶	
48	坐垫子上:使用上肢成跪立位,不用上肢支撑保持10 s	
49	跪立位:上肢支撑右膝成半跪位,不用上肢支撑保持10 s	
50	跪立位:上肢支撑左膝成半跪位,不用上肢支撑保持10 s	
51	跪立位:不用上肢支撑向前跪走10步	
	四、站　　立	
52	从地面:抓椅子站立	
53	站立:不用上肢保持3 s	
54	站立:单手抓住椅子,右脚抬起,保持3 s	
55	站立:单手抓住椅子,左脚抬起,保持3 s	
56	站立:不用上肢支撑保持20 s	
57	站立:左脚抬起,不用上肢支撑保持10 s	
58	站立:右脚抬起,不用上肢支撑保持10 s	
59	凳子坐位:不用上肢站起	
60	跪立位:从右侧半跪位站起,不用上肢	
61	跪立位:从左侧半跪位站起,不用上肢	
62	站立位:有控制地从低位落坐地面,不用上肢	
63	站立位:成蹲位,不用上肢	
64	站立位:不用上肢,从地面取物返回成站立位	
	五、行走、跑和跳	
65	站立:扶栏杆,向右侧横走5步	
66	站立:扶栏杆,向左侧横走5步	
67	站立:牵两手向前走10步	
68	站立:牵单手向前走10步	
69	站立:向前走10步	
70	站立:向前走10步,停止,转180°,返回	
71	站立:后退10步	
72	站立:两手提大物向前走10步	
73	站立:在20 cm间隔的平行线之间向前走10步	
74	站立:在2 cm宽的直线上向前走10步	
75	站立:右足跨越膝盖高度的木棒	
76	站立:左足跨越膝盖高度的木棒	
77	站立:跑4.6 m,停止,返回	

续表

序号	项　　目	得分（0～3分）
78	站立：右脚踢球	
79	站立：左脚踢球	
80	站立：两脚同时跳高 30 cm	
81	站立：两脚同时跳远 30 cm	
82	右足单立：60 cm 直径的圆内，右单足跳 10 次	
83	左足单立：60 cm 直径的圆内，左单足跳 10 次	
84	站立：抓扶手上四级台阶，交替性出足	
85	站立：抓扶手下四级台阶，交替性出足	
86	站立：单独上四级台阶，交替性出足	
87	站立：单独下四级台阶，交替性出足	
88	站在 15 cm 高的台阶：两足同时跳下	

3. Peabody 运动发育评定量表-2（PDMS-2）

PDMS-2 由 6 个分测试（反射、姿势、移动、实物操作、抓握、视觉-运动整合）共 249 项组成，其中粗大运动部分（反射、姿势、移动、实物操作）共 151 项，精细运动部分（抓握、视觉-运动整合）共 98 项，适用于评定 6～72 个月的所有儿童（包括各种原因导致的运动发育障碍儿童）的运动发育水平。评估粗大运动功能，12 个月以下（不含 12 个月）的婴儿需要测试反射、姿势和移动能力，而 12 个月以上的儿童则需要测试姿势、移动和实物操作能力。对信度和效度的研究发现不同测试者和不同测试时间之间有良好相关性。对早产儿 1 岁以内的发育研究表明，PDMS-2 的内容描述效度、效标预测效度、结构效度都具有完整并且令人满意的心理测量学特性报告。

4. 脑瘫儿童手功能分级系统（manual ability classification system，MACS）

MACS 是针对 4～18 岁脑瘫患儿在日常生活中双手操作物品的能力进行分级的系统。MACS 旨在描述哪一个级别能够很好地反映患儿在家庭、学校和社区中的日常表现。MACS 在康复医生、作业治疗师与脑瘫患儿家长的评定结果间有良好的一致性，而且可较清晰地区别不同级别间的能力，有利于专业人员、脑瘫患儿家长间的信息沟通，可给专业人员制订手功能康复计划带来帮助，MACS 分级法还可促进对脑瘫患儿手功能康复的重视。

MACS 各级判断标准如下。

Ⅰ级：能成功地操作物品。最多只在手的操作速度和准确性（操作轻易性）上表现出能力受限，然而这些受限不会影响日常活动的独立性。

Ⅱ级：能操作大多数物品，但在完成质量和（或）速度方面受到一定影响。在避免某些活动或完成某些活动时可能有一定难度；会采用另外的操作方式，但手部能力通常不会限制日常生活的独立性。

Ⅲ级：操作物品困难，需要帮助准备和（或）调整活动。操作速度慢，在质量或数量上只能有限地成功完成；如果对活动进行准备或调整，仍能进行独立操作。

Ⅳ级：在调整的情况下，可以操作有限的简单物品。通过努力可以完成部分活动，但是完成的成功度有限，部分活动需要持续的支持、帮助和（或）调整设备。

Ⅴ级：不能操作物品，进行简单活动的能力严重受限。完全需要辅助。

5. 儿童功能独立性评定量表（WeeFIM）（表 4-14）

儿童功能独立性评定量表是一个可用于评估身心障碍儿童功能改变的工具，适用于 6 个

Note

月至7岁的儿童。WeeFIM 是从实用角度对在独立生活中反复进行的最必要的基本活动进行评定,是对患儿综合活动能力的测试,可评定躯体、言语、认知和社会功能。WeeFIM 具有可靠的信度和效度,目前在国外已被广泛地应用,对残疾儿童的功能评定、协助制订康复计划和判断疗效都有重要作用。

表 4-14　儿童功能独立性评定量表

			项　目	得分(1～7 分)
运动功能	自理能力	1	进食	
		2	梳洗修饰	
		3	洗澡	
		4	穿上衣	
		5	穿裤子	
		6	上厕所	
	括约肌控制	7	膀胱控制(排尿)	
		8	直肠控制(排便)	
	转移	9	床、椅、轮椅间	
		10	如厕	
		11	盆浴或淋浴	
	行走	12	步行/轮椅/爬行	
		13	上下楼梯	
认知功能	交流	14	理解(听觉/视觉)	
		15	表达(言语/非言语)	
	社会认知	16	社会交往	
		17	解决问题	
		18	记忆	

评分标准:独立:1.完全独立(7 分);2.有条件的独立(6 分)。

依赖:1.有条件的依赖:(1)监护和准备(5 分);(2)少量身体接触的帮助(4 分);(3)中度身体接触的帮助(3 分)。

2.完全依赖:(1)大量身体接触的帮助(2 分);(2)完全依赖(1 分)。

三、康复治疗

脑瘫儿童康复治疗以运动疗法为主,目前越来越强调功能训练。

(一)康复治疗目标

脑瘫儿童康复治疗目标应符合在特定时间范围内的特殊需求,随年龄、治疗开始时障碍程度等而变化,需要由家长、儿童及康复团队成员共同设定,主要涉及以下几个方面。

1. 最大限度地改善运动等功能　采用适当的康复方法,改善运动等功能,尽可能减少继发性残损(如关节挛缩),达到最佳状态。

2. 提高日常生活自理能力　用于日常生活的功能是康复治疗的重点,以改善生活质量。

3. 提高交流能力　加强沟通训练,增强参与社会活动的能力和增加参与社会活动的机会。

4. 提高社会适应能力　使之能重返社会,实现平等享有权利以及参与、分享社会和经济发展成果的目的。

Note

（二）康复治疗原则

1. 早期发现异常表现，早期干预　0～1岁是大脑发育最迅速和代偿能力较强的时期，目前公认对脑损伤的治疗和干预越早越好。早期发现异常表现，早期干预是取得最佳康复效果的关键。早期治疗的同时早期康复训练能使大部分脑损伤康复，也可降低脑瘫儿童伤残程度。早期干预对降低早产儿脑瘫的发生可能有作用，对智力及运动发育有明显的提升作用。对高危新生儿进行早期干预和早期治疗是保证患儿潜在能力最大程度发挥的途径。

2. 综合性康复　综合性康复是以患儿为中心，组织各科专家、治疗师、护士、教师等共同制订全面系统的康复训练计划，进行相互配合的综合性康复，以促进患儿的身心康复。小儿脑瘫康复治疗复杂、见效慢、时间长，需要综合、协调地应用各种治疗方法和技术，才能使患儿运动、语言和智力等功能达到最佳功能状态。早期综合康复治疗能全面促进神经精神发育，减轻残疾。综合康复治疗不仅能改善脑瘫患儿的姿势异常和粗大运动功能，而且对精细运动、适应性、语言及总发育商均有提高作用。

3. 与日常生活相结合　脑瘫患儿的病程长，多伴有不同程度的ADL障碍，其异常运动和姿势模式体现在ADL中，因此康复必须与日常生活活动紧密结合。对家长进行健康教育有利于提高脑瘫儿童的ADL。应通过行为干预、日常生活能力的训练、心理护理、家长培训与参与等综合措施提高和巩固康复效果。

4. 康复训练与游戏相结合　脑瘫儿童同样具有儿童的天性，需要趣味、游戏、轻松愉快的氛围，需要引导、诱发，不断感知、感受，反复学习和实践，从而建立正常模式，促进身心发育。患儿按照自己的节奏和喜好自由地动手动脑、玩耍表达，在游戏中释放压力，促进情绪和脑的发展。游戏是患儿学习的最好途径，在康复训练中贯穿游戏，使治疗活动更有趣味，增加脑瘫儿童康复训练的兴趣和主动性。有关儿童情绪发展的研究发现，游戏可促进情绪的发展。脑科学研究者提出，儿童游戏的早期经验使脑成形并使其具有独特的神经结构，对儿童的智力水平起重要作用。游戏介于训练与真实生活之间，有利于脑瘫儿童把所学的技能转移应用到实际生活中去。

5. 遵循循证医学的原则　循证医学的核心思想是"任何医疗卫生方案、决策的确定都应遵循客观的临床科学研究产生的最佳证据"，从而制订出科学的预防对策和措施，达到预防疾病、促进健康和提高生命质量的目的。小儿脑瘫康复治疗也提倡遵循循证医学的原则，防止盲目地强调某种方法的奇妙性、滥用药物，盲目地应用某些仪器设备或临床治疗方法。

6. 集中式康复与社区康复相结合　社区康复可以为脑瘫患儿在自己熟悉的环境中提供有效的、快捷的康复治疗。此种形式既适合城市，也适合农村。正确的社区康复训练为脑瘫儿童康复提供了一个经济、易行、有效的方法，能使更多的脑瘫儿童及早得到康复。社区康复有专业康复工作者的指导，把专业治疗融于患儿的社区环境和日常生活中，家长积极参与康复训练，可以提高脑瘫儿童全面康复效果。

（三）不同年龄段脑瘫儿童康复治疗的策略

不同年龄段脑瘫儿童处于生长发育的不同阶段，其运动功能、障碍程度及环境状况亦不尽相同。因此，不同年龄段脑瘫儿童康复治疗目标的制订及康复策略的选择有所不同。

1. 婴儿期策略　重点围绕对婴儿身心发育的全面促进，正常运动功能的建立及异常运动模式的抑制开展康复。通过抑制原始反射残存、促进立直反射（矫正反射）及平衡反应的建立等方法，进行感觉-运动的正确引导，使其建立初级运动功能。多以神经发育学技术联合应用感觉运动与感觉整合技术为主。

2. 幼儿期策略　此期脑瘫诊断已经明确，在智力、语言、思维和社交能力发育日渐增速的同时，运动发育的未成熟性，运动发育与精神发育、粗大运动发育与精细运动发育以及各种功能发育的不均衡性，对外界刺激的"过敏"或异常反应所导致的运动紊乱，各类异常姿势和运动模式、肌张力、肌力、反射等异常,运动障碍的多样性,以及发育向异常方向发展、强化而固定的"顺应性"等趋势最强,也是儿童迅速形成自我运动模式的关键时期。这一阶段康复治疗的重点应围绕上述特点开展,同时注重心理及社会功能发育在康复中的作用和影响。

3. 学龄前期策略　此期脑瘫儿童具备了一定程度的主动运动能力,活动范围和种类扩大,开始主动控制自身的运动和姿势以适应环境。主动学习能力增强,对技巧性和操作性的运动具备了一定程度的学习能力。因此应用生物力学原理,以非固定性支撑或辅助方法促进良好的运动模式与功能十分必要。康复治疗的重要目标是为入学做准备。诱导及主动运动训练、引导式教育都更为适用于这一年龄段的儿童。

4. 学龄期策略　此期的主要目标是适应学校的环境,应以学会独立、建立计划和处理自我面对问题及需求能力为主。此阶段已经从初级运动学习为重点转向认知与文化的学习,应减少运动功能康复训练的频率或不进行连续的康复训练。康复治疗的重点应放在学会如何使用辅助用具,如何增强自理能力和学校学习能力等上面。精细运动、ADL可能更为重要,设计和开展文娱体育训练,如马术治疗、游泳训练、自行车训练以及滑冰、球类、跳舞等训练十分有益。应采取多种措施,防止关节挛缩、脊柱侧弯等继发性损伤的发生和发展。

5. 青春期策略　肌肉骨骼的继发性损伤(二次损伤)多于青春期表现,应根据具体情况采用辅助支具或手术治疗。根据脑瘫类型和病情严重程度及有无并发症,提高患者ADL以及职业能力,逐渐扩大患者的社会交往范围,使其将已获得的功能泛化至日常生活、社交及适当的工作中。

(四) 不同类型脑瘫康复治疗的策略

1. 痉挛型治疗策略　综合、全面的小儿脑瘫康复治疗(包括运动疗法、作业疗法、言语训练、感觉统合训练、引导式教育以及手术治疗等)可改善脑瘫儿童的运动、言语、行为和认知、社会交往与社会适应能力,优于单项治疗。

(1) 运动疗法、作业疗法、物理因子治疗及中医治疗　原则为降低肌张力,提高拮抗肌的收缩;扩大关节活动度;抑制异常姿势反射,学会主动运动;提高平衡能力;鼓励进行自发的活动;诱发随意性的、分离性的运动。

①早期干预治疗:应用Bobath疗法可抑制异常肌张力及原始反射,促进正常运动发展;Rood刺激法可激活和放松肌肉,两种方法联合应用能显著提高脑损伤综合征儿童的运动功能;神经发育治疗(neurological developmental treatment,NDT)可减少对关节的异常压力,预防继发的损伤和畸形。

②年长儿的治疗:按摩、针灸、中药熏洗等可促进体液循环、松解软组织粘连,减低肌肉痉挛,扩大关节活动范围。神经肌肉电刺激对未产生主动运动(痉挛肌肉)的拮抗肌进行刺激可增强肌肉力量,高强度的电刺激对增强股四头肌肌力疗效优于低强度或者电池供电的电刺激;牵张(伸展)训练可预防因痉挛引起继发的肌肉、肌腱甚至骨关节的畸形;减重支持训练可提高痉挛性双瘫儿童步行能力。强制性诱导运动疗法可以提高痉挛型偏瘫儿童患侧上肢和手的运动功能,并改善精细运动和粗大运动功能;以改善患儿整体功能为中心的运动和作业疗法更有利于提高患儿的运动功能、灵活性和社会参与能力;脑功能生物反馈疗法能有效地提高痉挛型脑瘫患儿的注意力水平。

(2) 矫形器及辅助器具的应用　常用的矫形器有足弓垫、踝足矫形器、矫形鞋、髋关节矫形器等,作用是稳定关节的活动,控制肌肉、肌腱的挛缩,矫正和预防畸形的发生,辅助抗重力伸展活动实施,以及抑制异常的运动模式。常用的辅助器具有座椅、轮椅、助行器、各种新开发的多功能键盘和辅助沟通系统装置等,可改善患儿的生活自理能力,完成短距离和长距离间的转移,提高生活质量和满意度。

(3) 教育康复　提高脑瘫儿童认知能力,使被动治疗变为主动、积极参与治疗。其中引导式教育可在改善儿童肢体位置、增强日常生活活动能力和粗大运动功能,以及提高儿童的智能发育方面有积极作用;对脑瘫儿童分阶段有针对性地采取医疗与教育相结合的方法可改善他们的生活独立性和综合功能水平。

(4)言语治疗　经过语言训练,可改善脑瘫儿童交流态度,改善构音障碍,提高交流能力;应用语音发音技巧和家庭配合训练可改善语言功能;头针结合言语治疗等对脑瘫儿童语言功能的康复效果优于单纯康复治疗。

(5)药物治疗　减低痉挛药物包括局部肌内注射 A 型肉毒毒素是一种有效的、基本安全的方法;地西泮可普遍缓解肌张力增高,适于短期服用,其副作用主要包括共济失调、困倦;替扎尼定也可以考虑使用,应注意其副作用,有证据证明丹曲林、口服巴氯芬或鞘内注射巴氯芬有一定疗效。

(6)手术治疗　当发现脑瘫儿童肢体肌肉肌腱的痉挛(挛缩)制约了运动功能的进一步发展时,需要实施相应的外科治疗,以减低痉挛、矫正畸形、改善功能和改善生活质量。传统的软组织松解延长手术可矫正固定性挛缩和畸形,改善运动功能,选择性脊神经后根切断术和选择性周围神经切断术可以使部分肌张力下降,使关节活动度和肢体控制能力增强,功能明显好转。

(7)家庭护理　家庭康复护理可增加门诊脑瘫儿童康复效果,针对性的家庭护理可以明显改善脑瘫儿童的肢体运动功能,减少儿童的病残率,促进脑瘫儿童的康复。家长要充分了解对痉挛型脑瘫儿童的护理情况、皮肤黏膜的完整性、良好姿势的保持以及维持软组织的长度;手术后家庭护理应注意预防并发症,防止肌肉萎缩、关节僵硬,解除支具后注意关节被动活动、牵伸跟腱、站立和平衡训练、步态和步行训练等。

2. 不随意运动型治疗策略　综合、全面的小儿脑瘫康复治疗效果优于单项治疗。

(1)运动疗法、作业疗法和物理因子治疗　原则为抑制异常的肌紧张和非对称姿势;通过压迫、负重、抵抗等方法提高肌肉同时收缩能力;进行持续性的中间位的姿势控制;给予适当的刺激,进行感觉的强化教育以提高平衡能力;运动疗法可运用 Bobath 法、Vojta 法等神经发育疗法,也可综合采用其他方法。

高压氧治疗无助于促进不随意运动型脑瘫儿童的运动和智能发育,同时其治疗的副作用值得关注;以改善儿童整体功能为中心的运动和作业疗法更有利于提高儿童的运动功能、灵活性和社会参与能力。

(2)矫形器及辅助器具的应用　可参考痉挛型。

(3)教育康复　可参考痉挛型。

(4)中医康复疗法　穴位按摩疗法、推拿、针刺治疗可促进脑细胞的功能代谢,改善局部微循环以及促进肌肉和神经末梢的功能活动,改善脑瘫儿童的综合功能;针刺拮抗肌治疗手足徐动型脑瘫更有效,其提高运动功能,优于针刺主动肌。

(5)言语训练　吞咽训练可改善不随意运动型脑瘫儿童流涎和语言、摄食障碍,在言语训练时可以使其异常姿势得到抑制、构音器官运动能力得到提高,从而使其语言功能障碍得到改善。

(6)药物治疗　多巴丝肼治疗不随意运动型脑瘫有效,不良反应轻且短暂。用量与效果不存在相关性。

(7)家庭护理　可参考痉挛型。

3. 共济失调型治疗策略　综合、全面的小儿脑瘫康复治疗效果优于单项治疗。

(1)运动疗法、作业疗法和物理因子治疗　可参考痉挛型。

(2)言语治疗　可参考痉挛型。

(3)教育康复　可参考痉挛型。

(4)家庭护理　可参考痉挛型。

4. 混合型治疗策略　综合、全面的小儿脑瘫康复治疗效果优于单项治疗。

（1）运动疗法、作业疗法和物理因子治疗　临床上以中度痉挛与不随意运动混合型多见，运动疗法的原则基本同痉挛型儿童的治疗；抑制异常姿势模式及抑制痉挛；训练应特别注意抑制全身异常，特别是头、肩及肩胛带等部位；提高姿势控制，对称性姿势的保持；主动运动的诱发以及平衡能力的训练。运动疗法可运用 Bobath 疗法、Vojta 疗法等神经发育疗法，也可综合采用其他方法。

（2）教育康复　可参考痉挛型。

（3）言语治疗　可参考痉挛型。

（4）手术治疗　方案是个体化的，立体定向核团毁损术能明显改善肌僵直和肌张力不全的部分，选择性脊神经后根切断术（selective posterior rhizotomy，SPR）则缓解肌强直的部分；矫形手术配合康复训练可改善痉挛型伴不随意运动型患者的语言障碍、斜视、肢体灵活性、运动功能，其方法优于周围交感神经剥离术和引导式教育；以痉挛为主伴有手足徐动是混合型脑性瘫痪的手术指征，选择性脊神经后根切断术合并选择性脊神经前根切断术（selective anterior rhizotomy，SAR）不但能够有效地解除肢体痉挛，而且能在一定程度上控制手足徐动；改良颈动脉外膜交感神经切除术并迷走神经孤立术对提高疗效有重要意义。

（5）家庭护理　可参考痉挛型。

（五）康复治疗手段

脑瘫康复治疗已从过去着重中枢神经系统转至身体各系统对儿童运动的影响，由单纯着重身体功能的促进转至活动能力和参与能力的促进，尤其是注重生活适应能力，所以康复治疗过程中需要采取多种方法，提高整体功能。

1. 物理治疗　物理疗法包括运动疗法和物理因子疗法。运动疗法是物理疗法的主要部分，是以徒手或应用器械针对儿童的运动功能进行训练，目的在于改善功能，抑制异常的姿势，诱导正常的运动功能，防止继发性功能障碍。对于脑瘫儿童的治疗，由过去的阳性症状（如肌张力增高、异常运动模式）的消除，转为加强阴性症状（如肌力低下、移动能力差、平衡反应缺失等）。很多进行治疗的患者尚处儿童阶段，活泼好动，主观配合意识差，往往导致治疗效果不理想，所以在训练中还应运用儿童喜欢的游戏及体操方式，激发儿童的兴趣，取得他们的信任和喜爱，可以使治疗的过程轻松而有效。

1）运动训练阶段及要点和方法　训练各个阶段应依据康复评定结果确定相应的训练要点和方法。首先必须掌握正常儿童的运动发育规律，其次根据正常运动的条件，找出异常运动的原因，然后才能确定如何训练。以下大体按照人体运动正常发育顺序来介绍训练要点和方法，也可另外设计更多可行有效的训练方法。

（1）头部控制　各个体位做姿势运动时，最先发育成熟的是头部控制。若不能充分控制头部，其他运动发育就会受到阻碍。因此头部控制是运动发育的先行者，作用相当重要。头部控制的训练要点和方法如下。

①抑制头背屈：a. 抱球姿势，使患儿头部、颈部、躯干前屈，屈髋，屈膝，臀部抬高，上肢内收、内旋固定于胸前，恰似个球状；b. 将患儿放入褯巾中，处于仰卧位，两位训练人员分别拉住患儿头部侧和足部侧的床单，进行前后左右调节；c. 正确的抱位姿势，躯干屈曲，肩胛带前突，头颈部稍前屈。

②抑制头的非对称性紧张：a. 上田法之颈部法：患儿取仰卧位，训练人员坐于患儿头的上方，首先向左、右多次扭转患儿头部，感受向哪一侧扭转较容易，操作时应先向较易扭转的一侧进行。训练人员用一只手掌贴在患儿的一侧头、颊、颌部，轻轻地将患儿的头颈做最大限度的回旋，为了

使颈椎能充分地回旋,训练人员的另一只手放在颜面侧肩胛带的背面,将肩胛带向颜面侧抬起大约离床30°,这时应使颈的回旋以肩的抬高为主,头的回旋为辅。颈的最大回旋程度要因人而异,一般以下颌的中央部越过对侧肩峰数厘米为宜。然后,在这最大回旋位上保持3 min。一侧结束后,再以同样的手法向对侧回旋,同样在回旋位再保持3 min。b.坐位时正确的头部姿势:尽量使头部处于中线位。

③促进俯卧位头部抗重力立直:a.患儿俯卧于滚筒或楔形垫,双上肢伸直,训练人员刺激患儿背部,语言指导或使用强化物诱导患儿颈部伸展;b.患儿匍匐在大球上,训练人员给予缓缓的俯冲动作,促进抬头。

④促进仰卧位头部抗重力立直:a.患儿仰卧于垫子上,训练人员双膝夹住患儿下肢,双手握住两肩,以保持肩部的稳定性,语言指导或使用强化物诱导患儿慢慢抬头,逐步训练坐起;b.患儿仰卧于大球,下肢屈曲,用胸部紧贴下肢,训练人员双手给头部以支撑,然后将球前后左右滚动,诱导患儿各部做出调节反应;c.从仰卧位拉至坐位。

⑤促进坐位头部抗重力立直:患儿坐于垫上,训练人员坐于患儿背后,前后、左右倾斜患儿,根据患儿情况调整倾斜角度以控制难度,诱发患儿的头部立直。

(2)翻身控制 ①促进两栖类反应:俯卧位运动时头部屈曲回旋,身体移动至侧卧位,四肢及躯干一侧负荷体重。②促进体轴回旋:a.仰卧位,以下肢带动身体向对侧旋转;b.俯卧位,以一侧上肢上举带动身体向对侧旋转;c.侧卧位,训练人员两手分别置于患儿同侧肩部与髋部带动身体向对侧旋转;d.坐位,训练人员两手分别置于患者肩部与对侧髋部使其被动回旋;e.仰卧位或坐位抓物主动回旋。

(3)上肢控制(负荷体重) ①俯卧位肘支撑、手支撑及其加压训练,也促进抬头。②大球训练法:患儿俯卧在大球上,两肘与肩同宽,肩、肘关节90°屈曲,训练人员固定其肘部,并活动大球,调节肘支撑及对称抬头。也促进抬头。③楔形垫训练法:患儿俯卧在楔形垫上,两肘或两手支撑台面。也促进抬头。④面对面训练法:训练人员仰卧位,使患儿俯卧于其胸腹上,固定患儿上臂及肘关节,保持肘支撑位。也促进情感交流。

(4)躯干控制 ①促进脊柱伸展:a.可利用大球、滚筒、楔形垫或训练人员的腿使患儿全身处于伸展模式。b.坐位、俯卧位或立位,使上肢外展、外旋上举。也可促进头部抗重力立直。②仰卧位、俯卧位、坐位平衡反应的促通:a.平衡板或大球法,仰卧或俯卧于平衡板,左右倾斜平衡板;大球上仰卧,前后、左右倾斜大球。b.平衡反应模式,坐位、立位上采用推、拉等方法干预平衡状态。

(5)四爬控制 ①四爬位平衡反应的促通:四肢支撑于平衡板,手掌着板,肘关节伸展,两手与肩同宽,肩关节90°展开,手指伸开,左右倾斜平衡板。②四爬位脊柱、骨盆分离运动训练:使患儿两下肢屈曲于腹下,按压臀部,使两膝持重,诱导患儿两上肢主动支撑,形成以两手或两膝持重的四爬位,然后前后左右摇摆臀部。③侧卧单肘支撑姿势:侧卧,以下侧臀部和上肢肘关节两点支撑体重,上侧下肢屈曲,下侧下肢伸展。④姿势变化调节能力的训练:a.四爬位平衡调节能力的训练,从四点支撑到三点支撑,再到两点支撑;b.从侧坐位到四爬位再到侧坐位,反复进行;c.从俯卧位到四爬位变换的训练。⑤下肢交互运动的促通:a.使头部向一侧回旋,可诱发颜面侧下肢屈曲,后头侧下肢伸展(利用ATNR反射);b.使一侧肩胛带外旋上举,可诱导同侧下肢屈曲、对侧下肢伸展,两侧反复进行可达到促通下肢交互运动的目的;c.使用功率自行车。

(6)膝立位控制 ①促进足部与眼睛的协调性:a.两下肢屈曲,臀部抬高,让患儿两手抓握两足,并拿到嘴边,使躯干尽量屈曲,减少与地面的接触面积,并使患儿保持平衡;b.诱导患儿用手握足。②双膝立位训练:训练人员面向患儿,膝坐位,患儿双上肢放于训练人员肩上,训练人员叩击患儿髋部与腹部,并轻轻后推,使其身体向后方倾斜,再使其恢复双膝立位。③单膝立位训练:患儿取四爬位,训练人员跪坐其后,使其向单膝立位转换时,先迈出一侧下肢,同时沿迈出下肢侧的体侧下方牵拉,促使患儿体重负荷移动到这侧下肢,迈出对侧下肢成单膝立位。④单、双膝立位转换训练:患儿和训练人员一前一后双膝立位,训练人员扶持患儿两侧骨盆,使患儿体重负荷在一侧下肢,然后使身体向非负荷体重侧回旋,使该下肢向后方牵拉,等待患儿向前方迈出这侧下肢。⑤坐位到立位转换的训练:患儿坐于高度合适的椅子上,训练人员坐位或跪位,面向患儿,训练人员握住患儿手指向上牵拉,使患儿伸直髋、膝关节,保持直立。⑥立位到坐位转换的训练:患儿直立位,其后方放置高度合适的椅子,训练人员坐位或跪位,面向患儿,训练人员握住患儿手指向下牵拉,使患儿屈髋、屈膝,坐于椅上。⑦扶站训练:患儿立位,双手扶持梯背架或固定物体上,训练人员在患儿身后站立,以防跌倒。⑧立位姿势控制训练:立位,双手及胸腹部支撑于大球上,在获得充分紧张度后,训练人员在其身后,双手扶住其足部,使其从足跟开始,双足慢慢着地,再离开球站立。

（7）步行控制　如果四爬位的移动已能很好完成,说明下肢负重和交互运动能力以及动态平衡已有良好基础,独走是必然会实现的,即会爬就会走。所以在治疗时首先要看四爬运动是否完善。其治疗原则与方法,与不会站的治疗基本相同。①立位,体重在两下肢间移动,单足站立;②巩固立位平衡,加强立位倾斜的稳定性;③促进骨盆左右两侧的分离运动;④反复练习从卧位到四爬位到立位的姿势变换;⑤练习抓物站起;⑥增强步行的欲望,创造步行的机会,使用辅助器具。正确分析步行模式,通过手技抑制异常模式,促进正常模式。

2）常用运动疗法

（1）神经生理疗法　主要包括 Bobath 疗法、Vojta 疗法、全方位密集运动训练治疗法、PNF治疗技术、上田法、Rood 法、Brunnstrom 治疗技术、Temple Fay 的渐进性模式运动疗法、Domam-Delecato 治疗法、Phelps 的肌肉教育及支具疗法等。

①Bobath 疗法:Bobath 疗法又称神经发育学疗法(NDT),是由英国学者 Karel Bobath 和Berta Bobath 夫妇于 20 世纪 50 年代共同创建的治疗方法,经历了 50 多年的发展,今天已经以新的运动控制和运动学习理论为指导,Bobath 疗法的实际应用是为了再建患者的身体图式,通过治疗师给予各种向心性输入,促使患者完成更有效的、更具功能性的运动再学习。目前在美国,Bobath 理论被批判为过时的理论,取而代之的则是大批量 NDT/Bobath 培训班培养的“Bobath 体操”的实践者与大肆流行的美国机器人工程学式的康复模式。在 IBITA 多国集会上,Bobath 理论也因各国的医疗经济状况不同而多次导致见解分歧。真正的 Bobath(理论)在哪里,正确的 Bobath 实践者又是谁,这些问题的结论目前不得而知。就目前而言,Bobath 疗法作为脑瘫的有效治疗与康复手段,仍为世界的主流。

理论基础:Bobath 理论以由运动控制为核心的系统性疗法为基础,为临床实践提供了理论框架。它关注神经生理学、骨骼肌与运动学习等领域里的最新研究,发展具有专业性和独特性的评价治疗法。虽然应修正异常且不规则的协调运动模式,控制不必要的动作与运动,但是决不能因此而牺牲患者参与个人日常生活的权利;通过促进技术来获得日常活动中所需的正常且最适宜的肌肉活动,只有正常的选择性运动,才能减少因异常的不规律状态所导致的影响;治疗不仅需要考虑运动方面的问题,也要考虑到患者的感觉、知觉,以及适应环境的动作;治疗涉及多个知识领域,需要多角度、多方位的治疗手段;治疗也是一种管理,所有的治疗都应向有助于日常生活活动的方向而努力(24 h 管理的概念),包括为了控制痉挛产生的过度肌紧张状态,还需要治疗对象与治疗师之间构筑一种良好的互动关系。Bobath 理论将随着现代运动控制理论、运动学习和神经可塑性及生物力学的理论知识的发展而不断丰富、发展。

基本手技:控制关键点(key point of control),指在人体的特定部位(关键点)(表 4-15)进行调节,抑制异常的姿势反射和肌张力,促通正常姿势和运动,是 Bobath 技术中手法操作的核心。具体治疗技术:肌张力调整模式(TIPs),即抑制、促通、刺激与人体结构变化;诱导姿势模式,使其可以改善中心控制点与支持面感觉控制的相互关系;诱导具有活动性的负重;从过紧张、不可动状态向活动状态加以诱导并使其改善;通过阶段性、系统性的刺激,达到促通效果,以激活中枢内的抑制机制;任务解决型方法,帮助患者获得日常生活所需的功能与能力。

表 4-15　Bobath 疗法之关键点控制

关键点	操作	抑制	促通
头部	后伸	全身屈曲模式	全身伸展模式
	前屈	全身伸展模式	全身屈曲模式
	旋转	全身屈曲和伸展模式	体轴旋转
胸椎	屈/伸		躯干平衡能力
肩胛带	直接回缩(上臂后伸)	头前屈而致的全身屈曲模式	全身伸展模式
	直接前伸(上臂前伸)	头过伸而致的全身伸展模式	全身屈曲模式
上肢	上肢内旋和内收	上肢不自主运动	伸展
	前臂旋后,肘关节伸展,肩关节外旋	全身屈曲模式	胸颈部、手指伸展
	上肢上举、外旋和外展	胸颈部屈曲	下肢外展、外旋和伸展
	前臂旋后伴拇指外展	其余四指屈曲	其余四指伸展
躯干	屈曲,全身呈屈曲位	全身伸展模式	屈曲姿势,屈曲运动
	伸展	全身屈曲模式	全身伸展模式
	旋转	全身屈曲和伸展模式	体轴旋转
骨盆带	坐位时骨盆后倾,躯干向前	上半身伸展,下肢屈曲	上半身屈曲,下肢伸展
	坐位时骨盆前倾	上半身屈曲,下肢伸展	上半身屈曲,下肢屈曲
	立位时骨盆后倾	屈曲	全身伸展模式
	立位时骨盆前倾	伸展	全身屈曲模式
下肢	下肢屈曲		髋外展和外旋,足背屈
	伸展和外旋		髋外展,足背屈
	足趾的背屈		足背屈

　　Bobath 疗法适用于各种类型的脑瘫患儿,应根据不同类型的特点,选择采用 Bobath 疗法的不同手技。对各年龄组脑瘫患儿均有效,但对 2 岁前,尤其是 1 岁以内的轻度脑瘫患儿效果更好。婴幼儿时期脑生长发育快,代偿性和可塑性强,且其异常姿势和运动发育模式尚未固定,这一时期患儿若能得到外界给予的刺激性治疗及功能训练,其可以学习建立正常的姿势运动模式,使其功能达到最佳效果。早期应用 Bobath 疗法是恢复患儿神经系统功能的有效手段。

　　脑瘫主要表现为中枢性运动障碍,而这些障碍特别是异常姿势是随着年龄的增长及康复治疗效果而不断变化的,Bobath 治疗技术以对患儿整体控制和诱导为主,并不能解决所有问题,因此与其他神经发育学疗法结合会产生更好的效果。

　　②Vojta 疗法:Vojta 疗法是一种被动运动疗法,是德国学者 Vaclav Vojta 博士在总结前人经验的基础上经过多年临床实践创建的一种运动疗法,应用范围广,适用于各种类型的脑瘫患儿,从新生儿到年长儿都可以利用,是早期康复治疗效果较好的方法,尤其对中枢性协调障碍儿效果最佳。运用 Vojta 疗法治疗时,儿童的体力消耗很大,必须注意:治疗前 1 h 不要进食,治疗

后 10 min 要补充水分；两次治疗间应充分休息；要严格掌握治疗时间。不可过高估计用该法治疗的正常化概率，注意与其他治疗方法联合运用。

理论基础：Vojta 疗法就是通过对身体一定部位（诱发带）的压迫刺激，诱导产生全身性的、协调性的反射性移动运动，促进并改善儿童的运动功能，抑制异常的模式，因而又称为诱导疗法。反射性移动运动主要分为反射性腹爬和反射性翻身两种。Vojta 博士发现反射性移动运动是在种系发生和个体发生过程中形成的，正常小儿在自然生长发育过程中，可以将反射性移动运动统合为协调的复合性移动运动，即随意运动。脑瘫儿童的这种统合能力则发生障碍，我们必须充分认识移动运动，通过刺激诱发带诱导的反射性移动运动反复规律地出现，完全可以促进这种统合能力的发展。

操作手技：反射性腹爬（reflex-kriechen，RK），根据儿童情况选用不同的出发姿势（图 4-9）和诱发带（图 4-10）的组合，诱导产生腹爬动作（图 4-11）。基本手技包括 R-K$_1$、R-K$_2$ 及各种变法。反射性翻身（reflex-umdrechen，RU），根据儿童情况选用不同的出发姿势和诱发带（图 4-12）的组合，诱导产生翻身动作（图 4-13）。基本手技包括 R-U$_1$、R-U$_2$、R-U$_3$、R-U$_4$ 等，常用的是前两种。

③全方位密集运动训练治疗法：全方位密集运动训练治疗法是由训练合格的认证治疗师运用全功能动态矫正衣的操作技巧及运动生理训练的原则，结合全方位运动训练动态运动器材（universal exercise unit，UEU），统合运用各种不同的治疗手法及诱导技巧（NDT、PNF、TAMO、Pilates 等），针对脑瘫或其他运动功能障碍者的个别需求，量身规划的治疗方法。

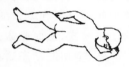

图 4-9　出发姿势

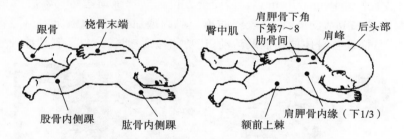

图 4-10　反射性腹爬主诱发带（左图）和辅助诱发带（右图）

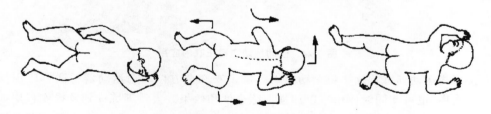

图 4-11　反射性腹爬标准反应模式

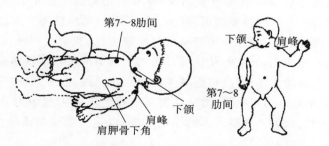

图 4-12　反射性翻身主诱发带（左图）和辅助诱发带（右图）

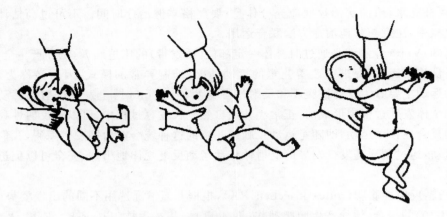

图 4-13　反射性翻身标准反应模式

　　其中穿上全功能动态矫正衣后,通过弹力带合理的应用(图 4-14),可以增加本体感觉输入,提高前庭系统功能,提供适当的触觉及感觉刺激,提供外在支撑,并给予肌力弱的肌肉适当支持,以减少病理反射和刻板的协同动作形态,矫正身体的异常姿势,恢复正确或接近正确的姿势与自主的动作模式,从而刺激大脑以重新训练中枢神经系统,加快重塑动作和功能性技巧的发展与学习。另外,全功能动态矫正衣的应用还可以提高言语的输出和流畅度。目前已有一些研究证明,在提高运动功能方面,全功能动态矫正衣的效果优于 NDT 或传统物理治疗方法。全方位运动训练动态运动器材包括滑轮装置(pulley unit)、悬吊装置(suspension unit)、蜘蛛形装置(spider unit)、横杆滑轨装置(tracking rail unit)。借助全方位运动训练动态运动器材的训练(图 4-15),可以增加被动与主动关节活动度,训练较弱的单一肌肉或肌群,以增强肌力与肌耐力,提高肌肉控制和协调能力,从而改善身体的功能及活动,让功能性活动增强,以达到功能独立自主的目标。

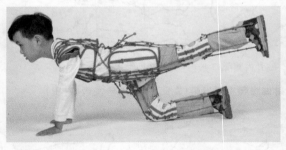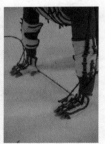

图 4-14　全功能动态矫正衣的应用

　　全方位密集运动训练治疗法将全功能动态矫正衣和全方位动态运动器材联合应用(根据需要可能先后使用,也可能同时使用),以加强训练进度和效果。大致训练计划及操作程序如下:热敷及肌肉松弛;肌肉按摩及牵伸,关节伸展;诱发主动肌肉动作训练,主动-助力肌肉重量训练;运用全方位运动器材做群体或单一肌肉重量训练;穿着全功能动态矫正衣进行垫上运动;伸展运动,动作的功能性训练;独立功能性姿势训练(坐、蹲、站等);功能性姿势或动作的平衡(静态及动态)与协调训练;功能性独立行走训练;步态平衡与协调训练;肌耐力训练。每天训练 3～4 h,每周 5 天,持续 3～4 周的密集运动训练(依脑瘫儿童的个别情形及需求调整)。

　　通过个别化的密集运动训练治疗,可以减少病理运动模式、正常化肌肉张力及提供姿势稳定性;并在正常的本体感觉输入的影响下,增强功能障碍患者的肌力及耐力、增强肌肉的控制与协调能力、增强功能性活动的能力、发展适当的平衡反应,以达到功能与活动技巧独立自主及自理的最终目标。

　　④PNF 治疗技术:PNF 治疗技术又称本体感觉神经肌肉促进疗法,是由美国医生 Herman

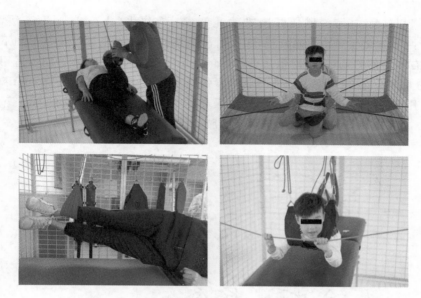

图 4-15　全方位运动训练动态运动器材的应用范例

Kabat 博士于 20 世纪 40 年代首创,以后由其同事 Margaret Knott 和 Dorothy Voss 充实发展,并撰写了第一部 PNF 著作,于 1956 年出版。当时是用于脊髓灰质炎的康复,后又用于中枢神经系统疾病的治疗。因需患者意志力和动机的配合,目前较少用在儿童的治疗上。

该技术是以人体发育学和神经生理学原理为基础,根据人类正常状态下日常生活活动中常见的动作模式而创立,可以应用于能够理解和配合指令的脑瘫患儿。

治疗的原则是按照正常的运动发育顺序,利用适当的感觉信息刺激本体感受器,使某些特定的运动模式中的肌群发生收缩,促进功能性运动。通过刺激人体本体感受器,激活和募集最大数量的运动肌纤维参与活动,促进瘫痪肌收缩,同时通过调整感觉神经的兴奋性改变肌肉的张力,缓解痉挛。PNF 治疗技术强调多关节、多肌群参与的整体运动,而不是单一肌肉的活动,增强关节的运动性、稳定性、控制能力以及完成复合动作的能力,利用运动觉、姿势感觉等刺激,增强有关神经肌肉反应和促进相应肌肉收缩,其特征是肢体和躯干的对角线和螺旋形主动、被动、抗阻力运动,并主张通过手的接触、语言口令、视觉引导来影响运动模式。

⑤上田法:上田法是日本医学博士、爱知县心身障碍儿疗育中心第二青鸟学园名誉园长、小儿整形外科医师上田正开发的一种治疗脑瘫的新疗法。1988 年 7 月在日本仙台召开的第 13 届日本运动疗法学术会上首次公开发表,1989 年上田法治疗研究会成立,1991 年第一届日本上田法治疗研究会学术会议在广岛举行。在 20 世纪 90 年代初由黑龙江小儿脑瘫防治疗育中心将该法引入我国,应用于治疗痉挛型脑瘫,该法操作简单,疗效确切。上田法由于是被动牵拉手法,对于痉挛型脑瘫有一定的痛苦,也容易在治疗过程中产生肌肉拉伤、骨折等,而且只是对抗痉挛,不如神经发育学手技那样全面,所以治疗脑瘫时通常和其他治疗方法联合运用,取长补短。

理论基础:根据 Myklebus 相反性神经兴奋网络学说的理论,即当神经兴奋使主动肌收缩的同时,相对的拮抗肌受到抑制而弛缓,来调节异常姿势与运动。这一过程在脊髓内完成,同时受到大脑皮质、脑干和小脑的控制调节。而由于各种原因致脑损伤时,脊髓的这一功能不能正常发挥,表现为相反神经支配障碍,在主动肌收缩的同时,拮抗肌也收缩,从而引起肌张力增高,即发生痉挛。上田正就是根据这一学说,采用一系列抑制这种异常的相反性兴奋通路的手技,活化相反性抑制网络,从而达到降低肌张力、缓解肌痉挛的目的。所以上田法又称为相反神经抑制法。

操作手技包括基本手技和辅助手技。

基本手技有 5 种:颈部法(neck 法,N 法)(图 4-16),适用于非对称姿势、颈部肌肉痉挛使头部经常向一侧扭转而向另一侧扭转困难的儿童;肩-骨盆法(shoulder-pelvis 法,S-P 法)(图4-17),适用于两下肢交互运动功能障碍,四爬时呈兔跳样运动的儿童以及躯干和下肢肌肉痉挛显著,躯干左右不对称的儿童;肩胛带法(shoulder girdle 法,SG 法)(图4-18),适用于肩胛带周围肌肉紧张的儿童及肘关节伸展、屈曲时肌肉紧张的儿童;上肢法(upper extremities 法,UE 法)(图4-19),适用于手指屈曲紧握,张开困难及上肢肌张力明显增高的儿童;下肢法(lower extremities 法,LE 法)(图4-20),主要适用于下肢与足肌紧张的儿童。

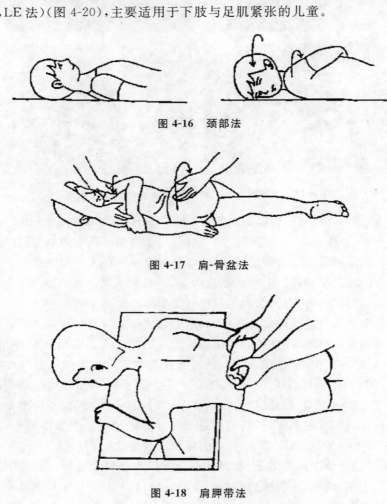

图 4-16　颈部法

图 4-17　肩-骨盆法

图 4-18　肩胛带法

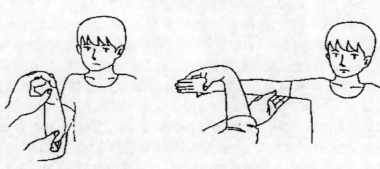

图 4-19　上肢法

辅助手技有 4 种:颈部Ⅱ法(neckⅡ法,NⅡ法),适用于颈部、躯干过伸展,颈部左右回旋,肩关节屈曲内收受限,呼吸功能、口腔功能欠佳的儿童;骨盆带法(pelvic girdle 法,PG 法),适用于髋关节周围肌明显痉挛,髋关节的可动域减低的儿童和髋关节明显内收、内旋的儿童;下肢Ⅱ法

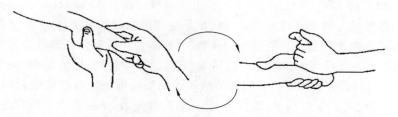

图 4-20　下肢法

(lower extremities Ⅱ法,LE Ⅱ法),适用于两侧下肢同时治疗的儿童;上下肢对角线法(diagonal 法,diag 法),适用于全身肌张力增高的儿童。

⑥Rood 法:Rood 法是由美国物理治疗师和作业治疗师 Margaret Rood 在 20 世纪 50 年代创立,又称多种感觉刺激疗法、多种感觉刺激技术、皮肤感觉输入促通技术。

理论基础:利用适当的感觉刺激引起正常运动的产生和肌张力的正常化;利用个体运动发育顺序促进运动的控制能力;利用运动控制发育的 4 个阶段(关节的重复运动,关节周围肌群共同收缩,远端固定、近端活动,技巧动作);刺激感受器与促进和抑制的关系。

基本手技:利用感觉刺激来诱发肌肉反应,包括触觉刺激、温度刺激、牵拉肌肉、轻叩肌腱或肌腹、挤压、特殊感觉刺激;利用感觉刺激来抑制肌肉反应,包括挤压、牵拉。

⑦Brunnstrom 治疗技术:Brunnstrom 理论认为,脑损伤后由于高级神经中枢失去对正常运动的控制而出现低级中枢所控制的原始的、低级的运动模式和姿势反射,如共同运动、联合反应、紧张性反射等,这些活动模式是脑损伤功能恢复的正常顺序的一个阶段,因此主张在恢复早期通过本体和外感受器的刺激诱发这些异常活动或动作,利用这些异常的模式获得一些运动反应,然后再训练患者从这些共同运动模式中分离出正常模式,向正常、复杂的运动模式发展,最终达到中枢神经系统重新组合的正常运动模式。Brunnstrom 治疗技术适合脑瘫患儿的康复治疗。应用 Brunnstrom 治疗技术,早期通过健侧抗阻随意运动而使兴奋扩散,以引出患侧联合反应,使较弱肌肉发生收缩,从而产生半随意运动。将这种技术应用于功能性活动中,以便反复练习,使控制能力得到增强,动作渐趋完善。为引出运动反应,对于肢体的控制多采用紧张性反射和协同运动,对于躯干的控制多采用矫正反射和平衡反应。为增强治疗作用,还要利用各种感觉刺激。

⑧Temple Fay 的渐进性模式运动疗法:由美国神经外科医生 Temple Fay 创立,强调爬行训练。人类发展其实是重复种族的进化,即动物由鱼类、两栖类、爬虫类进化到哺乳类,他将人类的运动发育过程比喻为 4 个不同的阶段:爬虫样蠕动;两栖类动物样的匍匐爬行运动;哺乳类动物样的四肢爬行运动;站立和行走的高级运动。当大脑皮层受损伤,失去皮层控制,表现为由低级中枢控制和释放的婴儿原始反射运动。该方法利用原始反射运动模式,设计一套治疗方法,使被动运动逐渐转为主动运动,解除小儿痉挛状态,并逐渐由第 1、2 阶段向第 3、4 阶段发展。

⑨Domam-Delecato 治疗法:物理治疗师 Domam 和教育心理学家 Delecato 合作,于 20 世纪 70 年代在美国共同创立了 Domam-Delecato 治疗法。他们主张对脑瘫儿童进行全面康复和采取强化训练。每人每天平均训练 7 h,重症儿童每天需 14 h,每一单元训练时间为 30 min。

⑩Phelps 的肌肉教育及支具疗法:美国矫形外科医师 Phelps 于 1932 年提出利用矫形器为主的训练治疗方法。1941 年,Phelps 经过多年临床实践,对脑瘫患者的治疗总结出 15 种训练方法,即按摩、被动运动、借助运动、自动运动、抵抗运动、条件运动、自动混合运动、组合运动、休息、弛缓松弛运动、松弛位运动、平衡运动、手伸展运动、抓握运动、精细运动。Phelps 非常明确地提出治疗脑瘫主要用训练治疗,改变了脑瘫是不治之症的观点。

其他疗法:骨科医生 John E. Upledger 博士在 William Garner Sutherland 等医生有关颅骶

骨功能障碍研究的基础上于 20 世纪 70 年代提出了颅骶疗法（craniosacral therapy，CST），此疗法是一种借由松弛脑膜与筋膜系统来治疗颅骶椎系统功能障碍的手法，由于缺乏严谨的佐证，尽管有些家长和儿童反映治疗后有特别放松和改善的感觉，但是没有依据来极力推荐该法。

（2）关节活动度的维持与改善训练　包括主动运动、被动运动、助力运动、关节功能牵引法、持续被动运动（CPM）、关节松动术。利用关节活动度的维持训练配合其他康复训练改善痉挛型脑瘫患者的肌张力，改善关节活动度，防止关节挛缩，疗效显著，主要表现为治疗前后关节活动度的即时效应明显改善，提示临床应用时可将关节活动度的维持训练安排在其他康复疗法之前。该方法更适合应用于痉挛型脑瘫儿童。应用时，首先取得儿童的配合，将其放在一个能减轻僵硬或异常运动的体位。握住肢体，缓慢轻柔地来回牵拉肢体，并逐渐加大关节运动范围。注意要非常慢、非常轻地牵拉，不要让儿童有任何疼痛和恐惧。如牵拉踝部，须从侧位托起膝部和脚跟，缓缓做脚背屈活动，保护踝关节，在牵拉时不要让足跟偏向某一侧。有些肌肉跨越两个关节，如腓肠肌跨越膝和踝关节，如果腓肠肌太紧，牵拉一个关节将引起另一个关节僵硬，牵拉膝关节会使脚跟部更难背屈，所以最好同时牵拉膝和足根部，使该肌全部受到牵拉，能使双脚放平，促其正确站立。

（3）肌力训练　对一些肌力较弱的肌肉，可根据情况选择去重力活动、抗重力活动、抗阻力活动等。进行抗阻力训练时，渐增阻力必须根据患儿的耐受性和自身素质，循序渐进地进行训练，在活动范围的起始和终末应施加最小的阻力。有研究显示，肌力训练对痉挛型脑瘫儿童不会使肌张力增加，也不会影响拮抗肌肌力，而能促进儿童粗大运动功能和耐力，尤其是给予低阻力的抗阻力训练。

（4）平衡功能训练　平衡功能训练是脑瘫患儿康复训练的一项内容，对提高患儿的康复效果有重要作用。平衡功能训练可以改善大脑的平衡调节能力，降低大脑皮质脂质过氧化水平。进行平衡功能训练对改善患者平衡功能和步行能力及 ADL 能力有积极意义。应用平衡训练仪可以提高平衡能力。训练方法有很多，以下举一些例子，可供选择或借鉴。让儿童俯卧在训练人员的身上，通过左右倾斜儿童的身体，使其体会自己保持平衡；让儿童坐在平衡板上，被动或主动摇晃；让儿童两点支撑，在游戏中使对侧的上下肢被抬起；扶着儿童站立进行游戏，如摘玉米；扶着行走等。

（5）核心稳定性训练　核心部位是否稳定影响脑瘫患儿运动及平衡协调能力能否建立，对脑瘫患儿进行核心稳定性训练使其核心部位稳定，能够改善患儿粗大运动功能及姿势运动控制。要重视呼吸训练和深层核心肌群的训练。核心稳定性训练对不同类型脑瘫患儿均有较好的效果，与其他康复治疗技术相结合效果更佳。

（6）步行训练　可从步行的条件角度分析，有选择地进行步行前六部曲训练：双腿支撑靠墙挺髋；患腿支撑靠墙挺髋；健腿支撑，患腿上下台阶；患腿支撑，健腿上下台阶；左腿左侧侧方迈步；右腿右侧侧方迈步。还可考虑借助辅助器械进行训练，如全功能动态矫正衣、矫形鞋、减重步态训练设备等。有研究显示，运用全功能动态矫正衣或减重训练装置的步行训练可有效提升脑瘫儿童步行能力。

（7）骑马疗法　马与人的步态比较接近，在前进过程中伴随着骨盆的运动，如骨盆左右倾斜。儿童坐在马上，骨盆随着马的运动而被动地运动，再现了步行动作的主要成分，这些往往是脑瘫儿童所缺少或不足的。所以骑马可改善儿童的运动模式，还可促进儿童的平衡、协调功能和肌力的恢复，降低肌张力，提高肺活量等，使儿童获得自信、自尊。

（8）文体治疗　体育和文娱活动不但可以增强肌力和耐力，改善平衡和运动协调能力，还能增加儿童的信心，使其得到快乐，从而改善儿童的心理状态。

3）物理因子疗法　物理因子疗法包括电疗、光疗、声疗、水疗和蜡疗等。

神经肌肉电刺激治疗中的功能性电刺激，可以防止瘫痪肌肉的萎缩，促进瘫痪肌肉功能的恢复,适用于低张型、不随意运动型脑瘫儿童(患儿不存在禁忌证时才可使用)。电脑中频疗法可以用来解除肌肉痉挛,缓解肌肉疲劳,止痛,消肿,用途较广。

生物反馈疗法目前已被广泛应用于各种类型脑瘫患儿的康复治疗,其疗效已逐渐被证实。脑瘫患儿可根据反馈信息对骨骼肌进行放松训练或对瘫痪肌群进行运动功能训练,该疗法可增强肌力、降低肌张力、增加肌肉的协调性、加强感觉反馈、促进脑功能重组,辅助肢体功能恢复。

重复经颅磁刺激技术(repetitive transcranial magnetic stimulation,rTMS)作为脑瘫患儿康复治疗的一项辅助治疗手段,其有效性已被证实。目前研究表明,其治疗脑瘫患儿的主要机制可能是:rTMS通过影响一系列大脑神经电活动和代谢活动,增强神经可塑性,改善局部血液循环;rTMS作用于大脑皮质运动区,可以通过皮质脊髓束抑制脊髓水平的兴奋性,降低 α 和 γ 运动神经元的兴奋性,从而降低肢体肌张力,缓解痉挛。

水疗有利于解除儿童的肌痉挛,消除其在地面上活动的紧张心理,水中浮力减轻了身体的负重,容易矫正儿童的异常姿势。采用的水温因人而异,一般为 $34\sim38\ ℃$。物理因子治疗的特点在于无创、无痛苦、舒适,一般无不良反应,无毒副作用。对许多病、伤、残的病理过程和功能障碍有良好疗效。而且操作简便,容易被儿童接受。

蜡疗是利用加热熔解的石蜡作为温热介质,敷于局部将热能传导到机体,适合于脑瘫患儿的康复治疗。石蜡具有良好持久的温热效应,使局部皮肤毛细血管扩张,促进肢体的血液循环;改善肌肉营养,减少肌肉中的蛋白质消耗;松解粘连,使挛缩的肌腱软化、松解;同时蜡在冷却过程中体积逐渐缩小,对皮下组织起局部机械压迫作用;松弛患儿关节韧带、肌肉、肌腱,从而扩大关节活动度,降低肌张力,建立正常的运动模式,提高脑瘫患儿的生活质量。此外石蜡与皮肤紧密接触,对肢体产生柔和的机械性压迫和挤压作用,使温热向深部组织传递,不仅有利于药物吸收,而且利于功能训练、按摩手法的实施,增强疗效。

医用光疗法所采用的红外线疗法与可见光中的红光疗法通过降低骨骼肌肌梭中 γ 传出神经纤维兴奋性,使牵张反射降低,肌张力下降,肌肉松弛,并可改善血液循环和组织营养,从而起到消炎、镇痛、缓解肌痉挛的作用。

高压氧治疗脑瘫具有争议,研究结果证实其无益于脑瘫患儿的治疗,存在癫痫及听力损害的患儿更不推荐应用该疗法,其副作用不详。

但是物理因子治疗多为被动治疗,运动功能不可能通过被动治疗而得到最大限度的恢复,所以建议应用物理因子治疗时结合主动运动疗法。

2. 作业治疗 作业治疗是将治疗内容设计为作业活动,通过儿童对这些有目的性的作业活动的完成,达到治疗目的,包括增大关节活动范围,掌握实用性动作,促进运动功能发育(主要是促进上肢功能发育);改善及促进感知觉及认知功能的发育;提高日常生活活动能力;改善心理精神状态,促进情绪和社会性的发育。作业治疗的内容有以下几方面。

1)基本的作业治疗方法——促进运动发育的作业治疗 在治疗过程中,采取综合措施来发展保持正常姿势的能力和促进上肢功能发育。

(1)姿势控制 良好的姿势保持是从事日常活动等所必需的一项基本能力,尤其对于不随意运动型、共济失调型和肌张力低下的患儿,各种体位的姿势保持显得尤为重要。姿势控制障碍是影响脑瘫儿童运动功能的关键问题,所有脑瘫儿童均表现出姿势调控的动作障碍。而对于脑瘫患儿而言执行手部前伸动作是维持坐位不可或缺的辅助因素。身体躯干的姿势控制会影响脑瘫患儿手的精细灵巧度。

(2)促进上肢功能发育 上肢功能包括上肢粗大运动功能和手的精细运动功能、手眼协调能力。

上肢功能训练,包括肩胛带、肩、肘功能训练和手眼协调能力训练、书写训练,可改善脑瘫患儿的上肢粗大运动功能、精细运动功能和认知能力、书写能力。电脑游戏的介入能更大程度地改

Note

善患儿的手眼协调能力。另外,A型肉毒毒素配合康复功能训练对痉挛型脑瘫患儿上肢功能恢复具有良好的作用。还应该加强脑瘫患儿上肢功能障碍训练中的家庭指导。

有些脑瘫患儿伴视觉功能缺陷,早期要进行视觉功能训练,以得到视觉功能等方面的改善与恢复。视觉功能训练是根据患者的视觉功能异常状况,通过一系列方法,从视敏度、调节功能、集合功能、眼球运动等多方面进行训练,可提高视力、增进视觉技巧、开发视觉潜能、改进视觉功能,从而矫治相应的视觉功能异常症状和体征,对手眼协调发展有很大的促进作用。

2)日常生活能力训练 在治疗过程中,应采取一切可能的方法来发展该方面的技巧与能力,通过有指导的反复练习、模仿和逐步学习自己进食、更衣、洗漱、如厕、沐浴、学习与交流等,实现日常生活中最大程度的功能独立。主要内容有进食训练、穿着训练、梳洗训练、如厕训练、沐浴训练、社交技能训练等。

3)游戏活动 游戏是儿童正常成长发育过程中不可缺少的部分,而脑瘫患儿由于其自身运动、感觉等方面功能障碍,不能自如地进行游戏活动,但他们的正常身心发育却是离不开游戏的。游戏具有很大的娱乐性,可激发患儿的积极性,使之主动地参与训练活动;游戏是一种充满乐趣又具有高度的可重复性的活动,有利于儿童反复进行训练,使其所学得到强化和巩固;游戏需要患儿调动自己的各种感官来参与,有利于其感觉功能的恢复;游戏介于纯训练与真实生活之间,有利于脑瘫患儿把所学的技能转移到现实生活中;游戏对患儿最大的益处就是能开发患儿的智力,便于患儿尽可能地顺利入学、融入社会。

4)感觉统合训练 感觉统合(sensory integration,SI)最早是由美国南加州大学 A. Jean Ayres 博士在 1969 年提出的,他将脑神经学与发展心理学相结合,发展所谓的感觉统合理论。Ayres 认为,人体的运动、感觉与认知功能发展,是与脑成熟进程并进的。来自人体的内外刺激,经过感官接收,先由脑干担任主要统合任务,继而逐渐由大脑皮质统合,发展学习能力。基本方法是运用感觉统合训练器材,进行平衡统合训练、触觉统合训练、本体感统合训练、视觉和听觉统合训练。感觉统合训练在临床上的应用是以 4～12 岁的儿童为主,每次训练约 1 h,训练持续至少半年。感觉统合训练不仅改善功能障碍,而且调整患儿心智,矫治心理健康障碍。

5)职前训练 在儿童受教育的同时,及早为其将来就业做准备。主要提高儿童手的技巧和灵活性,改善功能,为将来回归社会、走向就业岗位打下基础。可以提供一些职业性教育的内容,如学习电脑打字、接听电话、整理文物、编制、缝纫、木工、烹饪等职业技能训练。

6)其他 强制性运动疗法(CIMT)是治疗运动神经元损伤的一种训练方法,CIMT 强调在生活环境中限制儿童使用健侧上肢,强制使用患侧上肢,可以明显提高脑瘫儿童患侧上肢完成动作的质量。镜像视觉反馈疗法能提高患者的上肢运动功能和减少上肢疼痛,能提高偏瘫型脑瘫患儿的上肢运动功能,增大其握力、前臂旋后角度及肌肉厚度,但对患儿肢体痉挛程度无明显影响。

3. 语言治疗 针对某些有语言障碍的脑瘫儿童进行治疗。常见语言障碍的种类有共鸣、构音障碍、语言发育迟缓、发声障碍等。通过评价,明确诊断,决定康复治疗的方针和具体的计划。针对以上语言障碍,要从两方面着手。

1)语言治疗的基本方法

(1)构音障碍的矫治 构音障碍的脑瘫儿童表现为肌张力增高或减退或协调不良,发生语音形成障碍。治疗师可先从头、颈、肩等大运动开始训练,逐渐向下颚、口唇、舌等精细运动过渡,目的是为了降低言语肌的紧张性。早期进行有效的口腔肌肉按摩,使口、唇、舌、下颚肌肉紧张度改善,吸吮、吞咽、咀嚼等动作协调,并可减少流涎、口唇控制不良、构音不清等状况。口、面肌肉功能治疗可使患儿舌、唇、下颌功能以及言语可理解性均明显改善。在训练中根据儿童的运动障碍情况和姿势异常情况应做到以下几点:最大限度地抑制异常原始反射;保持正确姿势;自主地控制肌肉运动;放慢说话速度;强调声母发音训练;重视儿童进食训练;多使用鼓励性语言。

（2）发声异常的矫治　发声异常多涉及音调、音量、音质等问题。若因听力障碍引起可配戴助听器，帮助其听取正确声音；若因情绪紧张引起，可采取心理辅导；呼吸方法不当引起者，须给予呼吸训练、唇与舌等口腔器官的训练以及发声训练等。

（3）节律异常的矫治　首先给予心理治疗，解除儿童的焦虑，给予良好的口语示范，听儿童说话时态度和蔼诚恳，耐心倾听，安慰其慢慢地说话，消除心理压力，使其能做到自由轻松地自我表达。除此之外，注意力是学习语言的先决条件，故亦可包括在治疗的范围内。

（4）语言发育迟缓治疗　主要应改善脑瘫患儿交流态度和沟通技巧，提高主动交流意愿，促进发音，开发智力，最大限度地挖掘其语言能力，以提高其生活质量，为将来回归社会做好准备。脑瘫患儿理解能力好于表达能力，通过语言训练可以同时促进智力和粗大运动功能的提高，增加患儿表达欲望。

2）家庭语言治疗　家庭是脑瘫儿童的自然教育环境，父母与儿童相处时间最长，接触最密切，亦是最早的启蒙教师。家庭语言治疗使全家人有更多机会参与训练过程，不仅可以一对一地个别化教学，而且不受时间与空间的限制，尤其在关键性的学前阶段，若能及早给予各种基本训练，往往能达到事半功倍的效果。家庭语言治疗中需注意以下几点。

（1）保持正确姿势　当儿童有了较好的躯干控制能力与进食能力时，可以开始语言训练。训练中要保持儿童头的正中位置，控制肩和上臂，在面对儿童眼睛的高度来与其交谈。如果从过高位置对着儿童讲话，会使其全身过度伸展，不利于发音。

（2）增加说话和活动的量　父母不要因为和儿童讲话得不到回答而丧失信心。不管儿童懂或不懂，家庭成员都要利用各种机会去跟儿童说话。做游戏时与儿童一起进行呼吸训练、发声训练、寓教于乐，以激发儿童训练的兴趣。

（3）鼓励儿童发声　当儿童发声时，要立刻与其对话和应答。即使还说不成句，也应点头示意，反复教他，启发他说出想要表达的话语。要多表扬或夸奖，避免过多的批评和指责，让儿童树立学说话的信心。利用儿童的各种要求和欲望，鼓励其发声。

（4）教育要持之以恒　语言的矫治和训练是长期而艰苦的，家长要有极大的耐心和毅力，教育要持之以恒，这样才能有收获，才能使语言障碍的脑瘫儿童获得良好的语言基础。

4. 引导式教育　引导式教育（conductive education）是由匈牙利 András Petö 教授（1893—1967 年）创建的，又称为 Petö 疗法或集团指导疗法，主要应用于各种原因引起的功能障碍的康复和治疗，其显著特点是最大限度地引导调动患儿自主运动的潜力，以娱乐性和节律性意向激发患儿的兴趣及参与意识。我国香港地区 1981 年将引导式教育引进到弱能儿童中心，黑龙江省小儿脑瘫防治疗育中心于 1987 年率先从日本引进引导式教育用于治疗小儿脑瘫，取得了良好疗效。所谓的引导式教育，就是要通过教育的方式（以教与学互动为本）使功能障碍者的异常功能得以改善或恢复正常，符合目前康复的潮流，特别适合在特殊教育学校、儿童福利院和残联康复中心实施。引导式教育的特点包括：小组中各个成员在训练中相互学习、相互启发、相互竞争，最大限度引导调动主动性；集体训练、个体训练和家庭训练相结合；强调全面发展；强调 24 h 训练；结合各种训练方法和日常活动；不仅是功能的康复过程，而且也是一种教育过程；强调团队合作；强调小组形式；强调训练的连贯性、自然性、实效性；强调利用言语和韵律；与普通教育结合。其效果与智力水平有一定关系，如脑瘫的康复实践显示，引导式教育对 3 岁以上小儿脑瘫效果最好。

理论基础：Petö 教授认为人类的正常机能是在种系发生中早就存在的，即使发生了脑损伤，这种机能也是潜在存在的，可以通过引导教育，重新诱发出这种潜在的机能，重现正常化动作。这就是 Petö 教授认为运动障碍者可以复归社会、走向康复的神经生理学基础。Petö 教授认为脑瘫儿童最主要的问题是学习困难，使得其不能发展适应或控制周围环境的能力。如何挖掘潜能？Petö 教授认为需要专业的引导员和最佳的学习环境，引导主动性学习，努力适应环境。

操作流程：由引导员、儿童及其家长组成教育小组。引导式教育中要以儿童需要为中心，结合整体意识,循序渐进地安排日课和一系列功能性作业,采用习作分析、节律性语言和音乐、游戏、诱发技巧等手段,诱发学习动力、激发主动意识,引导儿童去设定准确的目标并努力完成。其具体流程见下。

(1)初评 对参训儿童进行初步评估,内容包括生长发育情况、脑瘫类型、日常生活自理情况、能否听懂语言指令、肢体功能情况、社会交往能力等。脑瘫患儿在基本动作模式上大多存在不同程度的缺陷,基本动作模式主要包括朝向中线,抓握与放手,手肘的伸直,髋关节的活动、固定,重心转移,躯干转动等。

(2)分组 根据年龄、功能残疾性质和程度等分成小组,并配引导员。对每一个组员而言,每天的活动安排是共同的,他们一起进食,上厕所,学习独走,一起唱歌,做游戏等。小组为孩子们促进人际关系及与他人交流提供了良好机会,是人格发展的基础。

(3)细评 对参训儿童进行全面的评估,内容包括粗大运动功能、精细运动功能、认知能力、社交沟通能力、生活自理能力等。评估时需注意分析儿童不能达到项目的原因,包括知、行、意。

(4)确定训练目标 确定长期目标、短期目标和小组学习重点。目标的制订必须是以孩子为中心的,所以制订目标时应该和家长、保育员或孩子本人(如果智力允许)一起。目标应该是孩子需要的,对孩子有价值的。

(5)设计课程活动、编选节律性意向 按照体能课和认知课两大类,分别设计课程活动;并编选适合本课程的节律性意向。节律性意向是引导式教育采用的一种利用言语来调节行动的诱发技巧之一,可以帮助行动有障碍的孩子发展动作的节拍感,通过节律给孩子提供一个时间感,使产生的运动协调有序。

(6)制订每日常规 按照参训儿童的能力,制订每日常规。由引导员主持,从早上起床开始到晚上就寝,使孩子时时刻刻都生活在制订的每日常规之中。

(7)按照主题活动要求布置学习环境 贴近教学主题,布置教学环境和制作教学用具。填写"引导式教育主题设计表""主题教学课堂程序设计表"。

(8)在规定时间内反复进行习作程序的学习和每日常规的练习 引导员对习作认真分析,把每项习作分解为很多单一动作,每次教给患儿一个动作,最后再把这些动作连在一起构成必要的生活技能。

(9)分析总结 课程学习完成后,对参训儿童进行再评估,对未完成的项目进行分析,改进学习目的。填写"引导式教育阶段小结表"。

引导式教育同时将运动训练、语言训练、理解训练、智力开发、社会交往训练和行为矫正等有机地结合在一起进行全面的康复训练,使患儿在智力、体能、个性培养和行为塑造等方面也得到全面的康复和发展。

5. 辅助器具 辅助器具可以帮助恢复、代偿或重建儿童减退或丧失的功能,涉及人体解剖学、生物力学、组织工程学、计算机学、机械学、电子学、高分子化学和材料科学等学科。辅助器具的分类方法很多,常用的辅助器具依据功能活动分类包括进食、洗漱、穿衣、如厕、修饰、转移、交流等方面的辅助器具。根据治疗内容分为保持坐位姿势辅助器具、立位姿势辅助器具、移动用辅助器具。矫形器是应用最为广泛的辅助器具之一,作用于人体四肢和躯干等部位,根据生物力学原理以预防、矫形正畸、治疗和补偿患儿功能。常用于脑瘫患儿的下肢矫形器包括足矫形器(foot orthosis,FO)、踝足矫形器(ankle foot orthosis,AFO)、膝踝足矫形器(knee ankle foot orthosis,KAFO)、髋内收外展控制矫形器、下肢旋转矫形器、膝矫形器(knee orthosis,KO)。

在物理治疗和作业治疗中常配合使用这些辅助器具以及其他辅助装置,以达到限制关节异常活动、提高稳定性、协助控制肌痉挛、保持肌肉长度、预防畸形、辅助改善运动功能等目的。对于儿童肌痉挛或肌无力引起的功能丧失或肢体畸形,可以应用矫形器治疗。对于伴有严重残疾,影响到下肢的行走的儿童,可用拐杖辅助行走,不能行走的可用轮椅代步。

6. 中国传统康复治疗　中国传统康复疗法在脑瘫康复治疗中有其独特的优势,按中医的理论将针灸、推拿、气功、武术、药膳等治疗手段合理地、综合地应用于康复治疗中,根据"虚则补之、实则泻之"原则,补益为主、泻法为辅。《素问》中有"治痿独取阳明"的记载。实际应用以针灸、推拿疗法为主,经济、有效,但针灸、推拿方案各异,方案之间缺乏科学系统的比较,缺乏基础研究。

(1) 推拿疗法　推拿疗法在物理治疗中已被广泛应用。美国国家互补替代医学研究中心认为推拿和相关手法(如牵引)是以躯体为本的手法治疗技术,并与生物基础疗法、能量医学、意念疗法和综合系统疗法组成替代医学和互补医学的五种模式,在物理医学和康复医学中占有重要地位。其目的是改善活动能力,缓解疼痛,促进左右功能平衡,加强肢体活动能力。

理论基础:推拿疗法的基本原理主要有纠正解剖位置的异常、改变有关的系统内能、信息调整。从神经生理学角度来看,缓和、轻微的连续刺激有兴奋周围神经的作用,但对中枢神经有抑制作用;急速、较重且时间较短的刺激有兴奋中枢神经、抑制周围神经的作用。

操作手技:儿童俯卧,沿脊椎方向,从至阳到命门的督脉诸穴顺序点按加着力叩打;按、揉脊柱旁开一寸半的足太阳膀胱经诸腧穴。刺激腰骶神经丛,促进局部血液循环。儿童背对施术者正坐位,按、揉、摩、点,风池、哑门、天柱、脑户等枕部穴位,以及百会、络却、后顶、强间等顶枕穴位。刺激脑部运动区,促进局部功能代偿。儿童仰卧,按、揉、捏、拿四肢。

下肢:在点阳陵泉穴的基础上,顺序拿、揉腿外侧肌群;或在点委中穴的基础上,拿、揉后部肌群直至跟腱;或在点环跳穴的基础上,拿、揉内收肌群。

上肢:在点中府穴的基础上,拿、揉上臂前肌群;或在点肩井穴的基础上,拿、揉上臂后肌群;或在点曲池穴的基础上,拿、揉上臂的前后肌群。调整局部肢体的运动状态,促进患肢正常功能的恢复。

(2) 针灸疗法　针灸包括针法和灸法。针法是利用金属制成的不同形状的针具,采用一定的手法,在体表一定的部位或腧穴上进行刺激(如针刺、放血等)的方法;灸法是将艾叶点燃后在体表上一定的部位或腧穴上进行烧灼或熏烤。目前临床上脑瘫针灸以应用针法为主。

传统医学理论认为,针刺通过刺激腧穴、经络,调整脏腑功能,以调和气血、扶正祛邪、促进阴阳平衡,从而达到防病治病的目的。现代医学研究也证明,针刺刺激了穴位,通过神经、经络系统,改善了脑干功能,使外周信息能顺利地到达大脑皮质;针灸可以使已经降低的谷胱甘肽过氧化物酶(GSH-P_X)及细胞超氧化物歧化酶(SOD)升高,使偏高的过氧化脂质(LPO)降低,使紊乱的氧化-抗氧化重新趋向平衡,从而改善了组织和器官的血液供应,使脑细胞的功能得到恢复和代偿;针灸还能使脑组织微血管扩张,侧支循环代偿,脑血流量增加,从而使局部微循环状况得到改善。

治疗方案:近年来根据传统医学理论或现代医学理论,针刺治疗小儿脑瘫以头针和体针并重为主,单纯体针次之,单纯头针更少。

头针取穴方案有以下几种:①头针标准化方案:多选顶中线、顶旁1线、顶颞前斜线、额中线、枕上正中线、枕下旁线。②靳氏头针:多用四神针、智三针、颞三针、脑三针。③汤氏头针:多选取心区、三焦区、腰骶区、语智区、上肢阴阳区、下肢阴阳区、风线、静线、血线等。④刺血通经健脑法:多选用脑聪三线穴。⑤头针滞针法:除选用标准化方案取穴外,还结合临床症状及CT病理显示取双侧头皮治疗线及病变部位在头皮的相应投影区。

体针选穴多为辨证、对症取穴。以取手、足阳明经穴为主,辅以太阳、少阳经穴。上肢取肩髃、曲池、外关、合谷;下肢取环跳、阳陵泉、足三里、解溪、昆仑。还可取患侧的井穴,点刺出血。如患侧经筋屈曲痉挛者,肘部配取曲泽,腕部配取大陵,膝部配取曲泉,踝部配取太溪,如言语謇涩加取哑门、廉泉、通里。

7. 康复护理　康复护理工作越来越受到重视。康复护理不同于一般的治疗护理,在一般的治疗护理基础上,采用与日常生活活动有关的物理疗法、运动疗法、作业疗法等,提高儿童的生活自理能力,如在病房或家中训练儿童利用自助具进食、穿衣、梳洗、排泄,做关节的主动、被动活动等,许多内容是一般治疗护理工作中所没有的。

8. 心理治疗 脑瘫儿童由于疾病多年缠身,常产生自卑感、情绪压抑,加之来自社会和家庭的不良刺激,诸如歧视的态度,成长、教育和职业上的多种问题,有些儿童因受到过度的照顾和袒护而与集体疏远等,常可导致严重的心理障碍。病情呈进行性发作也会使智力发育受累。因此,对脑瘫儿童进行心理治疗是合理和必要的。心理干预内容应包括心理咨询、认知行为治疗、运动治疗及社会支持等几方面。

目前,国内有关脑瘫儿童的心理研究并不多,但其重要性已日益被认识。掌握儿童心理特点并正确引导,对其存在的心理障碍进行干预是脑瘫综合性治疗的措施之一,只有进行综合治疗,方可达到更好的治疗效果,才能提高脑瘫儿童的生活质量。

9. 药物治疗 常用的治疗药物有抗癫痫药、肌肉松弛剂等。药物治疗只有在必要时才使用,它不能替代功能性训练。抗癫痫药是针对癫痫症状,避免脑部再度受损;肌肉松弛剂是针对肌张力高的现象,降低肌张力。对于全身多处痉挛的儿童,可采用口服肌肉松弛剂(如巴氯芬、替扎尼定)治疗,但是,这些药均有副作用。对于那些降低少数几块肌肉的张力就能改善功能的儿童,或预计可能会出现局部关节挛缩的儿童,局部注射抗肌肉痉挛药物,如酒精或酚阻滞和 A 型肉毒毒素(botulinum toxin type A,BTX-A),可以有效降低痉挛,防止早期畸形。近 10 年来,大量研究和临床实践已证明 BTX-A 肌内注射是一种安全有效治疗脑瘫痉挛的方法,但还是要小心,目前已有副作用报告。

目前神经生长因子也常用于缺氧缺血性脑病,脊髓和周围神经损伤等的治疗,应用于脑瘫治疗尚缺少大样本研究的循证医学依据。

10. 手术治疗 严重的肌肉痉挛和肌腱挛缩等可考虑此治疗方法,其目的是改善肌痉挛和矫正畸形。对于下肢肌肉广泛痉挛且肌力基本正常的儿童,可采用脊神经后根切断术。对于一些严重的肌痉挛、肌挛缩和畸形,可以采取肌腱延长、关节松解或融合、畸形矫正手术。在采用此方法的同时,必须确保手术后提供适当的功能训练,否则会失去手术的意义。可供选择的手术方法还有周围神经微创手术、巴氯芬鞘内注射等。巴氯芬鞘内注射是巴氯芬通过植入泵进行有规律的鞘内给药,被证明对肌张力广泛增高并干扰了功能的儿童非常有效,且副作用小,比口服巴氯芬更加安全高效,还能改善吞咽、言语和日常生活活动能力。

11. 其他 临床上还有其他方法,如音乐疗法、动物疗法、多感官刺激等,也有一定疗效,或与其他方法结合,以提高儿童主动参与的积极性。

四、功能结局

脑瘫的结局与康复治疗的早晚、大脑损害的程度及是否有并发症有关。发现越早,治疗越及时。因为婴儿大脑发育还未成熟,可塑性好,更容易塑造、诱发应有的反射,促进残存的组织发挥代偿作用,促使运动功能正常化,从而能够生活自理、正常学习、融入社会。随着国家各项相关政策的出台,全国各地儿童脑瘫康复机构的不断建立和完善及诊疗技术的不断成熟,脑瘫儿童的早发现、早诊断、早治疗已不再是纸上谈兵,大部分脑瘫患儿的功能结局都比较好。

五、健康教育

1. 脑瘫的预防 脑瘫的预防,应严格遵循三级预防原则。

一级预防:又称初级预防,是脑瘫预防的重点,即通过各种干预措施预防各种原因导致的脑瘫的产生。

二级预防:又称次级预防,是对已经造成脑损伤或脑发育缺陷的儿童,采取各种干预措施防止发生残疾或逆转残疾。早期发现异常、早期诊断、早期干预,可以最大程度地减轻脑瘫儿童的功能障碍,使其功能达到正常或接近正常。预防和治疗并发症、继发症,积极进行综合康复,使脑瘫儿童得以身心全面发育。

三级预防:旨在预防脑瘫儿童的残疾转化为残障。尽可能保存现有的功能,通过各种积极有效的康复治疗方法和途径,积极预防畸形、挛缩的发生。辅助器具的使用、社会环境的改善等是防止残障的重要因素。

2. 重视康复治疗的支持环境　除了康复治疗的方法外,对环境进行相应的改造,也非常有利于改善儿童的活动和生活,包括无障碍设施设置——坡道便于轮椅上下等。此外,脑瘫儿童康复治疗所需费用甚高、时间较长,给家庭、社会带来很大负担。因此,加强对脑瘫的宣教,以预防为主,防止脑瘫的发生,是提高人口素质,减轻家庭、社会负担的根本方法;同时也应尽可能地做到早期发现、早期诊断、早期干预。

(1) 注重家长参与和家庭康复　脑瘫的康复是个长期的过程,短期住院康复或仅靠学校康复不能取得良好的效果,许多训练需要在家里完成。家长和医生、康复治疗师、教师等密切配合,共同制订训练计划,评估训练效果,在医生、康复治疗师、教师指导下纠正不合理的训练方法。

在康复治疗过程中,应对脑瘫儿童的家长进行家庭康复训练教育,提供一些家庭训练的指导,使脑瘫儿童在日常生活中得到正确的指导和训练,从而提高儿童的独立能力。家长在康复护理中起着重要的作用,例如儿童吃东西有困难,可能由于无法将嘴唇闭紧,不会咀嚼、吞咽等原因导致,这些问题家长需要反复在饭前或吃饭时加以训练。又如儿童会吃而不会说话,则可利用饭后他的口唇、下颚、舌头刚刚运动过这段时间,鼓励其发声或念字,这些字可能启发他说话。如儿童有了头部及躯干的控制能力,在家中要不断让他有机会练习。此外,日常生活中的穿衣、脱衣、脱袜、上厕所、睡觉等都是脑瘫儿童的训练机会和项目。

(2) 提供教育与特殊教育　应由康复和社会教育机构共同提供针对各年龄段儿童的连续性服务。脑瘫儿童应该像正常儿童一样,享有受教育的权利,不少儿童尽管有脑瘫,但智力发育正常,他们渴望学习,获得知识。0～3岁可送到残疾儿童服务中心进行幼儿期教育,3～6岁可在弱能康复训练班接受教育,7岁以上的儿童,教育部门应根据其自身能力和需要的特殊设备,制订特别的课程和采用不同的教学方式进行特殊教育,让他们尽早接受教育。注意对他们在学习上、精神上、思想品德上的指导,给他们创造一个方便活动与交流的环境,鼓励他们与正常儿童交往,同时学校和家长应密切配合,拿出更多的时间和精力共同关心儿童的教育。如果是多重残疾,视情况接受相应的特殊教育。

(3) 注重社会康复与职业康复　首先应对儿童的社会适应能力包括生活理想、家庭成员构成情况和相互关系、社会背景、家庭经济情况、住房情况、社区环境等进行了解和评估,然后评价儿童对各种社会资源如医疗保健、文化娱乐和公共交通设施的利用度。通过评价制订出相应的工作目标和计划,以帮助儿童尽快熟悉和适应环境,正确对待现实和将来,向社会福利、服务、保险和救济部门求得帮助,并为康复小组的其他成员提供儿童的社会背景信息。

通过对年龄较大的儿童的职业兴趣、个人习惯、动作速度、工作机能、作业耐久性以及辅助器具应用的可能性等职业适应能力的评估,制订出康复治疗、训练、安置和随访等一系列工作目标和计划,为患者选择一种能够充分发挥其潜能的最适宜项目,进行职业康复治疗,为回归社会打下基础。

此外,应加强合作关系,提供安全可控性环境,确保指导正确,训练量适宜,以及持之以恒,切勿半途而废。

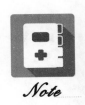

🏥 任 务 小 结

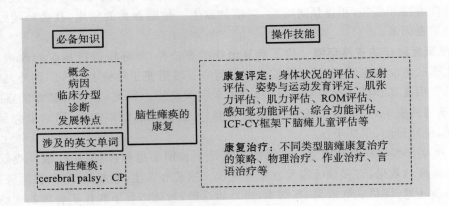

🏥 参 考 文 献

[1] 中国康复医学会儿童康复专业委员会,中国残疾人康复协会小儿脑性瘫痪康复专业委员会,《中国脑性瘫痪康复指南》编委会.中国脑性瘫痪康复指南(2015)[J].中国康复医学杂志,2015(7)-2016(5).

[2] 陈秀洁,李树春.小儿脑瘫的定义、分型和诊断条件[J].中华物理医学与康复杂志,2007,29(5):309.

[3] Kirby R S,Wingate M S,Van Naarden Braun K,et al. Prevalence and functioning of children with cerebral palsy in four areas of the United States in 2006:a report from the Autism and Developmental Disabilities Monitoring Network[J]. Res Dev Disabil,2011,32(2):462-469.

[4] Van Naarden Braun K,Maenner M J,Christensen D,et al. The role of migration and choice of denominator on the prevalence of cerebral palsy[J]. Dev Med Child Neurol,2013,55(6):520-526.

[5] 李树春,李晓捷.儿童康复医学[M].北京:人民卫生出版社,2006.

[6] 李晓捷.实用小儿脑瘫康复治疗技术[M].北京:人民卫生出版社,2009.

[7] 王辉,范佳露.特殊教育学校脑瘫学生教育康复现状的调查研究[J].中国特殊教育,2011(11):32-37.

[8] 诸毅晖.康复评估学[M].上海:上海科学技术出版社,2008.

[9] 张婷.特殊教育的医学基础[M].北京:北京大学出版社,2011.

[10] 左天香,徐冬晨.人体发育学[M].武汉:华中科技大学出版社,2012.

[11] 李晓捷.人体发育学[M].北京:人民卫生出版社,2008.

[12] 马金,陈庆亮,黄先平.运动治疗技术[M].武汉:华中科技大学出版社,2013.

[13] 刘振寰,戴淑凤.儿童运动发育迟缓康复训练图谱[M].2版.北京:北京大学医学出版社,2010.

[14] 李永库.脑性瘫痪病学[M].北京:中国医药科技出版社,2011.

[15] 马善军.脑性瘫痪现代治疗与康复[M].天津:天津科技翻译出版公司,2010.

[16] Freeman Miller. Physical Therapy of Cerebral Palsy[M]. New York:Springer Science+

Business Media,2007.

[17] Archie Hinchcliffe. Children with Cerebral Palsy:A Manual for Therapists,Parents and Community Workers[M]. 2nd ed. Thousand Oaks:Sage Publications,2007.

[18] Adriano Ferrari,Giovanni Cioni. The Spastic Forms of Cerebral Palsy:A Guide to the Assessment of Adaptive Functions[M]. Milan:Springer-Verlag Italia,2009.

[19] 陈旭红.图解脑瘫康复技术与管理[M].北京:华夏出版社,2007.

[20] 陈秀洁.小儿脑性瘫痪的神经发育学治疗法[M].2版.郑州:河南科学技术出版社,2012.

[21] 张兰亭,尹彪中,李如求.小儿脑性瘫痪治疗与康复工程[M].2版.北京:中国医药科技出版社,2010.

[22] 施荣富,郑华城,唐洪侠,等.小儿脑瘫[M].北京:人民军医出版社,2011.

[23] 周雪娟.图解小儿脑瘫和脑发育落后的康复[M].上海:上海科学技术出版社,2013.

[24] 刘振寰.让脑瘫儿童拥有幸福人生[M].北京:中国妇女出版社,2009.

[25] 王和平.特殊儿童的感觉统合训练[M].北京:北京大学出版社,2011.

[26] 郭新志.儿童脑性瘫痪综合诊治与康复[M].北京:科学出版社,2007.

[27] 秦泗河,陈哨军,于炎冰.脑性瘫痪的外科治疗[M].北京:人民卫生出版社,2008.

[28] 张淑芬,陈文一,李君,等.小儿脑瘫800问[M].北京:人民军医出版社,2010.

[29] 陈秀洁.儿童运动障碍和精神障碍的诊断与治疗[M].北京:人民卫生出版社,2009.

[30] Sue Raine, Linzi Meadows, Mary Lynch-Ellerington. Bobath Concept:Theory and Clinical Practice in Neurological Rehabilitation [M]. New Jersey:Wiley-Blackwell Publishing,2009.

[31] Michael A. Alexander, Dennis J. Matthews. Pediatric Rehabilitation:Principles and Practice[M]. 4th ed. New York:Demos Medical Publishing,2010.

[32] Nancie R. Finnie. 脑瘫儿童家庭康复管理[M].上海:上海科学技术出版社,2008.

[33] 唐久来,吴德.小儿脑瘫引导式教育疗法[M].北京:人民卫生出版社,2007.

[34] 曹丽敏,余爱如.脑瘫儿童引导式教育教与学[M].北京:华夏出版社,2012.

[35] 徐明成.图解小儿脑瘫按摩与训练[M].北京:人民卫生出版社,2009.

[36] 纪伊克昌,刘畅,常冬梅.Bobath 理论与历史的变迁[J].中国康复理论与实践,2011,17(9):801-804.

[37] Klimont L. Principles of Bobath neuro-developmental therapy in cerebral palsy[J]. Ortop Traumatol Rehabil,2001,3(4):527-530.

[38] Czupryna K,Nowotny J. Changes of kinematics parameters of pelvis during walking under the influence of means facilitates treatment of cerebral palsied children[J]. Ortop Traumatol Rehabil,2012,14(5):453-465.

[39] Meholjić-Fetahović A. Treatment of the spasticity in children with cerebral palsy[J]. Bosn J Basic Med Sci,2007,7(4):363-367.

[40] Liu Z H,Pan P G,Ma M M. Effects of acupuncture on quality of life in children with spastic cerebral palsy[J]. Zhongguo Zhong Xi Yi Jie He Za Zhi,2007,27(3):214-216.

[41] Bailes A F,Greve K,Burch C K. The effect of suit wear during an intensive therapy program in children with cerebral palsy[J]. Pediatr Phys Ther,2011,23(2):136-142.

[42] Bailes A F,Greve K,Schmitt L C. Changes in two children with cerebral palsy after intensive suit therapy. a case report[J]. Pediatr Phys Ther,2010,22(1):76-85.

[43] Christy J B, Chapman C G, Murphy P. The effect of intense physical therapy for children with cerebral palsy[J]. J Pediatr Rehabil Med, 2012, 5(3):159-170.

（徐冬晨　张秀伟）

课后练习

一、单项选择题

1. 下列不是脑瘫发生的危险因素的是（　　）。

A. 孕龄34～36 周　　B. 胎盘早剥　　　　C. 胎儿畸形　　　　D. 胎儿窒息

2. 下列哪项是脑瘫儿童临床常见类型？（　　）

A. 痉挛型　　　　　　B. 不随意运动型　　C. 共济失调型　　　D. 混合型

3. 脑瘫的病因按脑损伤和脑发育缺陷的时间分为三个阶段。以下属于出生前因素的是（　　）。

A. 吸入性肺炎　　　　　　　　　　　B. 出生体重＜2000 g

C. 窒息　　　　　　　　　　　　　　D. 染色体异常

4. Vojta 认为，运动发育落后（　　）个月以上则为异常，必须早期干预。

A. 1　　　　　　　　B. 2　　　　　　　　C. 3　　　　　　　　D. 4

5. 脑性瘫痪的主要表现为（　　）。

A. 智力低下　　　　　　　　　　　　B. 惊厥

C. 心理行为异常　　　　　　　　　　D. 中枢性运动障碍和姿势异常

6. 不属于稳定性运动功能障碍的是（　　）。

A. 脊柱裂　　　　　　B. 肢体残缺　　　　C. 肌营养不良　　　D. 脑外伤

7. 下列不属于脑性瘫痪诊断的主要依据的是（　　）。

A. 病史　　　　　　　B. 染色体　　　　　C. 症状　　　　　　D. 体格检查

8. 拥抱反射属于（　　）反射。

A. 原始反射　　　　　B. 立直反射　　　　C. 平衡反射　　　　D. 以上均是

9. 出生时还没有发育的是（　　）。

A. 丘脑、下丘脑　　　　　　　　　　B. 丘脑、大脑

C. 大脑皮质、新纹状体　　　　　　　D. 苍白球、新纹状体

10. 使用水疗时，对痉挛型脑瘫的患者来说，哪一种水温是合适的？（　　）

A. 35～37 ℃　　　　B. 37～38 ℃　　　　C. 36～37 ℃　　　　D. 38～40 ℃

11. 脑性瘫痪常用的方法是（　　）。

A. 神经发育疗法　　　B. 手术　　　　　　C. 药物疗法　　　　D. 言语疗法

12. 脑性瘫痪诊断必须包括（　　）。

A. 年龄、智力　　　　B. 年龄、肌力异常　C. 运动落后、年龄　D. 肌力异常、运动落后

13. 小儿脑瘫的特点有（　　）。

A. 病变为非进展性　　　　　　　　　B. 常伴有智力低下

C. 主要原因是患儿脑部缺血缺氧　　　D. B 和 C

14. 脑瘫按部位分为（　　）。

A. 双瘫　　　　　　　B. 偏瘫　　　　　　C. 四肢瘫　　　　　D. A、B、C

15. 不随意运动型脑瘫患儿的肌张力表现为（　　）。

A. 肌张力增高　　　　B. 肌张力低　　　　C. 肌张力动摇　　　D. A、B、C

Note

二、判断题

（　　）1. 痉挛型脑瘫侵害了大脑皮层，故该型患儿的智商明显偏低。

（　　）2. Vojta 疗法主要是通过控制异常的姿势反射和促进正常的姿势反射来治疗小儿脑瘫。

（　　）3. 小儿脑瘫的康复治疗原则是早发现、早诊断、早治疗。

（　　）4. 小儿脑瘫按运动障碍类型分为痉挛偏瘫型、共济失调型、不随意运动型三型。

（　　）5. 属于进行性运动功能障碍的是遗传性脊髓性脑损伤。

（　　）6. 诊断脑瘫的四要素包括运动发育落后和异常、反射异常、姿势异常及肌张力异常。

（　　）7. 脑性瘫痪的物理疗法包括上田法、Vojta 疗法、Bobath 疗法、Domain 疗法。

（　　）8. 痉挛型脑瘫患儿的特殊表现为拥抱反射。

（　　）9. 共济失调型脑瘫的表现包括肌张力低下。

（　　）10. 脑瘫患儿功能评定中，不重要的方面是关节活动范围评定、日常生活能力评定、智能评定、言语功能评定。

三、案例分析题

患儿，女，2 岁 7 个月。因"左侧上下肢运动明显落后于右侧"入院就诊。患儿系第一胎第一产，母孕期因流血诊断为先兆流产，孕 34 周产，出生体重 2 500 g。新生儿期易哭闹，5 个月能翻身，7 个月能坐，1 岁时发现左侧上下肢运动不灵活而在当地诊断为脑瘫，未经治疗，现患儿左侧上下肢运动明显落后于右侧，呈拖曳步态来就诊，以脑性瘫痪收治。

临床诊断：脑瘫，痉挛型偏瘫。

请问如何为患儿实施康复服务？

任务五　进行性肌营养不良的康复

本任务 PPT

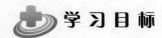　学习目标

能力目标

1. 能按照 SOAP 思维模式开展工作；

2. 能按照《常用康复治疗技术操作规范（2012 年版）》为患儿实施康复评定和康复治疗；

3. 能准确地对患儿及家属进行健康教育，具备良好的沟通能力。

知识目标

1. 掌握进行性肌营养不良的概念、临床特征；

2. 掌握 Duchenne 型假肥大型肌营养不良的病因、临床症状；

3. 熟悉先天性进行性肌营养不良病因、临床症状；

4. 了解 Duchenne 型假肥大型肌营养不良的诊断方法；

5. 了解其他类型进行性肌营养不良病因、临床症状。

素质目标

1. 具备儿童康复治疗师必备的职业道德和职业素养；

2. 具有团队协作精神；

3. 具有自主学习和终身学习的态度；

4. 具备一定的英语水平和计算机水平。

Note

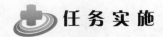

学习情境

患儿,男,7 岁。因两年前开始的全身无力、步态不稳进行性加重就诊。患儿为第一胎第一产,其母妊娠期及围产期无异常,患儿 2 岁开始步行。无其他疾病。2 年前开始出现不明原因的肌无力,走路不稳,并逐渐加重,目前已不能独立上楼梯。

体格检查:患儿外观消瘦,自己步行但呈鸭样步态,意识清楚,心肺无异常、腰椎前突明显,双小腿腓肠肌假性肥大,Gower 征阳性。

实验室检查:CK、LDH 升高。

临床诊断:进行性肌营养不良。

任务:如何为患儿实施康复服务?

任务实施

一、知识储备

(一)进行性肌营养不良的概念及分类

进行性肌营养不良(progressive muscular dystrophy,PMD)是一组与遗传因素相关的原发性肌肉变性病。其临床特点是起病缓慢,进行性加重,对称性肌肉萎缩与无力。根据临床特点可分为以下几种类型:Duchenne 型假肥大型肌营养不良(Duchenne muscular dystrophy,DMD)、Becker 型假肥大型肌营养不良(Becker muscular dystrophy,BMD)、先天性肌营养不良(congenital muscular dystrophy,CMD)、面肩肱型肌营养不良(facioscapulohumeral muscular dystrophy,FSHD,也称 Landouzy-Dejerine 型肌营养不良)、肢带型肌营养不良(limb-gridle muscular dystrophy,LGMD)、Emery-Dreifuss 型肌营养不良(Emery-Dreifuss muscular dystrophy,EDMD)、眼咽型肌营养不良(oculopharyngeal muscular dystrophy,OPMD)、远端型肌营养不良(distal muscular dystrophy)和强直性肌营养不良(myotonic muscular dystrophy,MMD)。

(二)进行性肌营养不良的病因

Duchenne 型假肥大型肌营养不良是主要影响男性的 X 连锁隐性遗传病,母亲为基因携带者,其所生的男孩 50% 发病,也有的是基因突变所致,这两种原因引起疾病人数各占发病人数的 1/3,另外 1/3 是产生基因突变的孕妇生的孩子。这种病基本没有女性患者,即便有,症状也非常轻微。目前已明确 Duchenne 型假肥大型肌营养不良基因缺陷发生在 X 染色体 X_p21 区。分析典型 Duchenne 型假肥大型肌营养不良患儿肌细胞发现,部分患儿的肌营养不良蛋白(又名抗肌萎缩蛋白)完全缺乏或含量不足。其他类型进行性肌营养不良的遗传形式见表 5-1。

表 5-1　各种类型进行性肌营养不良的遗传形式

类　　型	遗传形式
DMD	X 连锁隐性遗传
BMD	X 连锁隐性遗传
CMD	常染色体隐性遗传

续表

类 型	遗 传 形 式
FSHD	常染色体显性遗传
LGMD	常染色体隐性遗传
EDMD	X 连锁隐性遗传
眼咽型肌营养不良	常染色体显性遗传
远端型肌营养不良	常染色体显性遗传
强直性肌营养不良	常染色体显性遗传

（三）进行性肌营养不良的临床表现

进行性肌营养不良的种类较多,临床表现各有特点。

1. Duchenne 型假肥大型肌营养不良的临床表现

（1）发育迟缓　多数患儿开始步行晚,通常在 1 岁半左右开始步行,之后行走正常。3～5 岁开始发病,第一个突出表现是跑步困难,跳跃不能,上楼梯和爬坡费力,蹲起异常。

（2）进行性对称性肌肉萎缩　肢体近端肌肉萎缩。早期:骨盆带肌和肩带肌萎缩,出现翼状肩胛(图 5-1)。晚期:萎缩扩展至小腿肌、前臂肌及颈肌。面肌偶有轻度无力,但发音、吞咽和眼球运动不受累。

（3）肌肉假性肥大　90％患者双侧小腿腓肠肌体积增大——假性肌肥大(图 5-2),除此之外,三角肌、冈下肌、咬肌均可见假性肥大。

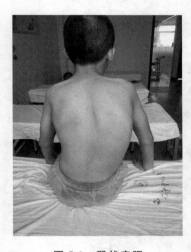

图 5-1　翼状肩胛

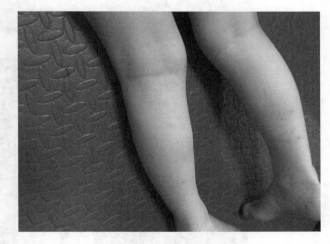

图 5-2　假性肌肥大

（4）步态异常　摇摆不稳,步基宽,脊柱过度前凸,跟腱挛缩,趾尖用力,称鸭步(waddling gait)。到 4～5 岁时逐渐明显,腰腹部前凸,踮脚和鸭步,Gower 征阳性(图 5-3)。足呈内翻尖足,经常摔倒。

（5）肌无力进行性发展　7～13 岁丧失行走能力,依赖轮椅或卧床,15～25 岁死于呼吸功能衰竭(90％)或心力衰竭(10％)。

（6）骨关节　骨盆倾斜和代偿性脊柱前凸,髋部屈曲外展、膝部屈曲、踝关节挛缩变性、脊柱侧弯变形、挛缩患者不能保持坐位。

（7）腱反射　4～5 岁后腱反射减弱,但跟腱反射长期保留。

Gower 征视频

Note

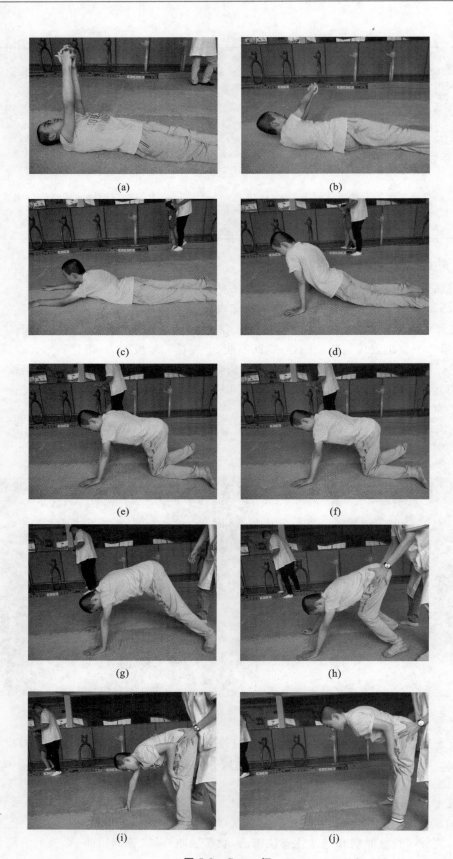

图 5-3　Gower 征

（8）其他　进行性肌营养不良晚期心肌、呼吸、智力均可受到影响，消化功能基本无异常。

（9）实验室检查　血清 CK、LDH 显著升高；尿中肌酸增加，肌酐减少。肌电图（EMG）活动电位波幅减小、电位持续时间缩短、多相性电位出现率增加、最大收缩时低电位干扰波。肌肉活检可见肌纤维坏死，肌纤维再生，炎症细胞浸润于血管周围、肌束膜和肌内膜。基因检测见抗肌萎缩蛋白相关基因减少或消失。

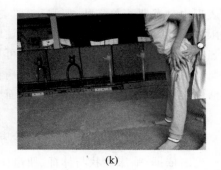

(k)

续图 5-3

2. 先天性肌营养不良的临床表现　本症特点是发病极早，婴儿 8 个月以前即发病。无男女性别差异。全身肌肉均可受累，颜面肌受累是其特征，肌张力低下，近端肌肉更明显。早期就可见关节挛缩，最后除肩关节外其他关节均受累。全身肌肉松软，四肢活动弱，患儿运动发育延迟，无法自主矫正体位。半数的患儿可见小腿和前臂的假性肥大。病情发展有波动，婴儿期严重，2～3 岁减轻，6～8 岁又加重，直至丧失运动功能。重要的特征之一是常合并精神发育迟滞，智商在 30～60 间。1/2 患者有癫痫发作。腱反射减弱或消失，血清 CK 中度上升，6 岁后渐降。肌肉活检可见肌纤维变性、萎缩，结缔组织增生明显。肌电图可见低振幅、短的持续性肌病波。

3. 其他类型进行性肌营养不良的临床表现

1）Becker 型肌营养不良　遗传形式及临床症状都与 Duchenne 型相同，但发病年龄较晚，进展缓慢。

与 Duchenne 型的不同点：发病晚，5～25 岁发病；患者的母亲是携带者，后代男性发病；骨盆带肌受累，胸肌逐渐出现萎缩、肌力低下；发病 25 年后逐渐不能行走（有报告称 15 岁前全部能行走）；几乎无心肌受累；多数患者无关节挛缩、变形；多数患者无假性肥大、无智能障碍；多数患者寿命正常；血清 CK 高（不如 Duchenne 型显著），早期明显，晚期有降低。

2）Emery-Dreiguss 型肌营养不良　儿童期发病，进展极缓，其特点是肘关节、跟腱和颈项肌肉的挛缩、畸形，此外，多数患者有心脏传导阻滞，且多为房室传导阻滞。导致发病的基因定位于 Xq28，心肌酶不高，无小腿假性肥大。

3）面肩肱型肌营养不良　主要累及面、肩、臂肌，进展缓慢，病程长，散发病例极少。临床表现：6～20 岁发病，青春期发病较多；肌无力局限于面、肩、臂肌，最初可能是上肢上举困难，颜面部表情缺乏，呈肌病面容，双眼闭合不良。30 年后也可累及骨盆带肌或其他肌群，极个别患者有腓肠肌假性肥大，通常无心肌受累；血清 CK、LDH 正常或轻度升高。

4）肢带肌型肌营养不良　男性和女性均可发病；多在 10～20 岁发病，也有在 10 岁前或中年以后发病；部分患者可见小腿肌假性肥大；偶尔存在不全型；重症程度及进展速度差异很大，重度机能障碍要在发病后 20 年左右；晚期出现肌挛缩、关节变形；中年以后出现重度机能障碍，寿命较正常人短。

5）四肢末梢型肌病　少见，各家报道很不一致，最早由 Gower 于 1902 年报告，11 岁左右发病，最初双下肢发病，其后双手发病，与 CMT 鉴别较难。1951 年 Welander 报告 72 个家系、149人，多数 40 岁以后发病。手部小肌肉最先受累，手的精细动作差，进展极慢，可累及小腿及足；下肢很少见萎缩，无肌震颤及感觉障碍。1986 年后，日本报告年轻人进行性小腿肌力减退或萎缩，主要是腓骨肌、腓肠肌和比目鱼肌。

6）眼咽型肌营养不良　伴咀嚼、咽下障碍的眼肌型，作为一特殊型被分离出来；平均 40 岁发病，家族发病多为显性遗传，也有散发病例；本症临床症状、遗传形式与肌强直性肌营养不良有很多类似之处。

7）强直性肌营养不良　多数青春后期隐袭起病，但发病年龄差异较大，男性多见。主要临

Note

床表现由骨骼肌相关症状(肌强直、肌萎缩、肌力低下)及其他全身样症状组成。肌强直症状多数局限在手肌、面肌、舌肌,症状比先天性肌强直轻,肌强直和肌萎缩部位不一定一致,如舌肌常见肌强直,但肌萎缩少见。前臂屈肌亦可见肌强直,用力握拳即可见到,也可见叩击时发生肌强直。除肌肉症状外,合并全身症状亦是本病特征。如白内障、性腺萎缩、脱发、易患肺内感染等。血清酶活性正常。肌电图示强直电位,在面肌和手部远端肌肉明显,重复电刺激,肌强直轻至中度减少,症状消失。

(四)进行性肌营养不良的诊断

诊断依据:临床症状与体征、肌电图检查、生化检查与肌活检等,如有遗传家族史则诊断更为确定。

二、康复评定

以 Duchenne 型假肥大型肌营养不良为例。

1. 评定内容

(1) 肌力的评定 患儿因病情进展不同其肌力下降是有选择性的。早期即有颈前屈、肩伸展、髋伸展、大腿内收肌肌力下降,而颈伸肌、胫骨后肌、手指固有肌要到病程后期才会出现肌力下降。肌力评定采用 Lovett 肌力分级法(表 5-2)进行。

表 5-2 Lovett 肌力分级法

分级	名称	评级标准
0	零	无可见或可触知的肌肉收缩
1	微弱	可触及肌肉的收缩,但不能引起关节活动
2	差	解除重力的影响,能完成全关节活动范围的运动
3	可	能抗重力完成全关节活动范围的运动,但不能抗阻力
4	良好	能抗重力及轻度阻力,完成全关节活动范围的运动
5	正常	能抗重力及充分阻力,完成全关节活动范围的运动

(2) 上肢功能的评定 因肩带肌等萎缩和无力,所以患儿上肢功能会出现受损的情况。根据患儿的活动表现,将上肢功能分为 9 级(表 5-3)。

表 5-3 Duchenne 型假肥大型肌营养不良患儿的上肢功能分级

级别	功能活动表现
1	手持 500 g 以上物品,上肢可伸向前方并垂直上举
2	手持 500 g 以上物品,上肢可伸向前方与躯干成 90°
3	徒手时,上肢可伸向前方并垂直上举
4	徒手时,上肢可伸向前方与躯干成 90°
5	徒手时,肘关节可屈曲 90°以上
6	上肢在桌上,肘屈曲垂直于桌面,肘伸展使手向前方移动
7	上肢在桌上,利用躯干的反作用力,通过肘伸展使手水平向前方移动

进行性肌营养不良的鉴别诊断

随堂检测

Note

续表

级别	功能活动表现
8	上肢在桌上,利用躯干的反作用力,肘伸展后通过手运动使手水平向前方移动
9	上肢在桌上,仅通过手运动使手水平向前方移动

（3）躯干、下肢功能的评定　根据患儿的情况,将躯干、下肢功能分为8级（表5-4）。

表5-4　Duchenne型假肥大型肌营养不良患儿的躯干、下肢功能分级

级别	功能活动表现
Ⅰ	可上下楼梯:a.无须手帮助;b.需要手扶膝盖
Ⅱ	可上下楼梯:a.需要一手扶栏杆;b.需要一手扶栏杆,另一手扶膝盖;c.需要两手扶栏杆
Ⅲ	可从椅子上坐起
Ⅳ	可以步行:a.独步5 m以上;b.不能独步,可抓握走5 m以上
Ⅴ	四爬
Ⅵ	腹爬
Ⅶ	可保持坐位
Ⅷ	不能保持坐位

注:此分级法将PMD病程分8个阶段,Ⅰ～Ⅳ级可步行,Ⅴ～Ⅷ级不能步行。

（4）关节挛缩和变形的评定　因肌力低下致肌肉萎缩、肌腱及筋膜缩短、平衡丧失、习惯性肢位与姿势等导致挛缩与变形。挛缩与变形在肢体和躯干都会发生。可通过测量关节活动度、肢体围度等进行评定。

（5）ADL评定　患儿因为躯干、下肢及上肢功能下降必然会导致ADL降低。可采用改良巴氏指数评分法进行评定（表5-5）。

表5-5　改良巴氏指数评定表

项　目	评分标准
大便	0分＝失禁或昏迷 5分＝偶尔失禁（每周少于1次） 10分＝能控制
小便	0分＝失禁或昏迷或需由他人导尿 5分＝偶尔失禁（每24 h少于1次,每周多于1次） 10分＝能控制
修饰	0分＝需帮助 5分＝独立洗脸、梳头、刷牙、剃须
用厕	0分＝依赖别人 5分＝需部分帮助 10分＝自理

续表

项　目	评 分 标 准
吃饭	0 分＝依赖别人
	5 分＝需部分帮助(夹饭、盛饭、切面包)
	10 分＝全面自理
转移 (床与椅之间的转移)	0 分＝完全依赖别人,不能坐
	5 分＝需大量(2 人)帮助,能坐
	10 分＝需少量(1 人)帮助或指导
	15 分＝自理
活动 (在病房及其周围步行, 不包括走远路)	0 分＝不能步行
	5 分＝在轮椅上独立行动
	10 分＝需 1 人帮助(体力或语言指导)步行
	15 分＝独立步行(可用辅助器)
穿衣	0 分＝依赖
	5 分＝需一半帮助
	10 分＝自理(系、开纽扣,关、开拉锁和穿鞋)
上楼梯 (上下一段楼梯, 用手杖也算独立)	0 分＝不能
	5 分＝需帮助(体力或语言指导)
	10 分＝自理
洗澡	0 分＝依赖
	5 分＝自理
总分	

注:0～20 分＝极严重功能障碍;25～45 分＝严重功能障碍;50～70 分＝中度功能缺陷;75～95 分＝轻度功能缺陷;100 分＝ADL 自理

(6) 呼吸和循环功能评定　患儿因呼吸肌肌力下降导致呼吸障碍,需要进行呼吸功能评定,又因心肌纤维化影响心功能,所以需要定期检查心电图及心功能,评定循环功能。

(7) 心理评定　患儿在幼年期发病、学龄期中病情不断进展,10 岁左右丧失步行功能,这些必定会给患儿的精神发育带来影响,造成一定的心理问题,可用汉密顿抑郁量表和汉密顿焦虑量表进行评定。

(8) 智力评定　疾病后期智力会出现一定程度下降,可用韦氏智力量表评定。

(9) 体质的评定　患儿由于营养及活动减少、体内消耗降低而体重明显增加,过度肥胖会进一步影响运动功能和 ADL。

2. 患儿的功能障碍

(1) 运动功能障碍　肌力下降、肌肉萎缩、跑跳不能、异常步态、步行能力下降直至丧失等。

(2) ADL 下降　移行能力下降或丧失,排泄、更衣、沐浴等能力丧失。

(3) 呼吸和循环功能障碍　肺通气及换气功能下降,心泵血功能下降。

(4) 心理障碍　存在焦虑、抑郁、反抗、消极等心理问题。

（5）智力下降　疾病后期出现。

三、康复治疗

以 Duchenne 型假肥大型肌营养不良为例。

（一）Duchenne 型假肥大型肌营养不良康复治疗的目标

维持和改善患儿运动功能，代偿由于肌肉无力、关节活动受限、运动不协调造成的功能低下，联合社区康复、家庭疗育，延长患儿寿命，提高生活质量。

（二）康复介入时机

早期介入可延缓病情，延长患儿寿命。

（三）康复治疗方法

1. 下肢功能训练　该病肌无力首先出现于躯干和四肢近端，先是跑、跳受限，随后上楼、蹲位站起困难，直至最后步行能力丧失。对下肢功能的训练，早期是尽可能维持站立、步行能力，病情进展后是维持肌力、防止关节挛缩。

1）牵伸训练　使肌肉、韧带伸张，预防关节挛缩。

（1）牵伸阔筋膜张肌和髂胫韧带

目的：针对阔筋膜张肌和髂胫韧带缩短引起的髋关节屈曲、外展。

患儿体位：俯卧位，靠近床沿。

治疗师体位：弓箭步立于患儿下肢一侧，一手置于患儿骨盆，另一手置于患儿膝下使其膝关节屈曲。

治疗操作：治疗师放置于骨盆部位的手下压，放在膝下的手向上方抬起患儿大腿，使阔筋膜张肌和髂胫韧带伸张。操作中注意利用身体前倾的惯性，避免用蛮力（图 5-4（a））。

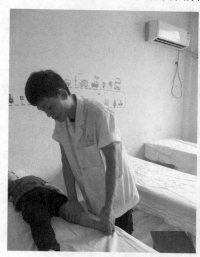

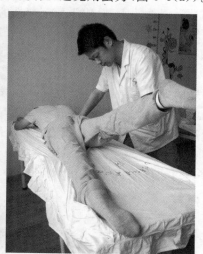

(a)牵伸阔筋膜张肌和髂胫韧带　　(b)牵伸大腿后侧肌群及小腿三头肌

图 5-4　牵伸训练

（2）牵伸大腿后侧肌群及小腿三头肌

目的：针对大腿后侧肌群及小腿三头肌缩短引起的膝关节屈曲、内翻尖足。

患儿体位：①仰卧位，下肢伸于床外，臀部靠近床沿，双膝屈曲，足着地（年龄较大患儿）。②仰卧于治疗床上（年龄较小患儿）。

治疗师体位：弓箭步立于患儿下肢一侧，一手置于患儿膝部，另一手置于患儿同侧足跟，将患儿足底固定在治疗师前臂。

牵伸阔筋
膜张肌和
髂胫韧带

Note

67

牵伸大腿后
侧肌群及
小腿三头肌

治疗操作：治疗师放置于膝部的手下压，放在足跟的手向上方抬起患儿下肢，使大腿后侧肌群及小腿三头肌伸张。操作中注意利用身体前倾的惯性，避免用蛮力（图5-4(b)）。

2）下肢负重训练　将患儿固定在站立架上，使患儿下肢各关节负重伸展。

3）起立训练　训练患儿坐位站起和蹲位站起。

4）维持体力训练　游泳、骑自行车、器械练习等。一定要督促患儿每日按时训练，尽可能延长步行能力存在的时间。

2. 上肢功能训练　肌力减弱尤其是丧失步行能力后应该加强上肢功能训练，预防挛缩、维持肌力。

1）运动训练　包括上肢关节的主动运动、被动运动训练，器械训练，牵伸训练。

（1）上肢关节的主动运动　鼓励患儿主动运动训练，包括肩关节的屈伸、收展、内旋、外旋运动。肘关节的屈伸运动，前臂的旋前、旋后运动等。

（2）上肢关节的被动运动　当患儿肌力下降无法完成主动运动时，给患儿实施被动运动训练，保持关节活动度。

（3）器械训练　可利用器械辅助训练，一方面维持关节活动度、保持肌力，另一方面因比徒手训练趣味性强，可以激发患儿的参与热情。

2）作业治疗　目的是提高患儿作业活动能力，增加患儿与他人的交流，提高生活质量。

（1）改善患儿日常生活动作的训练　①进食训练，可借助自助具；②更衣训练，练习系纽扣和解纽扣、穿衣、脱衣；③如厕训练，训练独立排泄活动。

（2）提高患儿社会参与能力　①在保持稳定的情况下与正常儿童进行的游戏活动；②患儿间进行的游戏活动；③患儿独自进行的游戏活动。

3. 康复辅助具的应用　站立和步行时使用下肢矫形器，坐位时使用坐姿保持器和脊柱矫形器，丧失步行能力以后可使用轮椅。注意：轮椅不要过早使用，尽可能在下肢长辅助具的支持下进行起立步行训练，是防止下肢、躯干挛缩变性的最佳治疗手段。

4. 呼吸训练　当患儿丧失步行能力后，因为卧床容易并发呼吸系统疾病，所以应该进行呼吸训练。主要是呼吸肌肌力训练，包括深呼吸、腹式呼吸、发声练习、呼吸肌抗阻力训练、胸腔扩张训练等。

5. 心理问题的处理　通过作业治疗的游戏活动，以及各项维持功能的训练改善患儿的心理障碍。要培养患儿对生活的欲望和积极参与活动的热情，消除各种负面因素对患儿心理的影响。

6. 临床治疗　目前尚无特殊有效的针对性治疗手段及药物。临床常试用以下药物，暂时缓解临床症状，如维生素B、维生素C、维生素E、联苯双酯、加兰他敏、三磷酸腺苷等，但疗效不稳定；肌母细胞移植可暂缓症状，但不易于操作，由于远期疗效不确定而不宜于推广。

四、功能结局

进行性肌营养不良是一组与遗传因素相关的原发性肌肉变性病。目前没有特效药和特殊有效的治疗手段，无法根治。康复治疗的目的也不过是延长患儿寿命和提高生活质量。各种类型进行性肌营养不良的功能结局各不相同。比如Duchenne型假肥大型肌营养不良患儿一般15～25岁死于呼吸系统障碍，先天性肌营养不良的患儿肌无力萎缩累及全身，往往10岁前死亡，而Becker型肌营养不良患儿则因病情进展缓慢，虽然多半10岁后丧失步行能力，但寿命较长，基本接近正常。

五、健康教育

进行性肌营养不良是一种对患儿造成严重伤害，对家庭和社会造成较为严重负担的遗传病，目前没有特效药和特殊治疗手段。

Note

（一）进行性肌营养不良的预防

对于该病，预防的意义大于治疗。

1. 婚前检查　所有新婚夫妇婚前应该接受正规的婚前检查，明确是否为致病基因携带者或该病患者，因为该病属遗传疾病，从优生角度考虑，建议该病患者或致病基因携带者不要生育。一方面可避免产下患病儿，另一方面因为该病是一种进行性疾病，可造成多器官损害，而生育本身又会加重各脏器的负担，患病妇女生产可能会伤及母体。

2. 产前检查　注意产前筛查，尤其是家族内已有该病患儿者，一旦确诊，建议终止妊娠，以免造成家庭和社会的负担。

（二）进行性肌营养不良的日常护理

家庭护理对患者来说是一个重要环节。

（1）在精神方面为患者创造一个良好环境，保持合理的期望，避免过度保护。

（2）饮食宜以高蛋白，富含维生素、钙、锌的食物为主，瘦肉、鸡蛋、鱼、虾仁、动物肝脏、排骨、木耳、蘑菇、豆腐、黄花菜等可适当多食，少食或忌食过辣、过咸、生冷等不易消化和有刺激性的食品。

（3）进行力所能及的锻炼，但不要过劳。

（4）上肢可练习抬举、俯卧撑、扩胸等；腰部可练习仰卧起坐；下肢可练习起蹲、上楼、跳跃、侧压腿等；注意防止挛缩，对膝关节、跟腱关节热敷后适当牵引；假肥大部位的按摩以揉法为主；防止脊柱畸形，保持良好坐姿，劳累后宜平卧休息。

（5）鉴于本病病情呈进行性加重，致残率高，因此早期治疗，抑制病情发展，可提高生活质量，特别是家族中有类似病史的，更要引起注意，及早检查诊断。

（6）治疗期间，忌烟酒，忌食辛辣、过咸食物，避风寒，防感冒，多饮水，多食富含钙锌的食物，保持心情舒畅，适当锻炼，患者家属要配合按摩，患者本人要克服困难，坚持适当锻炼。

任务小结

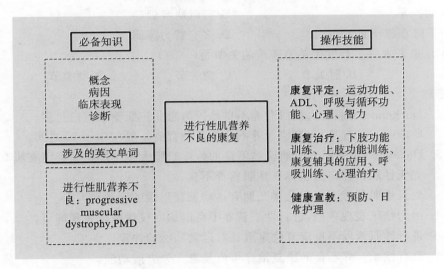

参考文献

［1］　李树春,李晓捷.儿童康复医学［M］.北京:人民卫生出版社,2006.

［2］　陈秀洁.儿童运动障碍和精神障碍的诊断与治疗［M］.北京:人民卫生出版社,2009.

[3] 常用康复治疗技术操作规范(2012年版)[M].北京:人民卫生出版社,2012.

(黄先平)

本任务习题

课后练习

一、单项选择题

1. 鸭步主要是( )肌力不足的结果。

A. 腓肠肌   B. 胫前肌   C. 臀中肌   D. 股薄肌

2. DMD 的发病时间一般是( )。

A. 4 岁左右   B. 10 岁以前   C. 10 岁以后   D. 15～25 岁

3. DMD 基因缺陷位于( )。

A. X_p21 区段上   B. X_q28 区段上   C. X_p28 区段上   D. X_q21 区段上

4. DMD 患者的挛缩畸形主要表现为( )。

A. 屈曲   B. 伸展   C. 外展   D. 旋转

5. DMD 患者的功能障碍不包括( )。

A. 运动   B. 呼吸   C. 消化   D. 心理

6. 大多数 DMD 患者死亡的原因是( )。

A. 营养缺乏   B. 精神错乱   C. 呼吸道感染   D. 抑郁

7. 各种 PMD 中寿命最短的是( )。

A. DMD   B. BMD   C. CMD   D. FSHD

8. 关于 PMD 的治疗,不正确的是( )。

A. 重在肌力训练   B. 牵伸训练防止挛缩

C. 鼓励患儿坚持锻炼   D. 发病初积极进行呼吸训练

9. 关于 CMD,下列说法不正确的是( )。

A. 发病时间早   B. 有肌病容貌

C. 肌力下降在躯干近端肌肉   D. 多有智力障碍

10. CMD 患者唯一不会发生关节挛缩的关节是( )。

A. 肩关节   B. 肘关节   C. 髋关节   D. 膝关节

二、判断题

( )1. Duchenne 型假肥大型肌营养不良是因为患儿抗肌萎缩蛋白过多。

( )2. Duchenne 型假肥大型肌营养不良患儿的智商一般在 30～60 之间。

( )3. Duchenne 型假肥大型肌营养不良的假性肌肥大多出现在手部固有肌群。

( )4. 先天性肌营养不良也称良性肌营养不良。

( )5. 先天性肌营养不良患儿婴儿期有运动发育迟缓的表现。

( )6. 因为临床表现典型,进行性肌营养不良的诊断仅凭临床表现即可。

( )7. 进行性肌营养不良康复评定重在对运动功能的评定。

( )8. 进行性肌营养不良的康复治疗可恢复患儿失去的功能。

( )9. 进行性肌营养不良的预防意义大于治疗。

( )10. 为避免进行性肌营养不良患儿跌倒,建议早开始卧床保护及轮椅代步。

三、案例分析题

患儿,男,11 岁。因 6 年前开始的步态不稳、进行性加重就诊。患儿为第二胎第二产,母亲身体正常,怀孕时无异常。患儿 1 岁半开始走路,5 岁开始走路摇晃,不能跑、不能跳,蹲下后起

Note

立困难,如今已经完全不能走路。患儿有一姐姐,身体健康。

检查:患儿消瘦,由母亲抱入病室,回答问题不太切题,不愿与人交流。听诊:肺部有啰音。可见翼状肩胛,腓肠肌假性肥大,腱反射消失。

请问如何开展康复工作?

任务六　脊髓灰质炎后遗症的康复

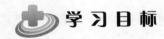 **学习目标**

本任务PPT

能力目标

1. 能按照 SOAP 思维模式开展工作;
2. 能按照《常用康复治疗技术操作规范(2012 年版)》为患儿实施康复评定和康复治疗;
3. 能准确地对患儿及家属进行健康教育,具备良好的沟通能力。

知识目标

1. 掌握脊髓灰质炎后遗症的功能障碍的特点、康复评定内容、治疗原则和基本方法;
2. 熟悉脊髓灰质炎后遗症的临床表现;
3. 了解脊髓灰质炎后综合征。

素质目标

1. 具备儿童康复治疗师必备的职业道德和职业素养;
2. 具有团队协作精神;
3. 具有自主学习和终身学习的态度;
4. 具备一定的英语水平和计算机水平。

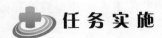 **学习情境**

患儿,男,2 岁半,1 年前发热后出现双下肢瘫痪,不能行走,经治疗后热退,但下肢跛行至今。为改善行走能力入院治疗。现患儿站立不稳,肌肉萎缩,需辅助行走,伴足下垂。

查体:双下肢肌肉不同程度萎缩,肌张力降低,双下肢关键肌肉肌力 2～4 级。膝腱、跟腱反射均减弱,感觉正常,病理征阴性。

肌电图:双下肢神经源性损害,损害位置在节前神经。

影像学检查:头颅 MRI、腰椎 MRI 均未见异常。

任务:如何为患儿实施康复服务?

任务实施

一、知识储备

(一) 概念

脊髓灰质炎(poliomyelitis)是由脊髓灰质炎病毒感染引起的一种急性传染病,好发于婴幼

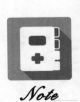

Note

儿,故又称小儿麻痹症(简称儿麻)。脊髓灰质炎病毒主要损害脊髓前角细胞,导致运动神经纤维病变,轻者会发热、咽痛和肢体疼痛,重者会出现所支配的肌肉弛缓性瘫痪,甚至遗留瘫痪后遗症,使受累肌肉萎缩、四肢躯干畸形,称为脊髓灰质炎后遗症。

（二）病因及发病学

本病好发于5岁以下儿童,胃肠道和呼吸道为主要传染途径,然后通过血液将脊髓灰质炎病毒传输到神经系统。在我国脊髓灰质炎发病率农村高于城市,以夏秋两季(6～9月)多见。本病主要以预防为主,近年来由于对预防的重视,脊髓灰质炎的发病率显著降低,尤其在疫苗接种率较高的区域发病少,甚至无发病。

（三）临床表现

脊髓灰质炎的临床表现因病情轻重而悬殊,轻者可无症状,而严重者可能出现严重瘫痪,甚至死亡。通常患者发病后3～10天出现肢体瘫痪,特点是肌肉弛缓性瘫痪,一般不对称、不规则,瘫痪可累及任何肌群,肌张力低下,深浅反射减弱或消失。感觉功能和认知功能一般无异常。

瘫痪根据受累部位可分为脊髓型瘫痪、延髓型瘫痪和脑型瘫痪,各型表现如下。

1. 脊髓型　最为常见。脊髓型病变多位于颈段和腰段,腰段居多。常表现为单肢或多肢的瘫痪,以下肢瘫痪多见,大肌肉瘫痪多于小肌肉,近端肌肉受累重于远端肌肉,且为不对称性弛缓性瘫痪。由于头颈、躯干肌肉受累,患者头部不能直立,不能坐。由于腹肌麻痹致腹压降低,常出现便秘和排尿乏力。呼吸肌麻痹会出现呼吸困难、哭声沙哑无力。

2. 脑干或延髓型　该型较为少见,病变累及颅神经支配的肌群,如咽肌、咽腭肌、喉肌、胸锁乳突肌、眼肌、面肌、舌肌及内脏等,患者可表现为复视、吞咽困难、进食呛咳、构音障碍、发声困难,若累及肺、心脏等重要脏器,会导致呼吸节律异常、呼吸困难、肺水肿,甚至休克,因此,此型症状往往较为严重。

3. 脑型　较罕见,多见于婴幼儿,患者表现为高热、惊厥、意识障碍,可伴痉挛性瘫痪。

4. 混合型　以上几型的临床表现同时存在。

随病情发展,进入恢复期,瘫痪通常从肢体远端向近端开始恢复,一般持续数周至数月。

发病2年以后,瘫痪肌肉若仍不能恢复,则进入后遗症期,表现为受累肌群出现挛缩,关节僵硬畸形,如足部马蹄内外翻、高弓仰趾,爪形趾;膝内外翻,反张;髋屈曲、外展、外旋;上肢外展功能丧失;脊柱侧弯。患者的日常活动能力严重降低。

（四）脊髓灰质炎的诊断

根据病史、临床症状与体征、体检和实验室检查等进行综合分析,做出诊断。

（五）功能障碍

1. 原发性功能障碍　患者感染脊髓灰质炎病毒后,受累的脊髓前角运动神经元死亡,这将直接导致所支配的肌肉弛缓性瘫痪,患者肌力和肌张力降低,随意运动受限,肌肉萎缩随之发生。

2. 继发性功能障碍　患者多在婴幼儿时期发病,婴幼儿身体处在生长发育阶段,肌肉和骨骼处于快速发育期,但患病后肌肉瘫痪导致身体活动受限,加上重力作用等因素,常导致身体畸形,如脊柱侧弯、下肢关节畸形、两侧肢体不等长和血液循环障碍,影响身体正常发育和行走,导致残疾。

发病2年以后为后遗症期,其功能障碍主要包括以下几种。

（1）躯体畸形　由于脊髓灰质炎病毒感染多发生于婴幼儿,若未接受系统的康复治疗,则随着身体发育,因肌肉瘫痪而出现的代偿性活动或运动功能丧失可导致骨骼发育异常、关节畸形。如躯干肌瘫痪可造成脊柱侧弯、胸廓畸形,股四头肌瘫痪无力而造成膝关节过伸畸形,足部肌肉无力而出现高弓足畸形。

（2）耐力减退　部分重症患者由于呼吸肌麻痹和胸廓畸形，导致肺扩张不良或受到挤压，肺通气功能降低，引起呼吸困难。由于瘫痪导致身体活动缺乏，从而使心肺功能和耐力性运动能力逐步降低。

（3）疼痛　患者由于肢体瘫痪，肌力下降和肌肉萎缩，肌力失平衡，关节承重面或脊柱重力线异常，常常导致肌肉、肌腱、韧带等发生损伤，骨性关节炎，跖筋膜炎等，患者多有疼痛症状。

（4）心理障碍　患者由于上述功能障碍，在生活、教育和就业等方面困难很多，从而使患者产生焦虑、自卑和压抑等心理问题。

（5）ADL 能力下降　因瘫痪、关节畸形导致日常生活活动能力下降。

二、康复评定

（一）一般检查

一般检查主要包括患者姿势、肢体长度和围度、肌肉萎缩情况，骨骼、肢体力线等的检查。脊髓腰段受累的患者，两侧下肢往往不等长，在进行肢体长度测量时，为排除骨盆倾斜的影响，要分别测量股骨大转子至外踝、髂前上棘至内踝、脐至内踝的长度。由于患者活动受限，加之骨骼发育异常，患者常有关节畸形的表现，如脊柱侧弯、膝过伸、马蹄足等。评定时需注意对姿势及骨骼形态的观察，特别是脊柱、四肢关节、肩带、骨盆和足姿势。必要时可采用 X 线辅助检查，以进一步了解骨骼发育和畸形情况。

（二）运动功能评定

运动功能评定包括肌力、肌张力、关节活动范围评定和步态分析等。

1. 肌力和肌张力评定　由于脊髓前角运动神经元受到脊髓灰质炎病毒侵犯，肌肉瘫痪是按照侵犯脊髓节段分布决定的，但这种瘫痪和完全性脊髓损伤的损伤平面以下节段支配的肌肉均瘫痪的特征不同。通过对患者进行肌力和肌张力评定，可以判断受累的脊髓节段分布。例如，脊髓灰质炎病毒侵犯 L5～S1 节段的脊髓前角运动神经元，则受累的肌肉可包括胫前肌、胫后肌、臀中肌、臀大肌、腓骨长短肌、腓肠肌等主要肌肉，但又因为病毒并非侵犯该节段的所有运动神经元，故受累肌肉损害程度不同，同一节段支配肌肉的肌力和肌张力各异。

2. 关节活动度测量　除了评测主动与被动关节活动度外，也应注意观察是否伴有代偿性运动。

3. 步态分析　需要对患者步态进行定性和定量分析。步态分析内容应包括步速、步频、步长、步宽等参数的测算，支撑相、摆动相、关节运动范围、脊柱、关键肌群活动等的观察。近些年，将三维生物力学技术和表面肌电技术应用于步态分析，使得评定结果更加客观和全面。不仅能准确测量步态各个时相参数，还能对步行中关节活动、脊柱以及肌肉活动做出实时分析，能够更加高效、全面地判断步态异常的原因，对制订针对性的康复治疗方案具有重要指导价值。

（三）心理功能评定

了解脊髓灰质炎患者的心理变化，常采用汉密顿（Hamilton）焦虑量表和抑郁量表，对患者人格进行评估时可以采用明尼苏达（Minnesota）多项人格测验。

（四）心肺功能评定

进行心肺功能的评定，可帮助了解患者身体活动能力，为确定康复目标、制订运动方案、指导患者日常生活活动等方面提供依据。心肺功能评定内容常包括呼吸频率、心率、血压测定，条件允许还应该进行心电图、动态心电图、心电图运动试验、肺活量、肺通气功能检查及血气分析等。

（五）肌电图

肌电图检查内容包括神经传导速度测定和同心圆针肌电图。测定感觉神经、运动神经传导

脊髓灰质炎
的鉴别诊断

随堂检测

Note

速度可了解周围神经传导功能,同心圆针肌电图可以判断肌肉的失神经支配以及神经再支配情况。本检查适用于弛缓性瘫痪患者,可帮助确定病变部位和受损程度并可用于鉴别肌肉病和周围神经病。脊髓灰质炎患者肌电图显示神经源性损伤,纤颤电位、束颤、巨大动作电位。若 10 个月以内仍有失神经现象,则神经无恢复可能。

(六)日常生活活动能力评定

脊髓灰质炎后遗症患者常因肌肉挛缩、肢体畸形而严重影响日常生活活动,限制社会活动,所以也需进行 ADL 评定。

三、康复治疗

(一)康复机制

脊髓灰质炎在其发病 2 年之后,即后遗症期,此时受损神经不能恢复,部分肌肉瘫痪已为定局。患者目前肌力已经失衡,肢体不能正常负重,骨与关节的畸形继续发展,如不进行积极康复训练,可能导致全身瘫痪。对于后遗症期的患者,针对患者的实际情况,科学运用改善、代偿、替代的康复机制,制订合理的康复治疗方案,以提高患者的功能和活动能力,从而改善生活质量,融入正常的家庭和社会生活。

1. 改善 患者通过反复训练使身体产生适应性变化,从而改善生理功能。包括:①经过反复肌力训练,使得残存的有神经支配的肌肉纤维体积逐步增大、肌肉收缩蛋白增多,肌肉收缩力量增加;②通过反复运动训练,刺激肌肉的运动神经纤维末梢发生侧芽生长,形成新的突触连接失神经支配的肌肉纤维,从而使曾经失神经支配的肌肉纤维的自主运动功能得以恢复;③挛缩的肌肉、肌腱和韧带在反复牵张刺激下,逐步产生弹力纤维功能和形态重塑,使挛缩的组织恢复弹性,增加关节活动范围;④神经系统适应性训练,增加运动单元募集率,从而增加肌力;⑤有氧训练,改善组织代谢和心肺功能,提高有氧运动能力,从而提高身体运动耐力。

2. 代偿 采用辅助方式代偿软弱的肌肉,从而恢复肢体活动功能。适用于反复训练后肌肉功能不能改善,或肌力仍然小于 3 级的患者。常用的方法包括:①下肢矫形器固定踝、膝、髋关节,辅以拐杖或助行器,以恢复行走能力;②脊柱矫形器以纠正脊柱弯曲畸形,特别是侧弯畸形;③上肢矫形器固定无力的关节,以协助邻近关节的主动活动;④改变活动的行为方式或操作方式,以特殊的方法完成生活活动的任务,例如单腿股四头肌无力的患者骑自行车在患肢向下踩脚踏板时用手辅助膝关节下压,以完成骑车的蹬踏周期。

3. 替代 指身体功能不能恢复,也不能代偿时,采用康复生物工程的方式,完成必要的生活活动动作。例如,对于下肢缺乏功能肌力,上肢也有受累,不能使用拐杖,且长期训练不能奏效时,可以使用轮椅替代下肢的功能,严重者可使用声控或有语音识别装置的电动轮椅以替代手的功能。

(二)康复治疗方法

1. 保证营养 饮食上给患者高蛋白、多维生素的食物,增加机体的抵抗力。

2. 肌力和耐力训练 肌力训练可使残存的肌肉收缩能力提高,或促使残存的神经元产生新的神经支配,从而改善运动功能。肌力训练强度不宜过大,重点训练产生功能动作的关键肌,训练目标是达到功能肌力,即肌力≥3 级。

儿麻患者因长期肢体活动受限,常发生心肺功能降低以及活动能力下降。通过耐力训练可以提高全身耐力和心肺功能,训练时应选择没有瘫痪的肌肉,多采用步行、骑车、上肢功率车等,运动时间 10～15 min,加上适当的准备活动和整理活动。应注意,如患者佩戴矫形器,则不能选择跑步;多数患者下肢肌肉瘫痪,所以耐力训练通常以上肢活动为主。

3. 牵张训练 对于挛缩的肌肉、肌腱、韧带来说,牵张训练是极为有效的治疗手段,包括被动牵伸和自我牵伸。

（1）被动牵伸　包括手法牵伸和器械牵伸。手法牵伸一般是由康复治疗师牵张患者的肌肉和肌腱，以松解挛缩组织，增加组织伸展性和关节活动度。治疗师用一只手固定或控制被牵张关节的近端肢体，而另一只手对肢体的远端缓慢施加压力或牵拉力，每次维持 5 min 左右，可以重复多次。借助滑轮、重量等进行关节牵引时，时间一般 20～30 min，患者一般坐位或者卧位，固定被牵张关节的近端肢体，牵拉远端肢体，牵引力一般与被牵张的远端肢体垂直。

（2）自我牵伸　患者利用自身的重量作为牵张力，进行肌肉伸展性训练。例如患者进行跟腱牵张时，背对墙站立，足跟靠墙，足底前部下面垫一木块等物体，维持 3～5 min 后休息。

4. 呼吸训练　部分儿麻患者呼吸肌受累，部分脊柱畸形患者可合并胸廓畸形，影响胸廓扩张，患者呼吸功能障碍、呼吸困难、呼吸节律异常。因此对于这部分人群应着重呼吸肌训练和胸廓牵张训练。

5. 步态训练　步态训练前先指导患者进行起立训练，左右移动重心，单腿站立，缓慢地踏步，然后练习平地行走、走坡道、上下楼梯。训练中注意尽量做到身体直立，减少身体晃动，充分利用残存肌力和平衡能力，保持步态稳定，同时通过提高关节的稳定性，改善肢体长度来预防肢体变形，改进步态，达到矫正的目的。

6. 传统康复　患者应尽早做肢体推拿和针灸治疗。针灸适用于年龄较小、病程较短、肢体萎缩不明显的患者，可取肩髃、手三里、曲池、合谷、风市、环跳、足三里等穴位进行针刺治疗。通过按摩腹部、推揉患肢、推拿腰腿、点按经穴等方法改善患肢血液循环。也可用拔火罐（火罐、气罐、水罐）及中药熏蒸或外敷来促进瘫痪肢体恢复。

7. 矫形器和辅助器具的应用　使用各种夹板和矫形鞋以矫正肢体畸形。对于生活活动困难的患者，可借助各种自助具完成实际动作。对于下肢严重畸形，无法行走的患者，可穿戴矫形器和使用助行器帮助转移，轮椅也是重要代步工具。脊髓灰质炎后遗症患者下肢矫形器及轮椅选用原则见表 6-1 和表 6-2。

表 6-1　儿麻患者下肢矫形器的选用原则

名　　称	功　　能	治　疗　作　用
踝足矫形器	固定踝关节、稳定膝关节	改善足下垂或足下垂伴内翻畸形患者步行摆动相廓清地面的能力和支撑相早期的稳定性。对于股四头肌和（或）腘绳肌肌力Ⅱ～Ⅲ级者，可以采用踝足矫形器提高膝关节的稳定性，从而提高步行能力和步行安全性
膝踝足矫形器	固定膝踝关节	适用于膝关节屈伸肌群的肌力小于Ⅱ级的患者，以固定膝关节和踝关节，保证支撑相稳定。患者常需要单拐辅助步行
髋膝踝足矫形器	固定髋膝踝关节	适用于髋、膝、踝关节肌力均小于Ⅱ级的患者，以保证支撑相时下肢的稳定。患者需要双拐或助行器辅助步行
坐骨承重矫形器	将下肢承重由股骨转移到坐骨结节	适用于股骨头或髋臼发育不良，或髋关节脱位/半脱位的患者，使身体重量通过坐骨结节和矫形器传递到地面，避免患者因异常承重发生疼痛、严重髋关节炎或股骨头坏死
短肢矫形器	垫高短缩的下肢	适用于两下肢长度差异超过 5 cm 的患者，走路显著跛行患者

表 6-2　儿麻患者轮椅选用原则

功能障碍类型	主要应用目标	轮 椅 类 型
下肢瘫痪，腰背肌和上肢肌力正常	轮椅作为长距离移动的工具	低靠背轮椅或运动轮椅

续表

功能障碍类型	主要应用目标	轮 椅 类 型
下肢瘫痪,腰背肌肌力不足,上肢肌力正常	轮椅作为短距离移动的工具	高靠背轮椅或特制的运动轮椅
下肢严重瘫痪,同时上肢功能肌力小于Ⅲ级,不能用手驱动轮椅	轮椅为唯一的移动工具	电动轮椅或特制的手动轮椅(只能在平地行进)
四肢完全瘫痪	轮椅为唯一的移动工具	使用下颌控制或声控的电动轮椅

8. 理疗 可采用电疗、水疗、光疗、蜡疗等促进局部血液循环和炎症吸收。

9. 手术治疗 部分脊髓灰质炎后遗症患者的某些畸形,需要外科手术进行矫治。手术的目的是矫正肢体畸形,改进肌肉的平衡及关节的稳定,以促进患肢功能恢复。常用的术式有肌腱、关节固定术,筋膜切断及延长术,骨阻挡(滞)术,肌或肌腱移植术,截骨术等。

注意:在手术治疗的同时,患者需不间断地进行功能锻炼,并需配合应用辅助器具与理疗等方法,以尽最大能力使失神经支配的肌群获得最佳的康复。

10. 心理康复 脊髓灰质炎患者常伴有不同程度的焦虑、抑郁、悲观等心理问题,影响其参与康复训练的主动性和积极性,生存质量下降。所以,积极的心理指导不可缺少。

11. 能量节约技术 因过分使用残存的肌肉可能导致脊髓灰质炎后综合征,因此现在越来越强调在日常活动中采用能量节约技术,以保护患者的残存功能。如搬运重物时可使用手推车;长距离行走时改用轮椅代步;完成程序性任务时使用有序的物品摆放或合理的动作顺序,减少重复动作等。

四、脊髓灰质炎后综合征

(一) 定义

脊髓灰质炎后综合征(post-polio syndrome,PPS)是指脊髓灰质炎患者在病情稳定 30～40 年后,又出现以进行性肌无力、肌萎缩、乏力或疲劳,关节、肌肉功能障碍和疼痛为主要症状的症候群。多见于神经肌肉损害较重的患者。发病多隐袭性,由于某种意外(如摔倒、扭伤等)而突然出现,并有加重趋势。

(二) 功能障碍

由于进行性肌无力、肌萎缩、疼痛等,使得患者肢体运动能力进一步降低,关节畸形持续加重,耐力下降,感觉障碍,患者常处于情绪紧张状态,参与日常活动及社会活动受限。

(三) 功能评定

1. 一般评定 包括肌力、肌张力、ROM、耐力及疼痛的评定。脊髓灰质炎后综合征根据病情严重程度可分 5 级。①Ⅰ级:无肢体软弱,肌力正常。②Ⅱ级:无肢体软弱,或很久以前有软弱感,但已彻底恢复,肌力正常,肌电图显示曾有前角细胞病变。③Ⅲ级:曾有肢体软弱,但有一定程度恢复,无新近软弱出现,肌力下降,肌电图显示曾有前角细胞病变。④Ⅳ级:曾有肢体软弱,但有一定程度恢复,出现新的肢体软弱,肌力下降,肌电图显示曾有前角细胞病变。⑤Ⅴ级:肢体有严重软弱史,几乎无恢复,肌力严重下降,肌肉萎缩,肌电图显示仅有极少运动神经元。

2. 作业评定 包括日常生活活动能力的评定、兴趣爱好及娱乐技能评定、就业技能的评定、家居环境的评定等方面,并应结合患者的兴趣爱好、经济能力和环境特点,对患者的实际活动能力进行分析判断。

（四）康复治疗

康复训练最主要的目的是改善、恢复或补偿脊髓灰质炎后综合征患者已丧失的运动功能，进而改善其站立和行走功能，提高日常活动能力，争取达到生活自理，早日回归家庭和社会。

1. 步态训练　应先训练站立，重心转移，然后逐步过渡到行走、步态矫正训练。

2. 能量节约技术　能量节约技术对于 PPS 患者来说至为重要。

3. 肌力训练　一般选用间歇性方案，可运用循环抗阻训练法，练习与休息时间比一般为1：（1～3）。例如，可训练 1 min，休息 3 min，再进行下一轮训练。

4. 矫形器和助行器的应用　PPS 患者通常会出现新的症状，需要重新评估其功能状况，选用合适的矫形器和助行器，必要时选用轮椅。

5. 心肺功能训练　心肺功能障碍是脊髓灰质炎后综合征最常见的临床症状。多采用活动平板进行有氧训练，通过提高患者生物力学效率，缓解继发性心肺功能减退，从而提高摄氧能力，改善患者的症状。有氧训练时注意小强度、短时间，避免疲劳。

6. 理疗　采用电疗、水疗等理疗促进组织血液循环，缓解疼痛。

五、功能结局

脊髓灰质炎如及时诊治，病死率可大大降低。对于年龄较大的患者，延髓型病死率较高。同时合并肺水肿、休克、感染等的患者预后较差。虽然由于对本病预防的重视，发病率持续下降，但目前仍有散发，这将给个人、家庭及社会带来沉重的负担。脊髓灰质炎后遗症患者经积极康复治疗，可大大降低后遗症残留，最大限度预防及改善关节畸形，提高患者的生活质量。

六、健康教育

（1）患者保持乐观愉快的心情，有助于缓解紧张、焦虑、悲观的情绪，保持乐观、积极、向上的生活态度对疾病的治疗有很大的帮助。

（2）注意休息，劳逸结合，生活有序、规律，不过度劳累，养成良好的生活习惯。

（3）合理膳食，多摄入一些高纤维素以及新鲜的蔬菜和水果，营养均衡，荤素搭配，不挑食，充分发挥各种食物间营养物质的互补作用，对此病的治疗也很有帮助。

任务小结

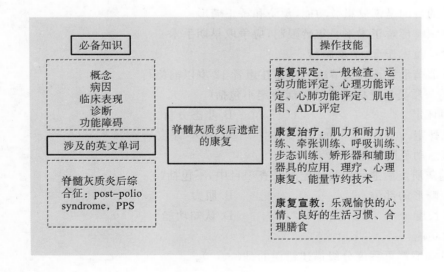

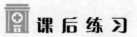

参考文献

[1] 扎克尔江·加比尔,阿不都热依木·吐尔迪.脊髓灰质炎的诊疗与预防[J].中国医学创新, 2012,9(11):121-122.

[2] 崔寿昌.脊髓灰质炎后遗症的康复[J].中国残疾人,1995,(6):26.

[3] 罗凤基.脊髓灰质炎:疾病及预防接种知识手册[M].北京:人民卫生出版社,2012.

[4] 张爱民,王玉明,宫慧明,等.脊髓灰质炎后综合征的评价方法[J].中国康复理论与实践, 2017,23(5):505-509.

[5] 常用康复治疗技术操作规范(2012年版)[M].北京:人民卫生出版社,2012.

（耿姣姣）

本任务习题

课后练习

一、单项选择题

1. 关于脊髓灰质炎后遗症康复治疗,不正确的是(　　)。

A. 适用于有永久性功能障碍,可以配合康复训练的患者

B. 禁用于病情不稳定、合并其他严重感染或者脏器疾病、不能配合康复训练的患者

C. 恢复期和后遗症期的治疗目标基本相同,最大限度减少挛缩和畸形

D. 脊髓前角细胞受损,所支配的肌肉产生弛缓性瘫痪,电刺激不能改善受损肌肉功能

E. 功能评定包括一般检查、肌力检查、肢体长度和周径的测量、日常生活能力评定等

2. 脊髓灰质炎后遗症患者康复治疗的主要目标是(　　)。

A. 最大限度地改善患者的肢体运动功能障碍

B. 最大限度地改善患者的肢体感觉功能障碍

C. 恢复神经对肌肉的支配

D. 矫正畸形

E. 促进神经再生

3. 关于脊髓灰质炎后遗症的叙述,下列哪项是错误的?(　　)

A. 从发病后第2年起瘫痪的肌肉就不能再恢复

B. 手术的目的是恢复患肢功能,预防和矫正畸形

C. 软组织畸形矫正术不受年龄限制,应争取早期手术

D. 肌腱移位术于5～7岁施行

E. 骨关节畸形矫正和关节融合术需在患者12岁以前施行

4. 脊髓灰质炎后遗症患者的功能评定不包括(　　)。

A. 肌力评定　　　　　　　　　　　　B. 步态分析

C. 感觉评定　　　　　　　　　　　　D. ADL评定

E. 关节活动范围测量

5. 脊髓灰质炎后遗症康复评定的必查项目中,不包括(　　)。

A. 瘫痪畸形的部位　　　　　　　　　B. 肌力

C. 肢体长度　　　　　　　　　　　　D. 认知功能

E. 感觉功能

6. PPS病情严重程度分级描述错误的是(　　)。

Note

A. Ⅰ级:无肢体软弱,肌力正常

B. Ⅱ级:无肢体软弱,或很久以前有软弱感,但已彻底恢复,肌力正常,肌电图显示曾有前角细胞病变

C. Ⅲ级:曾有肢体软弱,但有一定程度恢复,无新近软弱出现,肌力下降,肌电图显示曾有前角细胞病变

D. Ⅳ级:曾有肢体软弱,但有一定程度恢复,出现新的肢体软弱,肌力下降,肌电图显示曾有前角细胞病变

E. Ⅴ级:肢体有严重软弱史,几乎无恢复,肌力严重下降,肌肉萎缩,肌电图显示仅有极少运动神经元

二、判断题

(　　)1. 脊髓灰质炎患者因病情轻重不同而症状悬殊,轻者可无症状,严重者可严重瘫痪,甚至死亡。

(　　)2. 脊髓灰质炎后瘫痪根据受累部位可分为脊髓型瘫痪和延髓型瘫痪两类。

(　　)3. 脊髓灰质炎发病 2 年以后,瘫痪肌肉仍不能恢复,则进入后遗症期。

(　　)4. 脊髓灰质炎后遗症期主要功能障碍包括关节畸形、疼痛、心理障碍等。

(　　)5. 通过神经传导速度检查可以判断脊髓灰质炎患者肌肉的失神经支配以及神经再支配情况。

(　　)6. 脊髓灰质炎患者一般不需要进行心肺评定。

(　　)7. 若脊髓灰质炎患者经反复训练后肌肉功能不能改善,或肌力仍然小于Ⅲ级,可以使用矫形器代偿部分功能。

(　　)8. 手法牵伸是患者利用自身的重量作为牵张力进行肌肉伸展性训练的方法。

(　　)9. 可用拔火罐及中药熏蒸来促进脊髓灰质炎患者瘫痪肢体恢复。

(　　)10. 髋膝踝足矫形器适用于股四头肌和(或)腘绳肌肌力Ⅲ级的脊髓灰质炎患者。

三、案例分析题

患者,男,7 岁,发热、头痛、呕吐、腹泻 3 天。3 天前患者食欲不振、发热。呕吐 1 次,腹泻 2 次。今日体温稍降,遂来院就诊。检查:T 38 ℃,P 112 次/分,R 22 次/分,BP 118/75 mmHg,神清合作。主诉头痛、背脊痛及肢体疼痛。左下肢肌张力明显减弱。脑脊液无色透明,细胞数正常,糖及氯化物正常。临床诊断为脊髓灰质炎。经治疗后,患儿热退,但患儿双下肢无法站立,跛行。为改善下肢功能转入康复科。查体:双下肢肌力 2～3 级,肌张力低下,深浅反射减弱,病理征阴性,感觉功能正常,烦躁不安。肌电图显示双下肢神经源性损害。

请为患儿制订一份康复治疗方案。

任务七　脊柱侧弯的康复

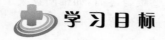学习目标

本任务 PPT

能力目标

1. 能按照 SOAP 思维模式开展工作;

2. 能按照《常用康复治疗技术操作规范(2012 年版)》为患儿实施康复评定和康复治疗;

3. 能准确地对患儿及家属进行健康教育,具备良好的沟通能力。

Note

知识目标

1. 掌握脊柱侧弯的临床特征、康复评估及康复训练方法；

2. 熟悉脊柱侧弯的概念、病因以及分类方法；

3. 了解脊柱侧弯的主要问题以及预后。

素质目标

1. 具备儿童康复治疗师必备的职业道德和职业素养；

2. 具有团队协作精神；

3. 具有自主学习和终身学习的态度；

4. 具备一定的英语水平和计算机水平。

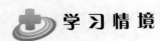 学习情境

患儿，女，5岁，家属主诉"两侧背部不对称"。查体：两侧肩胛骨不对称，站立位身体向右侧倾斜，右侧背部向后隆起明显，弯腰试验阳性，四肢运动、感觉、认知、言语功能等未见异常。

任务：如何为患儿实施康复服务？

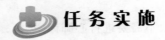 任务实施

一、知识储备

（一）概述

1. 定义 脊柱侧向弯曲畸形，称为脊柱侧弯（scoliosis），又称脊柱侧凸，是一种脊柱的三维畸形，包括冠状位、矢状位和轴位上的序列异常。国际脊柱侧弯研究学会（Scoliosis Research Society，SRS）认为，应用Cobb法测量站立正位X线的脊柱侧方弯曲，角度大于10°为脊柱侧弯。正常人的脊柱从后面看呈一条直线，躯干两侧对称，脊柱侧弯患者正面可见双肩不等高，后面观察可见后背左右不平，一侧肩胛骨隆突。

2. 发病学 根据对我国北京、天津、广东等城市和地区的调查显示，脊柱侧弯的患病率为1.5%～2%。其中青少年脊柱侧弯患者约有300万，在儿童生长发育期间，脊柱侧弯患病率有逐年增高趋势，其后患病率趋于平稳，且女性患者较多。脊柱侧弯可使患儿出现不同程度的躯体畸形和功能障碍，是危害青少年和儿童的常见疾病。

3. 脊柱侧弯的病因及分类 脊柱侧弯是脊柱畸形的一种表现，有很多原因可以导致脊柱侧弯，按照病因可以将脊柱侧弯分为功能性和器质性两种，或称非结构性和结构性脊柱侧弯。

（1）非结构性脊柱侧弯 非结构性脊柱侧弯是指某些原因引起的暂时性侧弯，一旦原因去除，即可恢复正常，但若病因长期存在，长期表现为侧弯的患者，也可发展成结构性侧弯。一般这种病人在平卧时侧弯可自行消失，X线检查结果显示脊柱骨均为正常，常见的非结构性脊柱侧弯主要包含以下几类：①姿势性侧弯；②腰腿疼痛，如椎间盘突出症、肿瘤；③下肢不等长；④髋关节挛缩；⑤炎症刺激（如阑尾炎）；⑥癔症性侧弯。

（2）结构性脊柱侧弯

①特发性脊柱侧弯：此类脊柱侧弯最常见，占总数的75%～85%，近年来发病呈逐渐上升趋势。其发病原因不明，可能与遗传、姿势不良和大脑皮质运动控制障碍等方面的因素有关，尤以女性多见，男女比例约为1∶2.1。这种脊柱侧弯可以伴有或不伴有脊柱结构的异常。根据发病年龄不同，特发性脊柱侧弯可分成四类：婴儿型（0～3岁），包括自然治愈型和进行型两种；少年

Note

型(4~10岁);青少年型(10岁至骨骼发育成熟之间);成人特发性脊柱侧弯,指青少年期间形成的脊柱侧弯,由于没有进行治疗,或进行一定治疗后畸形没有明显改善,进入成年期仍然进一步进展的侧弯。上述四型中以青少年型最为常见。

②先天性脊柱侧弯:先天性脊柱侧弯是由于脊柱在胚胎时期出现脊椎的分节不完全、一侧有骨桥或者一侧椎体发育不完全或者混合有两种上述因素,造成脊柱两侧生长不对称,从而引起脊柱侧弯,往往同时合并其他畸形,包括脊髓畸形、先天性心脏病、先天性泌尿系畸形等,一般在X线片上即可发现脊椎畸形,可表现为:形成不良型,包括先天性半椎体和先天性楔形椎;分节不良型;混合型,同时合并上述两种类型。

③神经肌肉性脊柱侧弯:可分为神经源性和肌源性,是由于神经或肌肉方面的疾病导致肌力不平衡,特别是脊柱两旁肌肉左右不对称所造成的侧弯。常见的原因有小儿麻痹后遗症、脑瘫、脊髓空洞症、进行性肌萎缩症等。

④神经纤维瘤病合并脊柱侧弯。

⑤间质病变所致脊柱侧弯:如马凡综合征、先天性多关节挛缩症等。

⑥后天获得性脊柱侧弯:如强直性脊柱炎、脊柱骨折、脊柱结核、脓胸及胸廓成形术等胸部手术引起的脊柱侧弯。

⑦其他原因:如代谢性、营养性或内分泌原因引起的脊柱侧弯。

4. 脊柱侧弯的临床特征 脊柱侧弯通常发生于颈椎、胸椎或胸部与腰部之间的脊椎,也可以单独发生于腰背部。侧弯出现在脊柱一侧,呈"C"形,在双侧出现,呈"S"形(图7-1)。一般情况下,轻度的脊柱侧弯通常没有明显的不适,外观上也无明显的躯体畸形,主要表现为双肩不等高,脊柱偏离躯干中线,肩胛骨一高一低,一侧胸部出现皱褶皮纹,两侧髋部不等高,前弯时双侧背部不对称,弯腰试验阳性等(图7-2)。较重的脊柱侧弯则会影响患儿的生长发育,使身体出现严重畸形,侧弯较严重者在外形上可以产生明显的背部隆起畸形,形成"剃刀背"畸形,有的甚至产生"漏斗胸"或"鸡胸"畸形(图7-3)。严重脊柱侧弯可以伴随双侧肩关节不平衡或者骨盆不平衡,以及双下肢不等长等,导致患者明显的局部畸形,身高下降,胸腔和腹腔容量的减少,甚至造成神经功能、心肺功能、消化功能的损害或造成瘫痪等。对于脊柱骨结构本身发育不良的患者,可以伴随脑脊膜膨出,隐形脊柱裂等神经系统发育异常的症状。此外,先天性脊柱侧弯还可能伴有心血管系统异常,气管食管瘘,多囊肾等多脏器异常的症状。

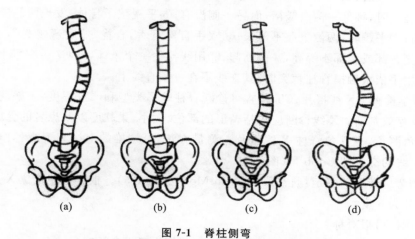

图7-1 脊柱侧弯
(a)胸段侧弯;(b)腰段侧弯;(c)胸腰段侧弯;(d)双侧侧弯

5. 辅助检查 脊柱侧弯必须在详细询问病史、体格检查、物理检查、影像学检查后,根据患者临床症状及检查结果做出诊断。

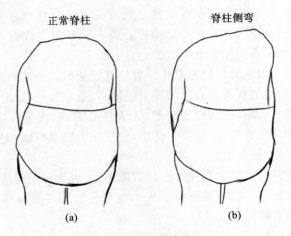

正常脊柱　　　　　　脊柱侧弯

(a)　　　　　　　　(b)

图 7-2　弯腰试验

(a)正常脊柱；(b)脊柱侧弯

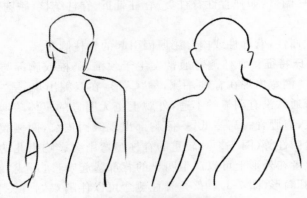

图 7-3　脊柱侧弯背部畸形

（1）病史和体格检查　完整的病史应包括脊柱畸形所涉及的一切内容,包括一般史、手术史、背部疼痛史、畸形出现时间、心肺功能状况和家族史等。脊柱侧弯早期体征如下：①身体朝一侧倾斜；②穿上衣服后,领口不平,两肩不等高；③两侧肩胛骨不对称,一侧较另一侧凸出；④一侧后背隆起；⑤坐立时,腰部一侧有皱褶,而另一侧没有；⑥平视孩子身体,发现两侧髋部不对称,一侧较另一侧高；⑦平躺时,两侧下肢不等长；⑧双手自然下垂,合拢,然后弯腰90°,双手对准两脚中间位置,两侧背部或腰部不等高,一侧凸起；⑨用线拴住一个重锤,自 C7 棘突垂下,垂线和臀沟发生偏移；⑩用手依次触摸脊柱棘突时,其连线不在一条直线上。

（2）影像学检查　X 线摄片、CT 检查可诊断脊柱畸形类型和严重程度,了解病因,帮助治疗方案的选择及疗效判断。X 线诊断应包括畸形的部位、大小、柔软度以及患者的骨成熟度。

①Cobb 角测量:直立位脊柱 X 线摄片。测量方法:沿端椎的上缘和下缘各作一切线,此两条切线各自垂线的交角即 Cobb 角(图 7-4)。

②脊柱侧弯旋转度的测定:通常采用 Nash-Moe 法(图 7-5)。根据脊柱正位 X 片上椎弓根的位置,可将其分为 5 度：

Ⅰ度:两侧椎弓根对称。

Ⅱ度:凸侧椎弓根移向中线,但未超过第 1 格,凹侧椎弓根变小。

Ⅲ度:凸侧椎弓根已移至第 2 格,凹侧椎弓根消失。

Ⅳ度:凸侧椎弓根移至中央,凹侧椎弓根消失。

Ⅴ度:凸侧椎弓根越过中线,靠近凹侧。

Note

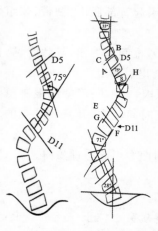

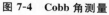

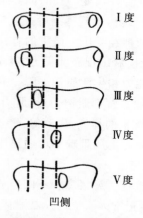

图 7-4 Cobb 角测量 　　　　　图 7-5 脊柱侧弯旋转度的测定（Nash-Moe 法）

③柔软度：侧向屈曲位检查可了解畸形的柔软度，从而估计可矫正的程度。

④骨成熟度（Risser 征）：脊柱侧弯的保守治疗需持续到患儿骨成熟为止。最常用的骨成熟度评价方法是观察髂嵴骨骺。髂嵴骨化呈阶段性，其骨骺自髂前上棘至髂后上棘循序出现。Risser 将髂嵴等分成四部分来分阶段描述骨成熟度，即 Risser 征。在骨盆的正位 X 片上，从髂前上棘向髂后上棘测量，骨骺出现至髂嵴的 25％处为 Ⅰ 度，出现至 50％处为 Ⅱ 度，出现至 75％处为 Ⅲ 度，骨骺全部出现为 Ⅳ 度，骨骺完全融合者为 Ⅴ 度。Risser Ⅴ 度时身高停止生长（图 7-6）。

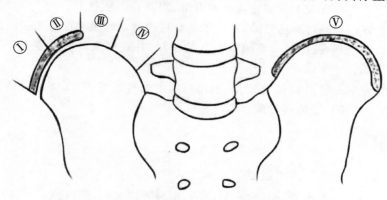

图 7-6 Risser 征示意图

（3）实验室检查　碱性磷酸酶可作为女性青少年原发性脊柱侧弯骨成熟度的评价指标。参考标准为：AKP＞20 U 为生长阶段，20 U≥AKP＞10 U 为生长过渡阶段，AKP≤10 U 为生长结束阶段。

二、康复评定

以特发性脊柱侧弯为例。

1. 脊柱侧弯的主要问题　脊柱侧弯患者成年后 75％可出现明显腰背痛，体力较差，工作能力下降，部分患者可能丧失工作能力。45 岁以后死亡率剧增，是普通人的 2 倍，其中 60％死于心肺疾病。脊柱侧弯常见康复问题如下。

（1）躯体畸形　脊柱侧弯可导致患儿身体畸形，如肩歪斜、后背凸起、骨盆倾斜、胸廓畸形等，严重影响身体的直立姿势和脊柱的活动范围。

（2）心肺功能下降　脊柱侧弯导致胸廓畸形后可以影响心肺功能，使肺扩张受限，肺循环阻力增加。

脊柱侧弯的
主要病理生
理改变

随堂检测

Note

（3）继发性脊柱病变　长时间异常的姿势和不正确的负重可引起背部肌肉、韧带、软组织等劳损，继发骨关节炎，出现疼痛等并发症。

（4）脊髓和神经受压　严重的脊柱侧弯会引起椎管、椎孔变形，椎间盘突出，导致脊髓、神经根受压，神经受损后出现肢体无力、麻木和感觉功能障碍，严重者会出现截瘫。

（5）工作能力和生活质量下降　脊柱侧弯的患者由于以上原因，会不同程度地限制患者的工作选择和就业。背部肌肉力量、耐力的减退，使患者不能耐受长时间工作，其身体外观的变化会影响到患者将来的择偶、生育等。

（6）心理障碍　严重畸形可明显影响身心健康，患儿因形体扭曲会引起心理障碍。

2. 评定内容

（1）体格检查　观察患者不同姿势和体位下的侧弯畸形。

①站立位：正常人直立时从枕骨隆突至臀裂在一条垂线上，各棘突也位于一条垂线上，胸廓两侧对称，两肩等高，两髂嵴连线与地平面平行。侧弯患者，应记录侧弯最大的棘突偏离垂线的距离以及臀裂偏离垂线的距离，并注意方向。

②前屈位：患者两足并拢，两膝伸直，两上肢自然下垂，两手对合一起，以防肩部旋转，脊柱向前屈曲90°。检查者从患者身后观察侧弯畸形，用器械量出侧弯隆起处高于对侧的距离。

③侧屈位：令患者做左右侧屈活动，观察侧弯弧线的变化，反向侧屈时侧弯消失者为继发性侧弯，不变或稍减小者为原发性侧弯。

（2）畸形测量　通过测量 Cobb 角来评定患儿脊柱侧弯严重程度。

（3）肌力评定　通过 MMT 法测量患儿腰背部、腹部及四肢肌力。

（4）心肺功能评定　通过肺活量的测定，了解脊柱侧弯对呼吸功能有无影响。

（5）步行能力评定　通过步长、步幅等参数的测量，并观察患者步行姿态，了解脊柱侧弯对患者步行功能的影响。

（6）心理功能评定　通过抑郁自评量表（SDS）、焦虑自评量表（SAS）等进行心理障碍的筛查，了解患儿有无心理障碍及障碍程度。

三、康复治疗

（一）康复治疗原则与治疗目的

脊柱侧弯治疗原则为早发现、早诊断、早矫治，实现矫正畸形、获得稳定、维持平衡、尽可能减小融合范围的目的。脊柱侧弯矫治的基本原理是纠正脊柱两旁肌力的不平衡，恢复脊柱正常的排列顺序和应力分布，增强脊柱的稳定性。主要通过下面途径实现。

1. 被动牵拉和主动运动

（1）牵拉脊柱侧弯凹侧挛缩组织　矫正体操是通过上下肢运动引起的肩带和骨盆活动，带动脊柱产生与其凹侧方向相反、凸侧方向相同的侧屈活动，使得凹侧挛缩的组织受到牵拉，矫正脊柱侧弯程度。

（2）选择性增强维持脊柱姿势的肌肉的力量　如脊柱侧弯凸侧骶棘肌、腹肌、腰大肌和腰方肌，实现脊柱两旁肌肉力量之间的相互平衡。

正常情况下，肩带与骨盆带运动会影响脊柱胸腰段的侧屈运动（图7-7），举起右上肢和抬起右下肢引起胸椎向左侧、腰椎向右侧弯曲，可以用来矫正胸右腰左脊柱侧弯。因此，应根据脊柱侧弯的方向，选择脊柱矫正体操和日常活动中的矫正姿势。脊柱处于不同倾斜度时脊柱的侧屈比较集中于脊柱的某一节段（图7-8），如胸膝位时集中于 T3 附近，肘膝位时集中于 T6 附近，手膝位时集中于 T8 附近。所以，可根据侧弯的部位在特定体位下进行矫正体操和矫正姿势活动。

2. 增强脊柱稳定性　胸廓的肋间隙由不同走向的肋间肌和韧带紧密连接，因而肋弓有力地

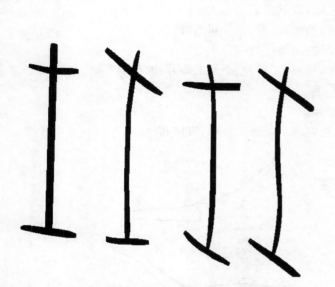

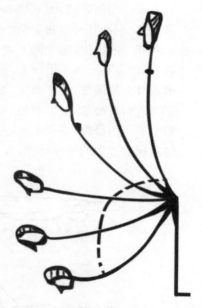

图 7-7　肩带和骨盆带运动对脊柱胸腰段侧屈运动的影响　　　　图 7-8　脊柱不同倾斜度时侧屈集中节段

阻止了胸椎的侧弯。腹部前方和侧方的肌肉对腰椎稳定性起重要作用,这些肌肉连接髋部和肋骨,在加强脊柱的同时也增加了肋弓的稳定性。在脊柱侧弯凸侧进行电刺激,改善该侧肋间肌和腹壁肌群的肌力,增加脊柱的稳定性,减小脊柱侧弯和旋转的角度。

3."三点力"矫正原理　由于侧弯脊柱的椎间隙两侧不对称,两侧椎体、椎间盘的承重也不对称。有针对性地在脊柱凸侧最高部位和凹侧的两端施加"三点力",产生作用方向相反的水平压力,可减轻椎体、椎间盘两端的不平衡受力,达到矫正脊柱侧弯和旋转畸形的目的。

4.增加脊柱本体感觉　通过矫正体操、牵引和日常生活中姿势矫正训练,使脊柱及其周围组织的本体感受器反复受到牵拉兴奋,提高其敏感性,提高患者主动控制侧弯脊柱的意识。

(二)治疗方法

早发现、早治疗是减轻脊柱侧弯危害的关键,防止严重畸形及合并症的发生。脊柱侧弯的治疗可分为两大类,即非手术治疗和手术治疗,需根据年龄、侧弯程度及侧弯进展情况选择和及时调整矫治方案。一般根据脊柱侧弯 Cobb 角的大小选择治疗方法。

当 Cobb 角<10°时:注意日常活动中姿势治疗,配合矫正体操,定期随访观察。

当 Cobb 角为 10°~20°时:除上述方法外,配合理疗,并密切注意脊柱侧弯的进展情况,2~3个月复查一次,有发展倾向的患者,可及时佩戴矫形器。

当 Cobb 角>20°时:穿戴矫形器作为主要矫治方法。穿戴矫形器、做矫正体操、姿势治疗、理疗等综合治疗,可以提高矫治的效果。

当 Cobb 角>45°或侧弯伴有严重旋转畸形时:选择手术治疗,但手术治疗前后仍需配合合适的矫正体操和姿势治疗,以提高和巩固手术效果。

1.非手术治疗　常见的非手术治疗包括脊柱侧弯矫正体操、姿势训练、穿戴矫形器、理疗、牵引、推拿治疗等。

1)矫正体操

(1)脊柱"S"形侧弯(胸右腰左)矫正操　具体动作见图 7-9。

第一节　仰卧位,左手向上,右手向下伸展,挺起胸部及肩部,放下。

第二节　仰卧位,左手向上,右手向下伸展,左腿伸直抬高,放下。

第三节　仰卧位,左手向上,右手向下伸展,左腿屈曲,足踩床面,抬起腰、臀及右腿。

第四节　左侧卧位，腰下垫小枕，抬起头、肩和左手。

第五节　右侧卧位，胸下垫小枕，抬起左腿，放下。

第六节　俯卧位，左手向上，右手向下伸，抬起头、肩、左手和上胸。

第七节　俯卧位，左手向上，右手向下伸，左腿伸直抬高。

第八节　俯卧位，左手向上，右手向下伸，抬起头、肩、左手及上胸，同时抬起左腿。

第九节　俯卧位，肘膝着地，抬起头及左手。

第十节　俯卧位，手膝着地，左腿伸直抬起。

胸左腰右患者的矫正体操，方法同胸右腰左患者的矫正体操，方向相反。

脊柱侧弯的
矫正体操

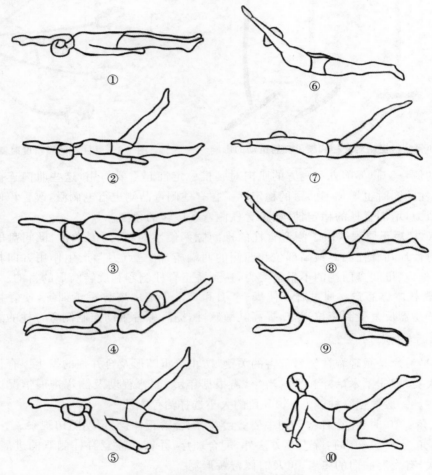

图 7-9　胸右腰左患者的矫正体操

（2）脊柱全右凸矫正体操　具体动作见图 7-10。

第一节　仰卧位，左手尽力向上伸，右手尽力向下伸。挺胸，抬起肩背，吸气，放下呼气，动作缓慢平稳。

第二节　仰卧位，左手尽力向上伸，右手尽力向下伸。右脚伸直抬高，放下。

第三节　仰卧位，左手尽力向上伸，右手尽力向下伸。右下肢屈曲，足踩床面，抬起胸腰和臀部，吸气。放下，呼气。

第四节　左侧仰卧位，抬起头、肩和上胸部，吸气；放下，呼气。

第五节　左侧仰卧位，右腿伸直抬起，吸气；放下，呼气。

第六节　俯卧位，抬起头、肩、上胸和左手，吸气；放下，呼气。

第七节　俯卧位，左手尽力向上伸，右手尽力向下伸。右下肢尽力抬起，吸气；放下，呼气。

第八节　仰卧位,抬起头、肩、上胸和左手,同时右腿伸直抬起,吸气;放下,呼气。

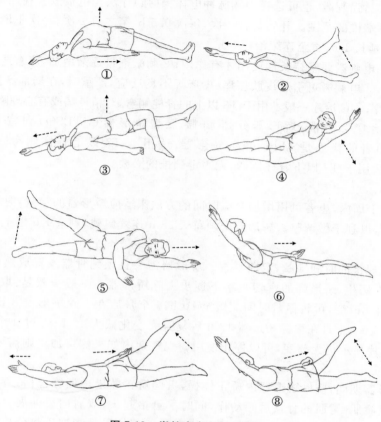

图 7-10　脊柱全右凸矫正体操

注意事项:按治疗师的指导要求完成,动作平稳缓慢,充分用力,准确到位,每个动作至少保持 5 s,重复 20～30 次/组,直至肌肉疲劳,2 组/天,持之以恒。即使在佩戴矫形器或进行其他治疗期间都不能中断做操(如在佩戴矫形器期间,每天有 1 h 可卸下,此时即可重点进行矫正体操)。注意观察治疗效果,定期到医院复诊,接受治疗师进一步指导。

2) 姿势训练

(1) 主动姿势训练　患者通过意识控制,保持坐、立位躯干姿势挺拔和对称。鼓励患者参加各种体育活动,如慢跑、游泳、肋木悬吊、扩胸运动、双侧上肢伸展运动、体侧运动(举凹侧上臂,牵伸凹侧肌肉)、用凹侧手摸高等。用一根宽带反方向牵拉脊柱凸侧,同时患者配合向凸侧侧弯并对抗宽带的牵拉。垫上不对称爬行练习也是一种矫正训练方法。对于脊柱胸椎凸向右者,练习时左臂右腿尽量向前迈进,右臂左腿随后跟进,但始终不超越左臂和右腿,方向为向右侧成环形前进。对于胸右腰左侧凸即所谓"S"形侧弯患者,练习时左臂和左腿尽量向前迈,右臂右腿随后跟上,但始终不超越左臂左腿,沿右侧呈环形前进。

(2) 姿势反馈训练　在姿势训练中可以借助镜子进行姿势的自我矫正。用一种可携带式姿势训练反馈装置(用长度作为触发信号发出声响),可以随时测量脊柱侧弯的情况,发出声音信号,提醒患者矫正姿势,起到调节姿势、减小脊柱侧弯的作用。需要每天佩戴 23 h,直至骨发育成熟。

注意事项:①必须提重物时,注意左右交替进行,同时要保持姿势的正确;②书包不能太重,最好双肩背书包;③睡低枕硬板床,有脊柱侧弯时,取凹侧卧位,可通过松弛凹侧挛缩肌而得到矫正。如取凸侧卧位,最好在主凸顶角下面垫上枕头。

3）理疗　即侧方表面电刺激疗法：采用矩形波，波宽200μs，频率25～50Hz，通断时间比为6s：6s，脉冲电流，强刺激，也可选择中频脉冲电体操（强）疗法。电极放置在凸侧两端椎所对应腋中线处，不超越端椎的范围。开始每日3次，每次0.5h，第二日2次，每次1h，第三日1次，每次1h，以后每天延长1h，直至连续治疗8h。

注意事项：①电刺激要坚持长期使用才有作用；②刺激剂量逐渐增加，应有适应过程，以免使患者产生畏惧感；③电刺激可引起皮肤瘙痒、皮疹等不良反应，严重时，在局部涂抹类固醇外用制剂或暂时停止治疗；④该治疗一般不用于T3以上的脊柱侧弯，对精神病或有心理障碍者不宜使用。

4）矫形器治疗　方法：矫形器分颈-胸-腰-骶型矫形器（CTLSO）和胸-腰-骶型矫形器（TLSO）两种，前者的代表是Milwaukee矫形器，适用于T7以上脊柱侧弯。后者的代表是Boston矫形器，适用于T7以下脊柱侧弯，无固定颈椎的必要。

注意事项：

①开始穿戴1周内，患者可用增加穿戴时间的方法来适应矫形器的穿戴，应及时把穿戴后的反应告诉矫形师，以利于做调整。矫形器必须每天23h连续佩戴，剩余1h用于个人卫生和进行矫治体操。

②严格遵照规定的时间穿戴，定期复查。矫形器需一直戴到骨骼发育成熟后。是否能停用应到医院检查，在医生、矫形师的密切观察下逐步去除矫形器。一般步骤是：取下矫形器后4h摄片，如Cobb角无改变，可将佩戴时间缩短至20h；4个月后在去除矫形器8h后复查无变化，可减为16h；过3～4个月在去除矫形器12h后复查无变化减为12h；再过3个月复查，去除矫形器24h，若X片显示仍无改变，可以停止使用。观察期内如果侧弯加重则需要恢复23h戴矫形器。

③穿戴矫形器期间，应做矫形器内矫正体操，巩固矫正效果。训练包括：骨盆后倾练习。在俯卧位下做收缩腹肌、臀肌的骨盆后倾动作，同时尽量抬起头，双肩向后伸展。同时进行俯卧撑运动。在穿戴矫形器时做收缩胸廓的活动，使侧弯加压部位尽量和加压垫分离。深吸气的同时使凹陷的胸廓向侧方扩张，以填充矫形器内的空间。

④定时检查固定部位皮肤，注意保持皮肤和矫形器的清洁。如皮肤有过敏反应，可在局部用抗过敏药物、采用隔离材料或改换矫形器材料。

⑤随着年龄的增长，体型的变化，应及时更换矫形器，以保证矫形的效果。

5）牵引治疗　常作为侧弯手术前辅助治疗，减轻变形脊柱对脊髓和外周神经的压迫。常选择头颅-股骨牵引或头颅-骨盆牵引这类承力较大的牵引。对于一些轻型的脊柱侧弯，也可以采用普通腰牵或颈牵，减轻变形椎体对神经的压迫，牵伸脊柱两旁的软组织，缓解由脊柱变形引起的局部疼痛和肌痉挛。

6）中医推拿手法　患者俯卧位，在腰、背部的脊柱两旁采用推法、揉法结合擦法进行放松训练10～15min；在以上部位从上到下依次弹拨，结合理筋5min；直擦脊柱两旁往返10次左右。

2．手术治疗　目前比较成熟的手术治疗方法有两种：一是内固定架矫正，二是外固定架矫正。手术治疗是针对非手术治疗效果不好、脊柱侧弯度数过大出现明显内脏刺激症状的患者，以Cobb角大于40°作为选择手术治疗的标准。实际上，是否选择手术及采用何种手术方案，还要考虑患者的骨龄、生长发育状态、弯曲的类型、结构特征、脊柱的旋转、累及的脊柱数、顶椎与中线的距离，特别是外观畸形和躯干平衡等因素。青少年特发性脊柱侧弯在下列情况需要考虑手术治疗：①胸弯大于40°、胸腰弯/腰弯大于35°；②支具治疗不能控制，侧弯快速进展；③腰背疼痛明显或者有神经压迫症状。

四、功能结局

部分侧弯较轻、发现及时的脊柱侧弯患儿经过及时、合理的矫治后可完全恢复正常，不遗留

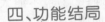

畸形和功能障碍。部分侧弯患儿发现不及时、矫治不科学,即使侧弯不严重也会遗留畸形和部分功能障碍。

五、健康教育

脊柱侧弯是一项危害青少年和儿童健康的常见疾病,应加强身体锻炼,养成良好的坐、站、行及卧姿,避免单手提和单肩背重物,养成良好的读书、写字习惯,头部切勿过于前倾,脊柱要正直、不歪,两肩之间的连线与桌子平行,两足着地,保持平稳而又不易产生疲劳的体位。

任务小结

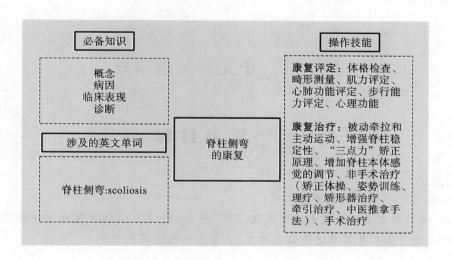

参考文献

[1] 倪朝民.神经康复学[M].2 版.北京:人民卫生出版社,2013.
[2] 常用康复治疗技术操作规范(2012 年版)[M].北京:人民卫生出版社,2012.

(王晓梅)

本任务习题

课后练习

一、单项选择题

1. Cobb 法测量的角度大于(　　)为脊柱侧弯。

A. 10°　　　　　　　B. 5°　　　　　　　C. 15°　　　　　　　D. 20°

2. 骨骺出现至髂嵴的 25％处为骨成熟几度?(　　)

A. Ⅰ　　　　　　　B. Ⅱ　　　　　　　C. Ⅲ　　　　　　　D. Ⅳ

3. 脊柱侧弯矫治的基本原理不包括以下哪项?(　　)

A. 纠正脊柱两旁肌力的不平衡　　　　B. 恢复脊柱正常的排列顺序和应力分布

C. 增强脊柱的稳定性　　　　　　　　D. 限制脊柱活动

二、判断题

(　　)1. 脊柱侧弯弧中旋转最明显,偏离脊柱中轴线最远的椎体,称端椎。

Note

（　　）2. 位置最高或最低，且对凹侧或凸侧斜度最显著的椎体，称顶椎。

（　　）3. 两个端椎之间的椎体构成了脊柱弧。

（　　）4. 脊柱侧弯按照病因可以分为功能性和器质性两种，或称非结构性和结构性侧弯，其中特发性脊柱侧弯最常见。

（　　）5. 脊柱"C"形侧弯和"S"形侧弯矫正体操是一样的。

三、案例分析题

患儿，男，4岁，因"两肩不等高，两侧背部不对称"就诊。查体：两侧肩胛骨不对称，站立位身体向左侧倾斜，左侧背部向后隆起明显，弯腰试验阳性，两侧髋部不对称，四肢运动、感觉功能及认知、言语功能等未见异常。

请问如何为患儿开展康复训练？

本任务PPT

任务八　小儿斜颈的康复

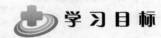

学习目标

能力目标

1. 能按照SOAP思维模式开展工作；

2. 能按照《常用康复治疗技术操作规范（2012年版）》为患儿实施康复评定和康复治疗；

3. 能准确地对患儿及家属进行健康教育，具备良好的沟通能力。

知识目标

1. 掌握小儿斜颈的临床特征、康复训练方法；

2. 熟悉小儿斜颈的概念、诊断方法；

3. 了解小儿斜颈的病因、预后。

素质目标

1. 具备儿童康复治疗师必备的职业道德和职业素养；

2. 具有团队协作精神；

3. 具有自主学习和终身学习的态度；

4. 具备一定的英语水平和计算机水平。

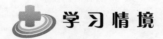

学习情境

患儿，男，5个月，因"歪脖"就诊。患儿出生后1周，母亲发现其左侧颈部有一个肿块，于社区医院就诊，当时因孩子太小，未进行任何处理，2个月后，前往社区医院进行治疗，以按摩为主，具体手法不详。治疗2个月后，肿块未消散，颈部向左侧倾明显，今前往我院进一步治疗，门诊检查：左侧胸锁乳突肌下段有一肿块，质地较硬，约1.5 cm×1 cm大小。患儿安静时可见颈部向左侧倾，脸转向右侧，颈部被动活动受限，余未见明显异常。

任务：如何为该患儿实施康复服务？

Note

🏥 任务实施

一、知识储备

小儿斜颈可分为先天性肌性斜颈和先天性骨性斜颈。其中,先天性肌性斜颈发病率高,是一种婴儿期的常见病。先天性骨性斜颈是由于颈椎骨质发育畸形所致,较少见。本章主要介绍小儿先天性肌性斜颈。

1. 先天性肌性斜颈的概念　先天性肌性斜颈是指一侧胸锁乳突肌先天性痉挛或挛缩,导致患儿头倾向患侧,下颌转向健侧的不对称畸形,俗称"歪脖"。患儿在出生时或出生后2周左右可在一侧颈部扪及肿块,右侧较左侧常见,病变主要累及胸锁乳突肌的上段、下段或中段,也可累及一侧全部肌肉。肿块在生后1~2个月内最大,以后其体积维持不变或略有缩小。如果肿块或痉挛持续不消失,肌肉将发生永久性纤维化并挛缩,甚至使患儿出现永久性头颈畸形。因此,小儿斜颈应该早发现、早治疗,最大限度抑制病变肌肉的痉挛,尽可能减少永久性畸形的发生。

2. 病因和发病机制　本病病因尚不完全清楚。目前临床上常见原因主要包含以下几个方面。

(1)产伤学说　胸锁乳突肌分娩时易被损伤,致使损伤处肌肉血肿机化,继而挛缩。

(2)宫内发育障碍学说　胎儿宫内胎位不正或子宫内压力异常,头偏向一侧,使一侧胸锁乳突肌承受过度的压力,致局部缺血,继而过度退化,为纤维结缔组织所替代。

(3)其他　出生时胸锁乳突肌内静脉的急性梗阻等。

目前大多数学者支持产伤或宫内位置不良引起局部缺血学说。难产及使用产钳是引起肌性斜颈的原因之一,因为此症多发生于臀位生产者,但对胸锁乳突肌局部肿块进行检查并未发现有陈旧性出血痕迹,因此,此观点未得到最后证实。

中医学认为,本病是由于小儿颈部经筋受损,瘀血留滞,聚而不散,致使经筋挛缩,若发生日久失治,导致筋强、筋结则难以治愈,或误治引起新的创伤,造成不良后果。治疗原则为活血化瘀,软坚散结,矫正畸形。《医正按摩要求》曰:按摩者,开通闭塞。《医宗金鉴》曰:按其经络以通郁闭之气,摩其雍聚以散瘀结之肿,其患可愈。

3. 临床分型

(1)肿块型Ⅰ型　患侧胸锁乳突肌有肿块表现,大小不一,质软,移动度好,胸锁乳突肌弹性较好,未触及整条肌肉纤维条索样改变,患儿颈部被动侧屈及旋转受限小于15°,不伴有明显的头颅及颜面部不对称。

(2)肿块型Ⅱ型　患侧胸锁乳突肌有肿块表现,虽大小不一,但肿块通常大于Ⅰ型,质地较硬,活动度差,胸锁乳突肌弹性较差,暂未触及整条肌肉纤维条索样改变,患儿颈部被动侧屈及旋转受限大于15°,伴有轻微的头颅及颜面部不对称。

(3)条索型　患侧胸锁乳突肌未见明显肿块凸出,但整条肌肉较健侧宽大肥厚,紧张度高,呈条索样改变,乳突头、胸骨头和锁骨头触之较硬,胸锁乳突肌弹性较差,患儿颈部被动侧屈及旋转受限大于15°,伴有轻微的头颅及颜面部不对称。

(4)骨化型　患侧胸锁乳突肌未见明显肿块,但整条肌肉高度紧张呈骨化条索样改变,且有部分挛缩,乳突头触之如骨、胸骨头和锁骨头触之如骨感或粘连成骨片状,较明显牵拉患儿斜颈畸形,胸锁乳突肌几乎没有弹性,患儿颈部被动侧屈及旋转受限大于30°,伴有明显头颅及颜面部不对称。

4. 临床特征

(1)颈部肿块　患儿于出生时或生后2周内可在一侧颈部触及肿块,多位于胸锁乳突肌中下段(图 8-1)。肿块大小不一,质硬,边界清,呈梭形或卵圆形改变,有一定的活动度,无明显压痛,右侧多见。肿块一般在 1~2 个月后达到最大。

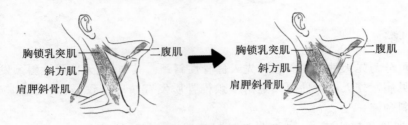

图 8-1 颈部肿块

(2)斜颈畸形 由于胸锁乳突肌的痉挛或挛缩使患儿头部向患侧倾斜,面部向健侧旋转,下颌指向健侧肩部(图 8-2),2~3 周后斜颈畸形更加明显,头向健侧旋转时活动明显受限。症状较轻者应仔细观察才能发现,此症状随着患儿的生长发育逐渐显著。

(3)颜面部畸形 先天性肌性斜颈尤其是胸锁乳突肌上段痉挛者出现较明显的颜面部畸形,主要表现为面部不对称,健侧颜面部圆而饱满,患侧则窄而平,双侧眼外角至口角的距离不对称,患侧距离缩短,健侧增长,患侧眼睛位置降低,双眼不在同一水平线上,患儿极易产生视力疲劳而出现视力减退,影响患儿视力发育。患儿整个面部包括鼻、耳等也可出现不对称性改变,甚至可见颈椎发生代偿性侧弯畸形(图 8-3)。

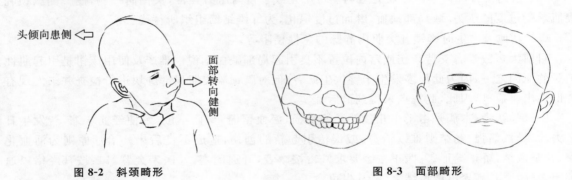

图 8-2 斜颈畸形　　　　　　　　　　　　　　图 8-3 面部畸形

5. 相关检查

(1)一般检查 观察患儿头颈和颜面部是否对称,有无斜颈畸形,触摸一侧胸锁乳突肌有无肿块或痉挛,检查患儿颈部主动和被动活动范围。

(2)颈部 B 超 对于小儿先天性肌性斜颈,超声显像是最好的检查方法,可准确地与颈部其他疾病鉴别,如颈部囊性淋巴管瘤、颈部淋巴结肿大等。尤其就诊时肿块已消失者,超声检查更为重要。

(3)X 线检查 有利于鉴别不同原因导致的斜颈,如枕颈部畸形所致的骨性斜颈和自发性寰椎旋转性半脱位引起的斜颈一般不会产生胸锁乳突肌的挛缩和肿块,后者多有轻微外伤或上呼吸道感染病史。

对于上述检查方法都难以确诊的病例,可进行 CT 检查,CT 检查能够提供较为清晰的图像,有利于诊断,排除器质性病变。

6. 诊断 依据临床表现和相关检查,小儿斜颈的诊断多无困难,但目前尚未制定相应的国家及行业标准。其诊断的关键是早发现。患儿检查时应注意以下几点:①有产伤史或有胎位不正史;②头部偏向患侧,下颌旋向健侧,颈部活动受限;③患侧胸锁乳突肌可触及包块或痉挛;④患侧颜面小于健侧,病程长者甚至可见颈椎侧弯,患侧耳、眉、眼、嘴角低下,双眼不在同一水平线;⑤颈部 B 超显示一侧胸锁乳突肌包块或痉挛,颈椎 X 线未见其他骨质异常。

以上几点均为小儿斜颈的早期表现,发现愈早,治疗愈早,疗效愈好。

二、康复评定

1. 视诊　观察患儿静止时头颈部是否向一侧倾斜,颈部有无肉眼可见的包块,颜面部有无畸形,患儿安静及活动时颈部活动受限情况。

2. 触诊　检查者直接用手触摸患儿患侧胸锁乳突肌,感知患侧胸锁乳突肌的紧张情况及病变部位和范围。

3. 痉挛评定　通过改良 Ashworth 分级法,对患儿颈部进行被动活动,检查患侧胸锁乳突肌的痉挛情况。

4. 严重程度分级

轻度:两眼外眦至口角距离差<0.5 cm,两侧胸锁乳突肌长度差<1 cm,头部旋转受限角度<10°,头偏离中线的角度<30°。

中度:两眼外眦至口角距离差为 0.5～1 cm,两侧胸锁乳突肌长度差为 1～2 cm,头部旋转受限角度为 10°～25°,头偏离中线的角度为 30°～45°。

重度:两眼外眦至口角距离差>1 cm,两侧胸锁乳突肌长度差>2 cm,头部旋转受限角度>25°,头偏离中线的角度>45°。

三、康复治疗

小儿斜颈是一种比较常见的小儿头颈部先天性疾病,其诊治应做到早发现、早诊断、早治疗,最大限度地改善患儿头部活动范围,矫正外观畸形。早期即进行正确有效的治疗,大多数患儿可完全治愈。小儿斜颈常用的治疗方法包括非手术治疗和手术治疗方法。

(一)非手术治疗

半岁以内的患儿采取非手术治疗大多可获得满意的疗效,常用的非手术治疗方法主要包括物理因子治疗、手法治疗以及姿势矫正训练。

1. 物理因子治疗

(1) 热疗　治疗前,先对患侧胸锁乳突肌进行热疗,可采用湿热敷或蜡疗等,使痉挛的胸锁乳突肌放松。

(2) 直流电药物离子导入　选择具有软化瘢痕作用的药物进行离子导入以软化胸锁乳突肌内的肿块。如操作时将准备好的碘化钾药液放于阴极衬垫,利用小剂量电流导入。

(3) 超声波疗法　超声波为深层热疗,可改善患侧血液循环,软化硬结。治疗时选用脉冲电流,以肿块为中心,利用小剂量移动法进行治疗。一般建议患儿 5～6 个月大时开始,且疗程不宜过长,以免影响小儿骨骼发育。

(4) 电疗法　可选用音频电疗法软化松解患侧胸锁乳突肌,缓解患侧胸锁乳突肌的紧张和痉挛。

2. 手法治疗

(1) 局部按摩手法　①患儿仰卧位,治疗师拇指或中指、食指指腹于患侧胸锁乳突肌起止点及肿块部位自上而下轻轻按摩,舒展理顺挛缩的胸锁乳突肌,减轻其紧张及痉挛程度,常用手法有推揉法、指揉法、拿捏法等(图 8-4(a))。②患儿抱坐位或俯卧于体操球上,用轻柔的拿、揉法作用于斜方肌等肩颈部相关肌群及健侧肌群,缓解周围肌群的紧张(图 8-4(b))。

(2) 头部左右旋转　①患儿仰卧位或抱坐位,助手辅助固定患儿肩胛部,治疗师一手置于患儿后颈部,另一手放于患儿下颌处,固定患儿头部,操作时使其脸部向患侧被动旋转,并于终末端维持数秒,每次旋转 10～20 次(图 8-5)。②患儿仰卧于体操球上,操作时,治疗师用身体辅助固

先天性斜颈的鉴别诊断

随堂检测

Note

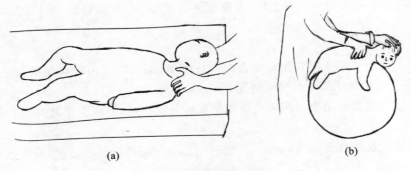

图 8-4　局部按摩手法

（a）仰卧位，胸锁乳突肌局部按摩；（b）俯卧位，相关肌群局部按摩

定患儿，一手置于患儿后颈部，另一手放于患儿下颌处，固定患儿头部，使其脸部向患侧被动旋转，并于终末端维持数秒。

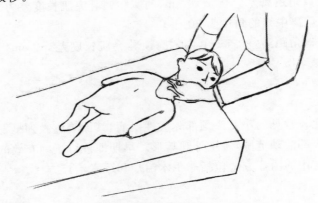

图 8-5　头部左右旋转

（3）头部左右摆动　①患儿仰卧位或抱坐位，助手辅助固定患儿肩胛部，治疗师一手置于患儿患侧颞顶部，另一手放于患儿患侧肩部，操作时双手向相反方向用力，使患儿颈部向健侧侧屈，并于终末端维持数秒，每次摆动 10～20 次。通过反复多次纠正，使痉挛的肌肉纤维得以放松（图8-6）。②患儿仰卧于体操球上，治疗师用身体辅助固定患儿，其余操作相同。

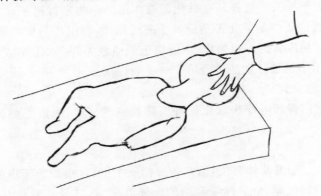

图 8-6　头部左右摆动

（4）颈部上下拔伸　患儿仰卧位或抱坐位，助手辅助固定患儿肩胛部，治疗师一手置于患儿后颈部，另一手放于患儿下颌处，固定患儿头部，操作时对颈部进行上下垂直拔伸，并于终末端维持数秒，每日 1 次，每次 10～20 次，可使变粗变短的胸锁乳突肌逐步得到拉长变松软（图8-7）。

（5）颈部周围软组织牵伸　患儿仰卧或俯卧于体操球上，治疗师用身体辅助固定患儿，一手

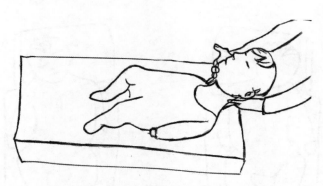

图 8-7 颈部上下拔伸

置患侧肩部,另一手扶患侧头部,两手向相反方向用力尽量向健侧扳动,以患儿能忍受为度,牵伸胸锁乳突肌及肩颈部相关肌群,并于终末端维持数秒,连续做 3～5 次(图 8-8)。

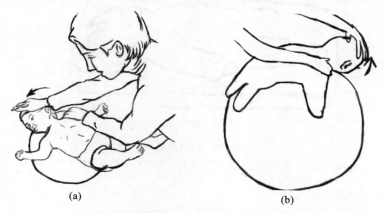

(a)   (b)

图 8-8 颈部周围软组织牵伸

(a)仰卧位;(b)俯卧位

注意事项:①小儿皮肤娇嫩,手法操作过程中应先在治疗局部涂抹凡士林或爽身粉,防止局部皮肤破损;②治疗时力度应轻柔,手法应缓慢,切勿暴力、快速牵伸,避免医源性伤害;③操作过程中应尽量减轻患儿哭闹程度,减轻患儿的抵抗,在相对轻松的情况下完成;④每次治疗结束后应让患儿取患侧卧位,将枕头垫高,维持 10～20 min,巩固治疗效果;⑤治疗应持之以恒,循序渐进等。

3. 姿势矫正训练

(1)主动运动矫正 利用声音、玩具或零食等做视觉吸引或翻正反应,诱发患儿头转向患侧或侧弯至对侧。强化对侧肌肉力量,以加强肌力及平衡反应。

(2)正确的姿势摆位训练 喂奶时从患侧边喂食、斜抱时采用宝宝会将头转向患侧边的姿势、玩具放置患侧、将床靠墙让光线来源于患侧边、俯卧头转向患侧,也可用颈圈固定以维持良好的正中姿势。

(3)斜颈矫形支具 ①矫形枕:由海绵材料制成,其设计为凹凸状。矫形枕患侧较高,可分为左侧斜颈(即包块在左侧)和右侧斜颈(即包块在右侧)两种矫形枕(图 8-9)。适用于 6 个月以下的患儿使用。②矫正器:由软质塑料管,以及半硬性塑料支撑杆制成。半硬性塑料支撑杆可将患者患侧下颌骨垫高,从而使患者头部向健侧偏,从而牵拉患侧胸锁乳突肌,防止胸锁乳突肌粘连。支撑杆和塑料管围长均可调节,使用方便,透气性好。适用于 6 个月至 2 岁的儿童肌性斜颈。③矫正支具。

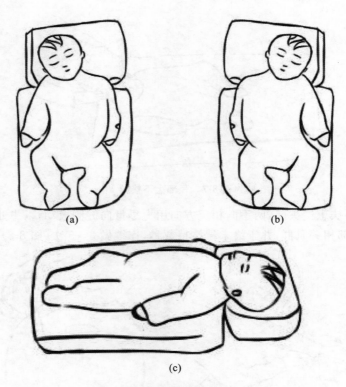

图 8-9　斜颈矫形枕

(a)左侧斜颈矫形枕；(b)右侧斜颈矫形枕；(c)侧面观,褥垫高度与枕头枕窝同高

(二)手术治疗

手术治疗适应证及禁忌证有：①适用于半岁以上保守治疗无效者；②12 岁以下斜颈畸形明显者；③12 岁以上如面部畸形不严重也可考虑手术治疗；④对于成年人,因畸形已存在多年,术后面部畸形将更加明显,视力也因不适应术后的新体位而发生改变,故多不宜施行手术。

常采用的手术方法有：①胸锁乳突肌的锁骨头和胸骨头切断松解术；②近年来有些学者采用胸锁乳突肌"Z"形延长术,显露胸锁乳突肌的锁骨端和胸骨端,在锁骨上方横断锁骨端,然后将胸骨端做成"Z"形；③关节镜下松解术。

四、功能预后

小儿斜颈一旦做出诊断,应尽早治疗,大多数半岁以内的患儿,早期采取积极有效的干预措施后可完全恢复正常,不遗留畸形和功能障碍,若发现不及时、治疗不恰当,胸锁乳突肌挛缩程度逐渐加重,头面部继发畸形加重,患侧面部缩小,两眼不在同一水平线,下颌向患侧转动受限,胸锁乳突肌挛缩呈条索状,颅骨发育偏小,双肩不平,使患儿遗留终身残疾,影响患儿生活、学习和工作。

五、健康教育

本病大多为先天性,无有效预防措施。临床上最主要是要做到早期发现、早期诊断、早期治疗。早期积极有效的干预可使患儿基本恢复正常,防止畸形和并发症的出现。小儿斜颈的康复需要持之以恒的坚持,是一个长期的过程,需要患儿家属和治疗师的共同努力,除在正规医院治疗外,更应重视家庭康复,重视姿势矫正,对斜颈患儿应采取正确的姿势纠正。哺乳时,患儿取患侧卧位。睡觉时调整卧位位置,使阳光或灯光照在患侧,发声和发光的玩具以及电视机、录音机等声音也要来自患侧,并可用枕头垫在患侧。母亲坐位横抱患儿时要让患侧向上通过抬头来训练颈部的肌肉等。

任务小结

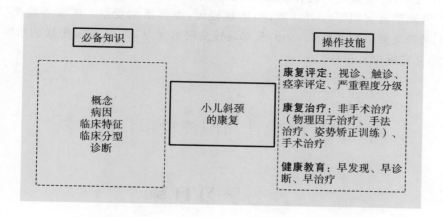

参考文献

常用康复治疗技术操作规范(2012 年版)[M].北京:人民卫生出版社,2012.

(王晓梅)

本任务习题

课后练习

一、单项选择题

1. 先天性肌性斜颈的发病原因不包括以下哪个因素?( )

A.宫内压异常　　　B.胎位不正　　　　　C.分娩损伤　　　　　D.遗传因素

2. 先天性肌性斜颈的临床表现不包括以下哪个方面?( )

A.颈部肿块　　　　B.歪脖　　　　　　　C.跛行　　　　　　　D.大小眼

3. 肌性斜颈最常用的辅助检查为( )。

A.X 线　　　　　　B.B 超　　　　　　　C.CT　　　　　　　　D.MRI

4. 肌性斜颈常用的治疗方法不包括( )。

A.局部热敷　　　　B.手法按摩　　　　　C.颈部肌群牵伸　　　D.激光

二、判断题

( )1. 小儿斜颈可分为先天性肌性斜颈和先天性骨性斜颈,其中,肌性斜颈发病率高,是一种婴儿期的常见病。

( )2. 先天性肌性斜颈是指一侧胸锁乳突肌先天性痉挛或挛缩,导致患儿头倾向患侧,下颌转向健侧的不对称畸形,俗称"歪脖"。

( )3. 两眼外眦至口角距离差为 0.5~1.0 cm,两侧胸锁乳突肌长度差为 1.0~2.0 cm,头部旋转受限角度为 10°~25°,头偏离中线的角度为 30°~45°可诊断为轻度斜颈。

( )4. 小儿皮肤柔嫩,手法按摩时应注意局部皮肤保护,防止皮肤破损。

( )5. 斜颈治疗主要以医院治疗为主,回家后无须家庭辅助。

Note

三、案例分析题

患儿，女，4个月，因"头向左侧歪"就诊。患儿出生后2周，母亲发现其左侧颈部有一肿块，当时未予重视，以为可自行消退，3个月后，其母发现肿块未消退，且感觉肿块体积比之前有所增加，患儿头部总是向左倾斜，于是前往社区医院进行治疗，当时主要以手法按摩为主，具体手法不详。治疗1个月后，肿块未见明显消散，颈部向左侧侧倾未见明显缓解，今前往我院进一步治疗，门诊检查：左侧胸锁乳突肌下段有一肿块，质地较硬，颈部活动受限。两眼外眦至口角距离差0.7 cm，两侧胸锁乳突肌长度差1.4 cm，头部旋转受限角度为20°，头偏离中线的角度为35°。

如何为患儿实施康复服务？

任务九　分娩性周围神经损伤的康复

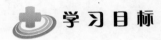

学习目标

能力目标

1. 能按照SOAP思维模式开展工作；
2. 能按照《常用康复治疗技术操作规范（2012年版）》为患儿实施康复评定和康复治疗；
3. 能准确地对患儿及家属进行健康教育，具备良好的沟通能力。

知识目标

1. 掌握分娩性周围神经损伤的概念、临床特征与诊断；
2. 掌握分娩性臂丛神经损伤的康复评定与治疗；
3. 熟悉分娩性周围神经损伤的病因与发病机制；
4. 了解分娩性面神经损伤的概念、临床特征。

素质目标

1. 具备儿童康复治疗师必备的职业道德和职业素养；
2. 具有团队协作精神；
3. 具有自主学习和终身学习的态度；
4. 具备一定的英语水平和计算机水平。

学习情境

患儿，男，6月龄。因"左侧上肢肌肉萎缩，屈肘不能"就诊。患儿为第一胎第一产，其母妊娠期无异常，出生时胎儿体重4500 g，有产钳助产史。

检查见：患儿外观左侧上肢肌肉较右侧萎缩，左侧肩关节内收及内旋体位，肘关节伸展，前臂旋前，手腕及手指屈曲。左肱二头肌腱反射较右侧弱，拥抱反射不对称，握持反射存在。实验室检查：神经-肌电图检查发现失神经电位及募集反应减少，潜伏期及波幅降低。临床诊断：左臂丛神经损伤。

任务：如何为患儿实施康复服务？

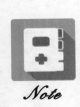

任务实施

一、知识储备

（一）分娩性周围神经损伤的概念及分类

分娩性周围神经损伤是一组由于分娩过程中胎儿周围神经受到各种因素影响而导致的损伤。临床常见的周围神经损伤包括分娩性臂丛神经损伤（obstetric brachial plexus palsy，OBPP）和分娩性面神经损伤（facial nerve palsy）。

分娩性臂丛神经损伤又称产瘫，是指在分娩过程中，胎儿臂丛神经因各种原因受到头肩分离作用而引起的牵拉性损伤。多数文献报道显示该病的发病率为 0.4‰～4‰。产瘫患儿多出现肩外展及外旋功能障碍，大多数产瘫患儿可自行获得一定恢复，但其恢复不完全，多遗留不同程度的后遗症及功能障碍。

分娩性面神经损伤是胎儿面部受产钳或骨盆压迫所致。多数文献报道显示该病的发病率为1.8‰，且 90％以上与产钳辅助分娩有关。大多数患儿可在出生后 1 个月自行恢复，个别因神经撕裂持续未恢复的患儿需行神经移植或神经转移术进行治疗。

（二）分娩性周围神经损伤的病因

导致分娩性臂丛神经损伤的主要原因是肩难产和臀位分娩。高危因素包括巨大儿（出生时体重＞4000 g）、第二产程延长、产妇产前体质指数（BMI）增高、使用产钳、肩难产、初产、高龄产妇及多胎等多种因素。损伤机制为肩难产需要头部极度向一侧侧屈及牵拉造成牵拉性损伤。在过度牵拉上肢体时，导致 C5～T1 神经根磨损及破裂。部分病例无牵拉头部及侧屈的病史。经阴道分娩的头位分娩中 50％臂丛产伤存在肩难产。

导致分娩性面神经损伤的重要因素包括产钳分娩损伤、出生时体重＞3500 g、初产和第二产程延长等。面神经损伤与产钳使用频率有关，中位产钳造成出生损伤比低位产钳多。产钳分娩损伤导致面瘫是因面神经管垂直部分狭窄所致。

（三）分娩性周围神经损伤的临床表现

不同类型周围神经损伤临床表现各有特点。

1. 分娩性臂丛神经损伤的临床表现　患儿常在出生后不久被发现一侧上肢运动障碍。根据神经损伤部位及临床表现，臂丛神经损伤共分 3 型。

（1）上臂型（Duchenne-Erb 瘫）　该型占全部臂丛神经损伤的 90％，损伤 C5～C7 神经，引起冈上肌、三角肌、肱肌、肱二头肌、肩胛下肌和旋后肌麻痹。上臂型受累肢体呈现为"服务员指尖（waiter tip）"位，肩外展及屈肘不能，肩关节内收及内旋，肘关节伸展，前臂旋前，手腕及手指屈曲。肱二头肌腱反射消失，拥抱反射不对称，握持反射存在。上臂型神经损伤可伴有膈神经损伤。

（2）下臂型（Klumpke 瘫）　该型少见，占臂丛神经损伤的 1％。累及 C8 及 T1 神经，致使手内肌及手腕与手指长屈肌无力，握持反射消失，二头肌腱反射能被引出。下臂型导致 T1 交感神经能纤维损伤时可伴发同侧 Horner 综合征，除Ⅱ型表现外还有眼睑下垂、瞳孔缩小及患侧面部无汗。

（3）全臂型（全上肢瘫）　本型为所有臂丛神经根（C5～C8 及 T1）均受损伤，导致整个上肢肌肉麻痹和感觉障碍，但损伤水平很不一致，神经轴突断裂和神经根性撕脱常合并存在。10％臂丛神经损伤表现为全臂型，临床表现为全上肢松弛，反射消失。并可同时存在胸锁乳突肌血肿、锁骨或肱骨骨折。

臂丛神经损伤根据损伤程度分为 4 种类型：①神经失用（neuropraxia）伴暂时性传导阻滞；②轴突断伤（axonotmesis）伴重度轴突损伤，但周围神经元成分完整；③神经断伤（neurotmesis）伴完全性节后神经破坏；④撕脱（avulsion）伴伤及脊髓节前的连接。其中神经失用与轴突断伤预后较好。

2. 分娩性面神经损伤的临床表现　以周围性面瘫常见，多数患儿为单侧轻瘫，面神经的下肢最常受损。表现为安静时患侧眼睑不能闭合，患侧鼻唇沟变平。哭闹时同侧额纹消失，眼不能闭合，口角向健侧歪斜。多数患儿头面部有裂伤、挫伤。

（四）分娩性周围神经损伤的诊断

1. 分娩性臂丛神经损伤的诊断　根据分娩时有巨大儿（体重＞4000 g）或产钳助产史、出生后一侧上肢呈部分（或全部）软瘫，以及神经-肌电图的检查结果，可诊断为分娩性臂丛神经损伤。对于可疑性损伤，应在出生后 24 h 内进行首次神经电生理检查。在各类影像学检查中胸部 X 线检查可用于膈肌功能评估及排除各类骨折。CT 和 MRI 检查可用于判断臂丛神经损伤的程度。

2. 分娩性面神经损伤的诊断　根据出生时体重＞3500 g、初产和第二产程延长、产钳助产史、临床表现、面部挫裂伤基本可以确诊。

二、康复评定

（一）分娩性臂丛神经损伤的评定

通过详细的病史采集和体格检查，可以初步判断神经受损的部位和程度。为了进一步确定神经损伤的性质、做出预后判断、确定康复目标、制订康复计划、评价康复效果，还必须进行一系列的功能检查和评定。

1. 体格发育指标的评定　除常规的体重、身高等发育指标外，还要观察患肢畸形、肌肉萎缩、肿胀程度及范围，必要时用尺测量或容积仪测量对比。

2. 运动功能评定

1）肩关节功能评定

（1）Mallet 评分　该评分对肩外展、内旋等 5 个基本动作进行量化评价（表 9-1），每个动作根据患儿的完成情况给予 1～5 分。

表 9-1　Mallet 肩关节功能评分表

动作	1 分	2 分	3 分	4 分	5 分
肩外展	无任何动作	＜30°	30°～90°	＞90°	正常
肩外旋	无任何动作	＜0°	0°～20°	＞20°	正常
手到颈后	无任何动作	不能	困难	容易	正常
手到脊柱	无任何动作	不能	S1 水平	T1～T2 水平	正常
手到嘴	无任何动作	喇叭征	部分喇叭征	外展＜40°	正常

（2）Gilbert 分级　该分级方法将肩外展及外旋作为评定指标，见表 9-2。

表 9-2　Gilbert 肩关节功能分级表

分级	肩外展	肩外旋
0 级	无	无
1 级	0°～45°	无
2 级	45°～90°	到中立位
3 级	90°～120°	0°～30°

分娩性周围神经损伤的鉴别诊断

随堂检测

Note

续表

分级	肩外展	肩外旋
4级	120°～160°	30°～60°
5级	正常	正常

2）肘关节功能评定　采用 Gilbert 评分。主要从肘关节的屈伸动作进行评定，见表 9-3。

表 9-3　Gilbert 肘关节功能评分表

动作	完成程度	得分
屈曲	无主动屈曲或伴挛缩	1分
	不完全屈曲	2分
	完全屈曲	3分
伸展	无主动伸肘	0分
	微弱伸肘	1分
	完全伸肘	2分
欠伸	0°～30°	0分
	30°～50°	-1分
	>50°	-2分

3）手功能评定　采用 Raimondi 分级，见表 9-4。

表 9-4　Raimondi 手功能分级表

分级	分级标准
0级	手瘫痪或有手指轻微屈曲，可有一些知觉
1级	有限的主动屈指，可有拇指对捏
2级	主动伸腕伴被动屈指（腱固定作用）
3级	主动完全屈腕屈指并完成对掌，手内肌平衡
4级	主动完全屈腕屈指及伸腕，但无伸指，对掌功能佳（尺侧手内肌有力）；有部分前臂旋转功能
5级	上述 4 级＋主动伸指及完全的前臂旋转功能

3. 感觉功能评定　感觉功能评定多适用于后遗症期儿童的评定。包括触觉、痛觉、温度觉、压觉、两点辨别觉、皮肤定位觉、皮肤图形辨别觉、实体觉、运动觉、位置觉、神经干叩击试验（Tinel 征）等。

4. 电生理评定　对周围神经损伤，电生理学检查具有重要的诊断和功能评定价值。常用的方法有强度-时间曲线检查、肌电图检查、神经传导速度的测定、体感诱发电位的检查、直流感应电检查。其中，Jones 于 1987 年介绍了应用感觉神经活动电位（SNAP）和体表感觉诱发电位（SEP）的检测，为臂丛节前节后损伤的鉴别诊断提供了可靠的方法。Smith 根据 Sunderland 神经损伤分类法，首次建立了以动作电位和肌电图参数判断预后的分型方法（表 9-5）。

表 9-5　Smith 基于电生理反应的周围神经损伤分型

类别	动作电位	肌电图参数	损伤性质
A	正常	无自发电活动，运动电位减少	传导阻滞
B1	正常或大于正常侧的 50%	运动电位明显减少，多向电位增多，出现新生电位	轻度轴突损伤

Note

续表

类别	动作电位	肌电图参数	损伤性质
B2	无或小于正常侧的50%	无运动电位减少,无新生电位	中度轴突损伤 (神经断裂)
C	无动作电位	纤颤电位,正相电位	重度轴突损伤 (神经断裂或节前损伤)

此外,术中进行电生理的检测,通过 SEP 及肌肉诱发电位的测定,明确残存神经根及神经瘤结构和性质,为术中选择正确的手术方案提供科学依据。

(二)分娩性面神经损伤的评定

通过对面容和面肌运动状态进行观测,根据面神经麻痹程度,对面神经损伤程度或功能状况进行评定,对于面瘫的诊断和治疗具有重要意义。目前常用的面神经功能评价方法主要是 House-Brackmann 分级法(表 9-6),该评价方法的评价内容包括静态时面容对称性,动态的自主活动,面神经麻痹的并发症,如联带运动、面肌挛缩、"鳄鱼泪"等;动态观察内容包括抬眉、闭眼、口角运动;闭眼能力,是否可以自然闭眼、用力闭眼或使劲闭眼。

表 9-6　House-Brackmann 面神经功能分级法

级别	级别描述	特　征
I	正常	面部所有区域功能正常
II	轻度功能障碍	总体:仔细观察时可察觉到轻微的面肌无力,可有轻微的联带运动 静态:对称性和张力正常 运动:①额:中度以上的良好运动。②眼:微用力能完全闭拢。③口:轻微不对称
III	中度功能障碍	总体:两侧差别明显,但无损面容,可察觉到并不严重的联带运动、挛缩和(或)半面痉挛 静态:对称性和张力正常 运动:①额:轻至中度的运动。②眼:用力能完全闭拢。③口:使劲时轻微力弱
IV	中重度功能障碍	总体:总体无力和(或)毁容性不对称 静态:对称性和张力正常 运动:①额:无。②眼:不能完全闭拢。③口:使劲时不对称
V	重度功能障碍	总体:仅有几乎不能察觉的面部运动 静态:不对称 运动:①额:无。②眼:不能完全闭拢。③口:轻微的运动
VI	完全麻痹	无任何运动

三、康复治疗

以分娩性臂丛神经损伤康复治疗为例。

(一)分娩性臂丛神经损伤的治疗目标

维持和改善患儿运动功能,代偿由于肌肉无力、关节活动受限、运动不协调造成的功能低下,联合社区康复、家庭疗育,延长患儿寿命,提高生存质量。

（二）康复介入时机

康复治疗介入越早,康复效果越好。

（三）康复治疗方法

1. 患侧肢体保护 臂丛神经损伤后,患侧肢体由于感觉障碍而容易受到意外伤害。由于失去神经的支配而导致皮损的修复较缓慢,因此,要注意避免患侧肢体皮肤的烫伤、压伤等意外情况的发生。具体包括以下 3 个方面。

（1）肢体保暖 臂丛神经损伤伴随感觉功能障碍的同时,可伴有交感神经功能障碍,失神经支配的肢体基础体温减低,应注意肢体保暖,可用热水袋保暖;切忌烫伤,必要时入暖箱保暖。

（2）保持皮肤正常湿度 感觉丧失的肢体,由于泌汗和皮脂分泌功能丧失可使皮肤干燥,患肢每天用温水浸泡 2 次,每次 5 min,然后轻轻擦干,患肢皮肤区擦凡士林、霜剂,然后轻柔按摩可起到湿润作用。

（3）预防损伤 加强基础护理,保持床单平整、清洁,避免尖锐之物刺伤皮肤;穿袖口宽松的衣服,避免因袖口过紧,造成局部血管缺血,影响血液中营养的供应而发生溃烂;避免外伤,切忌患肢长时间压于身体下,睡卧时将患肢置于身前有利于局部血液的改善。

2. 防治肿胀 患侧肢体由于臂丛神经的损伤,导致上肢产生运动功能障碍,对患侧肢体静脉的挤压回流作用减弱,引起患肢的肿胀,特别是患肢处于下垂位和关节极度屈曲位时肿胀更明显。

（1）避免加重水肿的姿势或动作,可用三角巾将患肢吊于胸前,抬高患肢,有利于改善局部血液及淋巴回流,缓解症状。

（2）在保护神经不受损的前提下尽早进行手部运动,患肢做徒手轻柔的向心性按摩。

（3）温水热敷,每天 2 次,或用微波等方法改善局部血液循环,促进组织水肿的吸收,每天测量患肢周径,与健侧肢体同一部位周径进行比较,观察水肿吸收情况。

（4）患肢禁做肌内注射和静脉输液。

3. 物理因子治疗 物理因子治疗具有促进神经再生及感觉功能恢复的作用,临床中使用的物理因子治疗方法较多,常见的有以下几种。

（1）电疗 电疗具有促进神经再生及感觉功能恢复的作用,是神经损伤中常用的治疗方法。治疗时多采用双极固定法,用 2 个等大的点状电极,一极置于患肌运动点,另一极置于患肌另一端,或两电极分别置患肌两端,选择三角波波形。根据臂丛神经损伤程度(结合临床表现及电生理诊断)选择脉宽和间隙。轻度损伤,脉宽 50～100 ms,间隙 500～1000 ms;中度损伤,脉宽 100～200 ms,间隙 1000～2500 ms;重度损伤,脉宽 200～300 ms,间隙 2000～4000 ms。电流以能引起肌肉明显收缩,患儿能够忍受为度,一般为 20～40 mA。刺激头固定于刺激部位,正极置于刺激部位近端(即 Erb 点)、负极置于远端(需刺激肌肉处)。每块患肌每次治疗 6 min,每天1 次。

（2）磁疗 磁疗有镇痛、消炎、消肿作用,对周围神经再生有促进作用,于损伤后 2～3 周进行。

（3）蜡疗 蜡疗具有良好、持久的温热效应和机械压迫效应,使局部皮肤毛细血管明显扩张,血液循环改善,新陈代谢活跃,可消除炎症,缓解疼痛,促进水肿吸收,松解粘连,有利于神经再生,阻止肌肉萎缩,恢复肢体功能。常使用蜡饼法(45～55 ℃)包裹患肢,每天 1 次,每次 30min,20 次为 1 个疗程。

（4）温水浴 温水浴可使患儿皮肤血管扩张,促进全身的血液循环;可使神经系统产生兴奋性;还可使患儿全身肌肉松弛,从而促进组织代谢,有利于消除水肿、解除肌肉痉挛、消除疲劳。浴室室温控制在 26～29 ℃,将患儿仰躺在小浴缸里,温水浴同时给予全身轻柔的抚摸和揉推。

（5）其他物理因子治疗　文献报道神经肌肉电刺激、肌电生物反馈、高压氧及肌肉贴扎技术均有利于产瘫的治疗。

4. 传统疗法　产瘫属于中医学"痿证"范畴,治疗时以疏通经络、调和气血为主。

（1）针灸　以"治痿独取阳明"为指导选择穴位,且所取穴位多为臂丛神经分布及支配区,通过对这些区域的刺激,可以兴奋瘫痪肌肉,有效避免因"痿"而长期不用某一肌群的"废用综合征"。文献也有报道局部穴位注射神经生长因子对产瘫的康复治疗具有积极作用。

（2）推拿　能维持肌肉营养,预防或减缓肌萎缩和韧带缩短,常规将患肢抬高,用挤奶式方法向心按摩每天 2 次,每次 15 min,分疗程进行,10 天为 1 个疗程,疗程之间间隔 5 天左右。

5. 运动疗法　臂丛神经损伤后,将导致受累肌和拮抗肌之间失去平衡,出现肌腱挛缩,出现运动功能下降和肢体挛缩畸形。通过运动疗法可以预防挛缩及粘连,防止肌肉萎缩,增强肌力,促进肢体功能恢复。但应注意动作缓慢轻柔,范围逐渐加大,切忌粗暴,以免引起新的损伤。

（1）被动运动　从产瘫确诊后即对患儿做患肢各关节的被动活动,有助于预防各种关节挛缩的发生。操作者双手握住患儿肘部做肩关节内收位被动外旋及上举,可预防或减轻肩关节内旋挛缩。一手将患手上举,另一手将翘起的肩胛骨下角向下压,可预防或减轻大圆肌及背阔肌挛缩;一手将患手置于对侧肩部,另一手将翘起的肩胛骨脊柱缘向肋骨方向推压,可预防或减轻肩关节外旋挛缩。上述训练中肩关节被动外旋尤为重要。通常每天练 3 次,每次 5～10 min。

（2）抗阻运动　神经再生的过程中,可发生感觉过敏、疼痛,一旦神经再生现象出现,有较弱的主动运动时,应逐渐增强肌力训练,运动幅度加大,力量逐渐加强,使较弱的主动运动肌肉维持最大的做功量。在抗阻运动训练前可对受损神经支配区域肌肉进行牵伸、刷擦、叩击,以激活相关肌肉。

（3）诱导主动运动疗法　指首先用具有声、形刺激的玩具引导健侧上肢抓握,然后按住健肢,将玩具移向患肢诱导患肢产生动作。只要诱导健肢产生动作就可开始,并无时间限制,一般从被动训练结束后开始,具有随意性。

（4）综合运动功能训练　在被动运动和抗阻运动的同时,应训练患儿进行肘支撑、手支撑等各种体位的患侧负重训练,以及在健侧辅助下进行的推皮球、插木插板等作业治疗项目。

6. 营养及药物治疗

（1）全身营养支持　为满足患儿生长发育的需要,应及时添加含维生素 A、维生素 D、维生素 C 和矿物质、钙等的辅助食物,必要时可静脉输入氨基酸、脂肪乳剂等营养液,增强机体抗病能力。

（2）神经营养药物的应用　主要是应用维生素类药物,通过加速神经纤维合成所需要的蛋白质、磷脂,有利于神经再生。如维生素 B_1、维生素 B_6、地巴唑、肌苷等口服用药,维持治疗 3～6个月;脑康复、胞二磷、神经生长因子等静脉用药,分疗程进行,10 天为 1 个疗程,间隔 5 天开始下一疗程。

7. 心理指导　多数家属对治疗时间长不能理解,对疾病的治愈有急于求成的心理,因此要向患儿家属讲解神经恢复的过程及时间,定期进行肌电检查及临床体征检查,了解神经恢复情况,以决定治疗的方向,如全臂丛神经损伤经 3～6 个月保守康复治疗,患儿肩肘关节无任何改善者可考虑手术治疗。对新生儿功能锻炼的手法要轻柔,通过拥抱、抚摸等方式与患儿进行情感交流,以增加患儿的依恋感和安全感。

8. 手术治疗　文献报道认为臂丛上干神经损伤,保守治疗 3 个月,下干神经损伤或全臂丛神经损伤保守治疗 6 个月患肢无任何功能改善者应采取手术治疗。亦有文献报道认为生后 3～6 个月手术除了能得到较佳的疗效,还容易得到家长的理解与配合。早期显微外科手术、臂丛神经重建已被证实是有效的手术方法,而且可能为后期功能重建提供有效的动力肌肉,术后患肢整体功能明显优于仅行后期功能重建术。因此,臂丛神经探查修复已成为产瘫治疗中的首要环节。对产瘫的手术原则为:对有早期神经探查指征患者(术后 3 个月无屈肘)做神经瘤切除、神经移植及移位术;对神经根撕脱患者行丛外神经移位;对保守治疗无效的肩关节内旋挛缩应早松解;患儿 2 岁后可进行功能重建手术。

四、功能结局

大多数产瘫患儿功能可自行获得一定的恢复,但其恢复常不完全,尤其是全臂丛神经损伤患儿,常遗留不同程度的后遗症及功能障碍。Cilbert 于 1984 年所发表的自然病史观察结果表明,婴幼儿 3 月龄时肱二头肌还没有恢复屈肘功能,其臂丛神经损伤则不可能完全恢复,并以此作为早期显微外科修复神经的手术指征。臂丛神经损伤部位和范围也是判断预后的重要因素。如果为神经根撕脱损伤,显然是不可能自然恢复功能的,但是确定婴幼儿是否为神经根性撕脱伤则非常困难,只能根据 Horner 征阳性和 MRI 检查,才有可能做出初步诊断,Michelow 等经过对 66 例产瘫患儿临床观察和比较,发现 C5~C7 神经根损伤的病例比只有 C5~C6 神经根损伤的预后更差。

五、健康教育

减少分娩性臂丛神经损伤的发生主要从预防开始,具体包括以下几点。

1. 降低巨大儿的发生率　巨大儿的发生与很多因素有关,如孕前体重、孕期体重增加数、既往巨大儿史、妊娠糖尿病、经产妇及过期妊娠等。可通过筛选及治疗妊娠糖尿病、合理营养(以妊娠中期 3 个月为主)、减少过期妊娠等手段加以控制。

2. 严格把握各种产钳的应用指征　减少分娩性臂丛神经损伤应严格把握各种产钳的产用指征。

3. 正确处理肩难产　新生儿是否发生肩难产与其出生体重有关,降低巨大儿的发生也可减少肩难产的出现。但即使采取了各种控制措施,仍然会有巨大儿的出现,特别是分娩前没有发现的巨大儿更容易导致肩难产。

4. 降低孕前体质指数　在怀孕前应进行体质指数的测量,通过合理运动、调整饮食结构等将其控制在正常范围内。

5. 加强高危孕妇的管理和产程监护　对已发现胎儿比较大的孕妇,应根据孕妇实际情况采取引产或剖宫产等方式分娩,但应严格掌握手术指征,避免滥施手术,控制产瘫的发生。

任 务 小 结

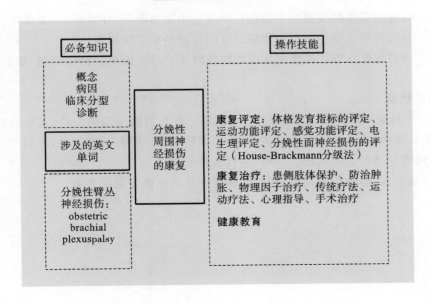

参考文献

[1] 李清,陈亮.神经电生理及影像学检查在分娩性臂丛神经损伤诊断中的应用[J].国际骨科学杂志,2010,31(6):364-367.

[2] 李晓捷.实用儿童康复医学[M].2版.北京:人民卫生出版社,2016.

[3] 罗桂华.新生儿臂丛神经损伤的早期康复护理[J].中国中医药现代远程教育,2009,7(9):70-71.

[4] 陈聚伍,黄宗强,贺长清.运动疗法加电刺激治疗分娩性臂丛神经损伤[J].中医正骨,2005,17(6):31-32.

[5] 袁丽,胥方元,郭声敏.神经肌肉电刺激联合运动疗法对臂丛神经损伤的疗效观察[J].中国康复理论与实践,2013,19(8):762-764.

(税晓平)

课后练习

一、单项选择题

1. 患儿肢体呈现"服务员指尖(waiter tip)"位或吹喇叭姿势,主要见于臂丛神经损伤的哪一型?（　　）

　A. 上臂型(Duchenne-Erb 瘫)　　　　　B. 下臂型(Klumpke 瘫)

　C. 全臂型(全上肢瘫)　　　　　　　　D. 以上均是

2. 累及 C8 及 T1,致使手内肌及手腕与手指长屈肌无力,常见于哪一型?（　　）

　A. 上臂型(Duchenne-Erb 瘫)　　　　　B. 下臂型(Klumpke 瘫)

　C. 全臂型(全上肢瘫)　　　　　　　　D. 以上均是

3. 所有臂丛神经根均受损伤,主要见于臂丛神经损伤的哪一型?（　　）

　A. 上臂型(Duchenne-Erb 瘫)　　　　　B. 下臂型(Klumpke 瘫)

　C. 全臂型(全上肢瘫)　　　　　　　　D. 以上均是

二、判断题

（　　）1. 分娩性臂丛神经损伤根据损伤程度分为轴突断伤、神经断伤、撕脱三型。

（　　）2. 分娩性臂丛神经损伤中预后最好的是神经根撕脱损伤。

（　　）3. 分娩性臂丛神经损伤中常用的物理因子治疗有经皮神经电刺激、蜡疗、温水浴、磁疗等。

三、案例分析题

吴某,女,51 日龄,因左侧上肢无自主活动就诊。患儿为第一胎第一产,其母妊娠期无异常,有产钳助产史。查体:患儿左上肢无自主活动,不能够上抬,屈肘,手腕下垂,上肢肌力 0 级,痛觉迟钝,肌电图示臂丛神经重度损伤。诊断:左臂丛神经损伤。

根据上述患儿病例,分析其损伤分型、临床表现并给出康复治疗方案。

项目三　儿童精神障碍的康复

任务十　孤独症的康复

本任务PPT

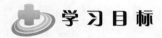 学习目标

能力目标

1. 能按照 SOAP 思维模式开展工作；
2. 能按照《常用康复治疗技术操作规范（2012 年版）》为患儿实施康复评定及康复治疗；
3. 能准确地对患儿及家属进行健康教育，具备良好的沟通能力。

知识目标

1. 掌握孤独症的概念、临床特征及临床症状；
2. 熟悉孤独症的诊断方法及病因。

素质目标

1. 具备儿童康复治疗师必备的职业道德和职业素养；
2. 具有团队协作精神；
3. 具有自主学习和终身学习的态度；
4. 具备一定的英语水平和计算机水平。

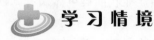 学习情境

　　患儿，男，12 岁，学生。系第一胎第一产，母孕 8 个月时因前置胎盘进行保胎治疗，足月顺产，语言发展与同龄儿童相仿。自幼动作笨拙，协调性差。4 岁上幼儿园，老师反映患儿不遵守纪律，随便下座位；做操时喜欢拉人、推人。7 岁上小学一年级，不能与同学建立很好的关系，不管别人是否愿听，讲自己感兴趣的话题，难以打断；写作业要按照一定的程序，被打断后会吵闹；有时上完足球课觉得没过瘾，下节课就大吵大闹；语文成绩中等偏下；上课注意力不集中，作业完成慢，小动作多。8 岁时被诊断为孤独症伴注意缺陷多动症状。不能与同学建立良好的关系。11 岁开始出现兴奋、话多。予奥氮平 5 mg/d、碳酸锂 0.75 g/d 治疗 3 个月后上述症状好转。同时开始出现不自主张口、转头及不自主地喉部发声。遂加服硫必利 0.3 g/d，4 个月后抽动症状基本稳定；未见阳性体征。精神检查：意识清晰，对答切题，交流方式以单向为主，引出言语性幻听，常识、理解、计算能力与同龄儿童相仿，情感显平淡，未见特殊兴趣，行为异常。

　　临床诊断：Asperger 综合征伴精神障碍。

Note

任务:如何为患儿实施康复服务?

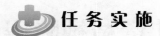

任务实施

一、知识储备

1. 概念 孤独症(autism)一词最早由瑞士精神病医生 Eagen Bleuer 于 1911 年提出并引入专业文献,也译为"自闭症"。对孤独症进行详细临床研究并发表第一篇研究论文的学者是美国约翰·霍布金斯大学的学者 Kanner。

Kanner 把这种特殊疾病命名为"早期婴儿孤独症(early infantile autism)"。Kanner 的研究对后来研究者的影响很大,其论文至今仍被广泛地引用和借鉴。

美国精神医学会(American Psychiatric Association)的《精神疾病诊断与统计手册(第四版)》(黄伟合译)把孤独症定义为:一种由大脑、神经、基因病变等所引起的广泛性发展障碍(pervasive developmental disorders),其主要症状包括人际关系的隔离,语言的困难以及行为障碍等。《特殊教育辞典》把它定义为:一种发生于 3 岁前儿童的较严重的发育性障碍。主要临床表现有社交困难,言语发展迟缓,刻板或仪式性行为。

2. 发病学 孤独症的流行病学调查中,Rutter 认为孤独症发病率为 2/10000～5/10000;Wing(1972 年)认为孤独症发病率为 2/10000～5/10000,日本石井等人(1990 年)认为孤独症发病率为13/10000～16/10000,中国台湾第二次全地区特殊教育普查结果发现 350 万名 6～15 岁学龄儿童中,孤独症的比例为 6.5：1000。孤独症的发生存在性别差异,男孩显著多于女孩,男女比例为7.1：2。

3. 病因 虽然孤独症的病因还不完全清楚,但目前的研究表明,某些危险因素可能同孤独症的发病相关。引起孤独症的危险因素可以归纳为:遗传、感染与免疫和孕期理化因子刺激。

(1) 遗传因素 双胞胎研究显示,孤独症在单卵双胞胎中的共患病率高达 61%～90%,而异卵双胞胎则未见明显的共患病情况。兄弟姊妹之间的再患病率,估计在 4.5% 左右。这些现象提示孤独症存在遗传倾向性。

研究显示,某些染色体异常可能会导致孤独症的发生。目前已知的相关染色体有 7q、22q13、2q37、18q、Xp;某些性染色体异常也会出现孤独症的表现。如 47、XYY 以及 45、X/46、XY 嵌合体等。较常见的表现出孤独症症状的染色体病有 4 种:脆性 X 染色体综合征、结节性硬化症、15q 双倍体和苯丙酮尿症。

每年均有新的关于孤独症候选基因的报道。近年来新报道的孤独症候选基因有 clock,PRKCB1、CNTN4、CNTCAP2、immune gene、STK39、MAOA、CSMD3、DRD1、neurexin1、SLC25A12、JARD1C、Pax6。另有研究报道,在汉族孤独症患者中,NRP2 基因存在遗传多态性。

繁多的候选基因提示了孤独症是一种多基因遗传病,即孤独症可能是在一定的遗传倾向性下,由环境致病因子诱发的疾病。

(2) 感染与免疫因素 早在 20 世纪 70 年代末就有研究发现,孕妇被病毒感染后,其子代患孤独症的概率增大。后来数个研究均提示,孕期感染与孤独症发生可能有一定的关系。目前已知的相关病原体有风疹病毒、巨细胞病毒、带状疱疹病毒、单纯疱疹病毒、梅毒螺旋体和弓形虫等。目前推测,这些病原体产生的抗体,由胎盘进入胎儿体内,与胎儿正在发育的神经系统发生交叉免疫反应,干扰了神经系统的正常发育,从而导致了孤独症的发生。

(3) 孕期理化因子刺激 受孕早期孕妇若有反应停和丙戊酸盐类抗癫痫类药物的用药史以及酗酒史等,可导致子代患孤独症的概率增加。根据这些研究,对怀孕 12.5 天的大鼠一次性高

Note

剂量腹腔注射丙戊酸钠,其子代鼠出现类似孤独症的行为学表现。还有研究发现,孕期大鼠暴露于反复冷冻刺激中,也会增加子代患孤独症的概率;对孕鼠进行反复冷冻刺激,其子代也表现出孤独症的行为学特征。

4. 孤独症的特征　Kanner 通过对 11 名儿童的临床观察,于 1943 年发表了题为《情感交流的自闭性障碍》(Autistic disturbances of affective contact)的论文。总结出他们共有的缺陷与特征:①这些孩子与他人没有情感的接触;②他们对生活中的同一性有着近乎强迫性的执着;③他们往往没有语言,或者只有一些没有沟通意义的声音;④可能有正常的智力,有的甚至有超常智力,比如过人的记忆力等;⑤他们有正常的甚至是吸引人的外表;⑥发病期通常是在幼儿期。

目前对孤独症儿童的特征通常从以下几个方面进行描述。

1) 孤独症儿童的感知觉特征

(1) 对视觉形象敏感　孤独症儿童对视觉形象的感受性优于其他形象,如实物、模型、图片、图像、书面语言等。需要借助视觉形象帮助理解、记忆;对静止视觉形象的感知优于对迅速变化的视觉形象的感知;视觉形象相对于声音信号具有静止性;不能同时处理复杂的视觉信息;擅于运用视觉思维进行思考。美国著名孤独症患者,动物学博士 Grandin 解释说:我全都依靠图片进行思考,视觉思维就好比在我的想象中播放不同的录像带。视觉形象思维优势阻碍了抽象思维发展。由于孤独症儿童主要依靠具体的、客观的体验来获得发展,导致他的理解限于客观世界,而难以理解抽象概念,特别是社会性的含义。观察发现孤独症儿童对社会情景常常进行表面化诠释。以图像思维代替了部分语言思维。视觉绝对占优势者,语言发展严重迟缓。但不是所有的孤独症儿童都是高度的视觉思维者。

(2) 听觉的感受性异常　1964 年 Rimland 报道 40% 孤独症儿童有听觉过敏症状。孤独症儿童对感官刺激存在异常的反应,成年孤独症患者经常描述自己感到几乎无法承受的心理压力。对特定的声音反应敏感。对一些诸如铃声等高分贝的声音十分厌恶。听觉敏感或迟钝。听力感知的区域显得特别狭窄和异常。特别是对声音的敏感程度下降。听觉过敏的表现:捂耳,听到环境中某些声音烦躁、哭泣、发脾气、摔东西,躲避某些声音,畏缩,因为噪音的缘故制造噪音等。听觉过敏的原因不明,可能与耳或脑干的损害、药物副反应、镁的缺乏有关。

(3) 触觉过分敏感,拒绝他人的触摸　常喜欢较重的触觉刺激或本体感觉刺激,如重压、肢体活动等。

2) 孤独症儿童的语言特征

(1) 语音　①构音障碍:说话时出现因素的添加(s,sh)、歪曲、遗漏(dai,da)和替代(feiji,huiji)。②声音障碍:音量、音调异常。研究者还发现,学龄前孤独症儿童中有 85% 是通过回声语言(echolalia),即反复说那些听到的单词或曾经听到过的话,来获得语言的。回声语言还可分为"即时"和"延时"两种。

(2) 词汇　词汇数量与正常儿童相差不大,但掌握程度不高。字母顺序颠倒;忽略介词或连词;对词汇所指的关系不能完全理解(客厅的椅子在其他地方或形状不同了就可能不是椅子)。

(3) 句法　语序颠倒(用方便面泡水);句子结构和功能性词语的缺省(电报句)。

(4) 语义　混淆意义相反的词、同义词、近义词、多义词等,对短语、抽象词语、人称代词等的理解困难。

(5) 语言　在语言交谈上存在较大困难。不能清楚表达自己的需要或想法;不能充分理解他人言语。

3) 孤独症儿童的智力特征

(1) 大多数孤独症儿童伴随有智力障碍。

(2) 孤独症儿童操作能力优于语言能力。韦氏智力量表信、效度较好,对孤独症儿童进行心理学评估时最好使用韦氏量表。操作方面图片排列、积木较好;言语方面背课文成绩较好,理解、词汇成绩较差。

（3）部分高功能孤独症儿童在某些技能方面有特殊能力。如数字的死记硬背、日期推算、数学计算、音乐、美术等方面。

4）孤独症儿童的行为特征

（1）刻板行为　孤独症儿童的兴趣和活动倾向于僵化刻板，包括专注于局限性兴趣、强迫性动作、专注于玩具或物体的某一部分、拒绝改变生活规律或生活环境中细枝末节、常对某些物品产生强烈的情感依恋（如红砖、日历牌、塑料袋、地图和水果等）。山崎设计出 24 个项目构成的"孤独症乳幼儿早期行为表"，发现"长时间地盯着自己手指的动作或手的晃动""反复地做某种动作或游戏"等行为是孤独症早期的行为特征。

（2）社会交往行为　Wing 研究发现 7 岁以下孤独症儿童的人际互动约有半数属于孤独型，其余半数则属于被动型及积极与人交往型。Loveland 认为孤独症儿童很少展示出分享等表达行为。Mundy 认为孤独症儿童在表达行为方面确实存在严重缺陷。表达行为的缺陷不仅表现在孤独症儿童与不熟悉的实验者的交流中，也表现在与关心他的父母、老师等的交流中。

曹纯琼使用孤独症行为量表进行测评，结果显示孤独症儿童在人际关系方面，与兄弟姐妹及其他大人相处时，"偶尔会有适当反应，会拉他人的手表示需要"；与同伴相处时，"若配合步骤，能有某种程度的相互作用"。至于游戏方面则显示，与大人及同伴的游戏为"经诱惑、怂恿会一起玩"；在团体适应能力方面，"对团体有某种程度的意识，但是多为自我任性的行为"；可见孤独症儿童的人际互动十分被动且社交技能差。

5. 诊断　到目前为止，还没有一个确诊孤独症的诊断工具。对于孤独症的检查来说，常用的是一些相关量表。主要有：孤独症行为量表（autism behavior checklist，ABC）、儿童孤独症评定量表（childhood autism rating scale，CARS）、孤独症诊断观察量表（autism diagnostic observation schedule generic，ADOS-G）和孤独症诊断访谈量表修订版（autism diagnostic interview-revised，ADI-R）等。量表结果仅具有一定的参考意义。

儿童孤独症诊断主要通过病史询问、精神检查、体格检查和必要的辅助检查，依据诊断标准做出诊断。对可疑孤独症儿童，病史询问和行为观察可根据有关的量表。诊断要点为：①3 岁以前起病；②社会交往质的损害；③语言交流质的损害；④狭窄、反复、固定僵化的行为、兴趣和活动。

在进行诊断的过程中，应严格按 1994 年《美国精神障碍诊断与统计手册（第四版）》（DSM-Ⅳ）孤独症诊断标准，或者是《中国精神障碍分类与诊断标准（第 3 版）》（CCMD-3）。

1）《美国精神障碍诊断统计手册（第四版）》（DSM-Ⅳ）孤独症诊断标准

（1）在以下①②③三个项目中符合 6 条，其中在①项中符合至少 2 条，在②和③项中至少符合 1 条。

①在社会交往方面存在质的缺损，表现为下列中的至少 2 条：a. 在诸如目光对视、面部表情、身体姿势和社交姿势等多种非语言交流行为方面存在显著缺损；b. 不能建立适合其年龄水平的伙伴关系；c. 缺乏自发性地寻求与他人共享快乐、兴趣和成就的表现，例如不会向他人显示、携带或指向感兴趣的物品；d. 与人的社会或感情交往缺乏，例如不会主动参与游戏活动，喜欢独自嬉玩。

②在交往方面存在质的缺陷，表现为以下至少 1 条：a. 口头语言发育延迟或完全缺乏，且并没有用其他交流形式例如身体姿势和哑语来代替的企图；b. 拥有充分语言能力的患者表现为缺乏主动发起或维持与他人对话的能力；c. 语言刻板、重复或古怪；d. 缺乏适合其年龄水平的装扮性游戏或模仿性游戏。

③行为方式、兴趣和活动内容狭隘、重复和刻板，表现为以下至少 1 条：a. 沉湎于一种或多种狭隘和刻板的兴趣中，在兴趣的强度或注意集中程度上是异常的；b. 固执地执行某些特别的无意

义的常规行为或仪式行为;c.刻板重复的装扮行为,例如手的挥动、手指扑动或复杂的全身动作;d.持久地沉湎于物体的部件。

(2)在以下三个方面至少有一个方面的功能发育迟滞或异常,而且起病在3岁以前:①社会交往;②社交语言的运用;③象征性或想象性游戏。

(3)无法用Rett障碍或儿童瓦解性精神病解释。

2)《中国精神障碍分类与诊断标准(第3版)》(CCMD-3)孤独症诊断标准

(1)症状标准　在下列①、②、③项中,至少有7条,且①至少有2条,②、③项至少各有1条。

①人际交往存在质的损害,表现为下列中的至少2条:a.对集体游戏缺乏兴趣,孤独,不能对集体的欢乐产生共鸣;b.缺乏与他人进行交往的技巧,不能以适合其智龄的方式与同龄人建立伙伴关系,如仅以拉人、推人、搂抱作为与同伴的交往方式;c.自娱自乐,与周围环境缺少交往,缺乏相应的观察和应有的情感反应(包括对父母的存在与否亦无相应反应);d.不会恰当地运用眼对眼的注视以及面部表情、手势、姿势与他人交流;e.不会做扮演性游戏和模仿社会的游戏(如不会玩过家家等);f.当身体不适或不愉快时,不会寻求同情和安慰;对别人的身体不适或不愉快也不会表示关心和安慰。

②言语交流存在质的损害,主要为语言运用功能的损害,表现为下列中的至少1条:a.口语发育延迟或不会使用语言表达,也不会用手势、模仿等与他人沟通;b.语言理解能力明显受损,常听不懂指令,不会表达自己的需要和痛苦,很少提问,对别人的话也缺乏反应;c.学习语言有困难,但常有无意义的模仿言语或反响式言语,应用代词混乱;d.经常重复使用与环境无关的言词或不时发出怪声;e.有言语能力的患儿,不能主动与人交谈、维持交谈,及应对简单;f.言语的声调、重音、速度、节奏等方面异常,如说话缺乏抑、扬、顿、挫,言语刻板。

③兴趣狭窄和活动刻板、重复,坚持环境和生活方式不变,至少符合下列中的1条:a.兴趣局限,常专注于某种或多种模式,如旋转的电扇、固定的乐曲、广告词、天气预报等;b.活动过度,来回踱步、奔跑、转圈等;c.拒绝改变刻板重复的动作或姿势,否则会出现明显的烦躁和不安;d.过分依恋某些气味、物品或玩具的一部分,如特殊的气味、一张纸片、光滑的衣料、汽车玩具的轮子等,并从中得到满足;e.强迫性地固着于特殊而无用的常规或仪式性动作或活动。

(2)严重标准　社会交往功能受损。

(3)病程标准　通常起病于3岁以内。

(4)排除标准　排除Asperger综合征、Heller综合征、Rett综合征、特定感受性语言障碍、儿童精神分裂症。

需要特别强调的是,孤独症的早期诊断较为困难,尤其在2岁以前,其原因主要有:孤独症儿童的表现在2岁以前可能尚不明显,不能支持孤独症的诊断;多数家长认为孩子的行为异常和语言落后会随着年龄增大而好转而忽视;非儿童精神专业的医务人员对本病认识不足。

二、孤独症的康复评定

孤独症的评定主要是使用相关检查量表。

(一)孤独症儿童行为量表(ABC)

ABC量表,由Krug于1978年编制,表中列出了57项自闭症儿童的行为特征,包括感觉能力(S)、交往能力(R)、运动能力(B)、语言能力(L)和自我照顾能力(S)5个方面。要求评定者与儿童至少共同生活3～6周,填写者为与儿童生活半年以上的教师。评分时,对每一项作"是"与"否"的判断。"是"评记"√"符号,"否"不做标记。把"是"的项目累积计分,总分≥31分为自闭症筛查界限分;总分>53分作为自闭症诊断界限分(参考值)。原作者提出该量表的筛查界限分为57分,而诊断分为67分。

孤独症的
鉴别诊断

随堂检测

Note

（二）CARS 量表

CARS 量表是一个具有诊断意义的经标准化了的量表,是由 E Schopler、R J Reichler 和 B R Renner 于 1980 年所编制的。评分标准如下:总分<30 分,无孤独症;30～60 分,有孤独症,其中 30～37 分为轻到中度孤独症,37～60 分为重度孤独症。注:可有 1.5、2.5 等分数。介于 1 和 2 之间的症状评为 1.5 分,依此类推。

（三）婴幼儿孤独症筛查量表（CHAT）

婴幼儿孤独症筛查量表（CHAT）是适合筛查 18 个月以前孩子的量表,其特异性尚可,但阳性率相对较低,即高危儿童被诊断的可能性大,但非高危儿童尚不能排除孤独症的诊断。

A、询问父母

1. 您的孩子喜欢坐在您的膝盖上被摇晃、跳动吗?

2. 您的孩子对别的孩子感兴趣吗?

3. 您的孩子喜欢爬高比如上楼梯吗?

4. 您的孩子喜欢玩"躲猫猫"游戏吗?

5. 您的孩子曾经玩过"假扮"游戏吗? 如假装打电话、照顾玩具娃娃或其他事情。

6. 您的孩子曾经用过食指去指、去要某件东西吗?

7. 您的孩子曾经用过食指去指、去表明对某件东西感兴趣吗?

8. 您的孩子会恰当地玩玩具(如小汽车、积木)而不是放在嘴里、乱拨或乱摔吗?

9. 您的孩子曾经拿过什么东西给你(们)看吗?

B、评定者观察

1. 在诊室里,孩子与您有目光接触吗?

2. 吸引孩子的注意,然后指向房间对侧的一个有趣的玩具,说"看,那里有一个(玩具名)",观察孩子有没有看你所指的玩具。

3. 吸引孩子的注意,然后给孩子一个玩具小茶杯和茶壶,对孩子说:"你能倒一杯茶吗?"观察孩子,看他有无假装倒茶、喝茶等动作。

4. 问孩子"灯在哪里"或说"用手指灯给我看",孩子会用他的食指指灯吗?

5. 孩子会用积木搭塔吗?(如果会,会用多少(积木的数量)?)

说明:孩子在您指的时候必须看着您的眼睛。B2 确信孩子没有看您的手,而是看您指的物品,则这个项目记录"是"。B3 在其他一些游戏中能诱发假装的例子,这个项目记录"是"。B4 如果孩子没有理解"电灯"这个词,重复说"玩具熊在哪里"或其他一些拿不到的物体。孩子能做到的话,这个项目记录"是"。

（四）儿童感觉统合能力发展评定量表

请家长根据儿童平日的表现认真填写问卷。根据儿童的情况在从不(5)、很少(4)、有时候(3)、常常(2)、总是如此(1)画圈。题中所说的情况只要有一项符合就算。

凡标准分≤40 说明存在感觉统合失调现象。一般来说,标准分在 30～40 之间为轻度;20～30 为中度;20 分以下为重度。

三、孤独症儿童的康复方法

（一）孤独症常用的康复方法

孤独症在治疗上需要综合的治疗策略。目前没有治疗孤独症的特效药,主要就是针对性的康复训练。

1. 孤独症药物治疗 当前有关孤独症的病因尚未明确,在总体治疗上尚无特效的疗法。

孤独症一旦诊断明确后，根据具体情况选用药物、按医嘱用药及规律服药，维持治疗，通常可以减轻多动、冲动、哭闹及攻击行为，具有改善行为、稳定情绪等作用。据近年文献介绍，治疗儿童孤独症的药物种类繁多，包括下列种类。

典型的(传统的)抗精神病药，包括氯丙嗪、舒必利、氟哌啶醇等。非典型的(新型的)抗精神病药，包括利培酮(维思通)、氯氮平、奥氮平等。临床近来常用小剂量利培酮治疗孤独症，可减轻多动、冲动、攻击行为和强迫重复行为症状，某些患儿可增进社会交往，奥氮平也有类似效果。

抗抑郁药一般选用氯丙咪嗪、丙咪嗪和 5-羟色胺再摄取抑制剂，如氟西汀、舍曲林、氟伏沙明等，也有应用丁螺环酮治疗孤独症，可以减少刻板行为、自伤行为、攻击行为和改善社会交往异常的症状。

孤独症儿童常伴有智力水平低下、生活自理能力差。可选用促进大脑功能(神经营养剂等)的药物，以促进中枢神经系统功能的发展，增加认知功能，提高智力水平。常用药物包括脑复康(吡拉西坦)、脑复新、哈伯英、凯尔、脑活素、活血素、脑复素等，也有应用神经生长因子注射的。中药益智药的种类也较多，常用的包括益智丹、益智宝、智康口服液、智力糖浆等。

2. 应用行为分析疗法　行为治疗是采用专门的行为矫正技术，如系统脱敏法、厌恶疗法、行为塑造等改变外显行为，获得目标行为，实际上是一个获得、消除和改变行为的学习过程。

应用行为分析疗法(ABA)通过任务分解，利用强化原理能有效矫正孤独症儿童的不当行为，塑造新行为。从目前来看，ABA 在孤独症训练方法中是运用最普遍、效果最佳的一种方法。但行为治疗过于机械化的做法受到诸多批评，而且行为治疗效果不能有效迁移到生活中，效果稳定性不够。行为治疗方法的厌恶疗法、惩罚等技术的运用可能会造成的孤独症儿童心理创伤也需要进一步确定。

3. 结构化教学(TEACCH)　结构化教学(TEACCH)由 Eric Schopler 及其同事提出并完善。它主张为孤独症儿童创设一个结构化环境，包括环境结构化、时间结构化、程序结构化和视觉结构化四个基本内容。以此对孤独症儿童的学习与生活环境进行系统性安排，充分利用孤独症儿童的视觉优势特征帮助他们明确学习、活动的区域，按照规定时间程序表来完成任务。据研究报告，结构化教学对孤独症儿童教育训练较有效，尤其对程度较重的孤独症儿童有效。但对程度较轻的儿童而言，则可能限制他们的发展，需要给予较多自由。

4. 感觉统合训练　感觉统合训练利用感统器材，如滑轮、滑梯、羊角球、大笼球、平衡木、弹簧床、秋千、时空隧道等，通过粗大运动和精细运动两类训练来发展他们的各项感知觉能力，并促成这些感觉的组合和统一。感统训练其本质是以游戏的形式让孩子参加，以丰富孩子的感觉刺激，且需要经过特定环境项目的选择和设计，让孩子与特定的环境相互作用，从而刺激其感觉统合能力的发展。

感觉统合训练的关键是同时给予儿童前庭、肌肉、关节、皮肤触压、视、听、嗅等多种刺激，并将这些刺激与运动相结合。这种训练对改善儿童运动协调能力、稳定情绪、注意力集中程度和提高学习成绩等具有明显的效果。尤其以触觉、平衡觉、本体觉三种感觉的训练为主。

感觉统合训练的作用：改善孤独症儿童的触觉、平衡觉等，提高手眼协调能力，使运动速度和稳定性都得到提高，改善儿童运动平衡及运动协调水平，促进情绪稳定，改善注意力等。

5. 图片交换沟通系统(PECS)　美国德莱瓦州孤独症儿童治疗中心的邦第博士和他的同事们提出了一个图片交换沟通系统，主要通过视觉形象来提高中重度语言障碍的孤独症儿童主动沟通与社会交往的能力，包含由易到难的六个阶段。

6. 人际关系发展干预(RDI)　人际关系发展干预(relationship development intervention, RDI)，由 Steven Gutstein 首创。他累积了二十多年治疗孤独症儿童的临床经验与研究心得，为了提升孤独症儿童的社交技巧而开发的。它融入多种治疗技巧，系统地引导儿童发展人际关系技巧。适用于所有存在人际关系障碍的 2 岁以上人士。目前是孤独症和阿斯伯格综合征的主要治疗方法之一。

人际关系技能训练的理论基础:①经验分享:发生于我们互动的时候,唯一的目的就是让自己有机会与对方分享彼此的内心世界。进行经验分享的人是以获得新发现和创造为动力。经验分享缺乏是所有孤独症的共有特征。②情感协同:情绪在以分享经验为唯一目的的情形下,维持高度同步的动作、认知、感觉与想法的状态的欲望与能力。专家指出缺乏情感协同是孤独症的典型特征。

人际关系发展分为 6 个水平:新手、航行者、学徒、探索者、挑战者、同伴。每个水平分为 4 个阶段,共 24 个阶段。

7. 社交故事(social stories) "社交故事"是美国孤独症儿童辅导员 Carol A. Gray 所创。它是以孤独症儿童的学习特点为依据,并按照特定的指引编写短篇故事,希望能借着讲故事、读故事来增进儿童对社交处境的理解。

社交故事是一些具有特定模式的短故事,内容是客观描述人物、技巧、事件、概念或社交处境;分享一些对照顾者来说是显然自明的资料(where,when,who,what,why,how),但这些对孤独症儿童来说是混乱难明的;常用于帮助儿童面对困难的社交处境,当中也常会指出什么是理想的行为反应。适用于能力较高的轻中度孤独症儿童,对能理解简单符号及简单的语句(如认字、阅读、辨图、辨相、说话……)的儿童尤其有帮助。社交故事治疗方法的实施步骤:①确定一个目标行为或困难情景;②对目标行为加以明确定义;③收集基线数据;④撰写社交故事;⑤编辑社交故事;⑥为社交故事配置视觉材料;⑦定期给孤独症儿童讲社交故事并示范所期望的行为;⑧在干预的同时继续收集和记录行为数据;⑨评估视觉社交故事的干预效果;⑩巩固和扩大干预效果。

8. 其他方法 如常见的有游戏疗法、艺术治疗、音乐疗法、地板时光、沙盘游戏、拥抱疗法、舞蹈治疗等。

(二) 具体方法介绍(应用行为分析疗法)

1. 概述 由于孤独症是一种广泛性发育障碍、致残率很高,而且病因至今仍不明确,目前没有针对病因的治疗方法,只能够针对孤独症儿童的症状表现进行对症治疗,从而减轻孤独症儿童的症状,提高孤独症儿童生存和发展能力,争取其尽量回归主流社会。

20 世纪 70 年代,美国加州大学洛杉矶校区的 Lovaas 创立少年孤独症训练项目,该项目运用零散单元教学法(又称为离散单元教学法),强化理论和简单祈使句对孤独症儿童进行密集的行为训练,后来发展为应用行为分析疗法。它强调运用功能分析法,从个体的需要出发,采用"A—B—C"模式,即"前因(需要)—行为—结果"来塑造正性行为。该方法是目前孤独症儿童早期教育训练最有效的操作性方法之一,具有可操作性强、方法较简单的特点。

Lovaas 曾在 1987 年报道过其纵向研究的成果,将研究对象分成对照组和试验组,运用 ABA 技术训练两三年,训练时间每周超过 40 h 的试验组有 47% 智商超过 100,每周训练 10 h 左右的试验组只有 2% 智商超过 100,而没有任何训练的对照组智商无明显变化。后继的研究表明,有 90% 的孤独症儿童经过训练有显著效果,而 1 岁 2 个月是孤独症儿童应用行为分析疗法进行行为训练的最佳开始期。后来 Mc Clannahan 等的研究认为,该方法也同样适用于成年孤独症患者。

1)行为学家的观点

(1)行为曲线(图 10-1) 行为学家认为人的行为密集度呈正态分布。大多数人的行为都落于中央位置。而行为过少和行为过多的人只占很少的一部分。也就是说正常人也会存在行为过多或过少的现象。

(2)正常人的过多或过少行为 正常人也会存在过多的

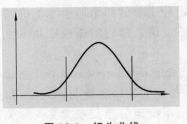

图 10-1 行为曲线

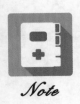

行为,如有的人会在学习的时候喜欢转笔,他的这种转笔的行为发生的频率过高,就形成了一种过多行为,通过转笔这种过多的自我刺激行为,他可能学习得更加认真、投入,学习效率可能会更好。再如有的人很喜欢讲话,而有的人则非常喜欢运动。这些都有可能是以过多的行为形式出现。但也有的人非常内向,他们不喜欢与人交往,有了空闲时间也是待在家中不喜欢出去,不喜欢讲话,他们在社会交往上往往表现为过少的行为。

（3）过多或过少的行为不是问题行为需满足的条件　正常人存在过多或过少行为的问题,但我们往往不认为这些现象有问题,是因为虽然他们的行为发生频率属于少数人的范畴,但他们的行为也满足以下的要求,所以我们认为是正常的。首先过多或过少的行为不能影响个体学习新的行为;其次不能影响个体以前学习到的行为,也不能影响个体的正常社交活动;最后它们不能影响个体的独立生活能力。凡是不能满足以上条件中的任何一条时,都应该充分地进行思考,往往那种行为就可能是问题行为,要予以行为治疗。

（4）行为学家对于孤独症患者的观点　行为学家认为孤独症患者在行为上出现了行为的缺陷和行为过度的表现。行为缺陷的表现有言语交流的接受和表达、非语言交流、独立游戏（兴趣）和集体游戏、自理行为等。行为过度的表现常常有攻击行为、自伤行为、自我刺激行为、刻板行为、暴躁行为。而对孤独症儿童的治疗就是要使其过少的缺陷行为通过训练使其增多,同时运用行为学的方法使孤独症儿童过多的行为得到控制。

2）ABA 的优点

（1）该方法把所有个体的复杂行为都分解成小单元行为,也就是简单行为,通过回合式教学的方法教会小单元行为,然后再通过训练慢慢把复杂的行为复原出来。例如洗手、扣扣子等复杂的生活自理行为即是通过这种程序进行训练复原出来的。

（2）个体化明显。使用应用行为分析方法时,程度不同的孤独症儿童,从哪个小单元开始进行教授,从哪个起点开始也不同。

（3）教授的是功能性的课程。也就是在课程的选择上应选取在孤独症儿童的社交上"重要"的行为。

（4）正面性干预方法。在教学中注重教正确的行为而不是纠正错误的行为。因此在训练过程中,尽量不让孤独症儿童有出错的机会,可能通过及时给予提示的方法实现。

2. 功能分析模式

1）功能分析模式（A—B—C 模式）　A—B—C 模式是分段式教学（回合式教学）的理论基础。

　　　A　　—　　B　　—　　C
　antecedent　　behavior　　consequence
　　前因　　　　行为　　　　结果

（1）A—B—C 行为观察记录表　系依 A—B—C 行为观察之概念所设计。A(antecedent)指的是前事刺激(事件),也就是问题行为出现前发生了什么事;B(behavior)指的是问题行为本身;C(consequence)指的是行为结果,也就是问题行为出现后发生了什么事。A—B—C 行为观察法透过行为的来龙去脉——前事刺激、行为本身、行为结果,归纳出目标行为与前事刺激、行为结果之间的关系,以找出行为所代表的功能。

A—B—C 行为观察记录表主要以单一问题行为（目标行为）之观察记录为主,由老师就某一特定问题行为(B),经由实际观察到的问题行为发生的来龙去脉加以记录。换句话说,老师必须亲眼观察到、知道问题行为出现前发生了什么事(即前事刺激为何),问题行为出现后紧接着产生了什么事(即行为结果为何)才可以记录在 A—B—C 行为观察记录表上。

使用本观察记录表有三个主要的用途:①增进教师对问题行为的观察能力。因为教师必须记录问题行为出现前与出现后的相关行为,因此必须要有敏锐的观察能力才不会遗漏重要信息。

115

经常利用 A—B—C 行为观察记录表记录孩子的行为,能有效增进教师观察的敏锐度与准确度。②增进教师对问题行为的了解。如孤独症儿童在何种情况下,比较容易出现问题行为,也可以获知自闭症儿童的问题行为和环境中的哪些人、事、物有关。③增进教师客观而非主观研判自闭症儿童问题行为的能力,进而增强辅导的能力。

（2）前因　前因是对行为之前环境因素的客观描述,包括客观物理环境和其他人的行为。如时间,在什么时候进行训练;地点,选择在哪里教;人,由谁（父母/教师/孩子）来教;事情或活动,行为发生前发生的导致行为发生的事件或活动。在训练中指令、教学方法、教材等也属于行为的前因。

（3）行为　首先,行为是具体的、特别的,也就是说行为应该是详细的、明确的、不同的人的一个具体行为应该是一致的。其次,行为是可以看到的。再次行为是可以衡量的,它的发生的次数是可数的。因此我们平时所说的发脾气、有礼貌、伤心均不是应用行为分析疗法中的行为。

（4）结果　结果是行为所获得的东西,它可以增加或减少行为的发生。强化（正、负强化）可以增加行为的发生,反之惩罚会减少行为的发生。①正强化,是指当某种行为出现后,立即得到一种强化物,这种强化物能够满足行为者的需要,并使这种行为在那种情景或刺激下出现的概率增加。例如当患者遵守纪律、保持安静时给其喜欢的玩具,孤独症儿童以后遵守纪律、保持安静的现象出现增多的现象。②负强化,是指行为者置身于或即将置身于一个厌恶性情境中,当其采取某项行为后,该厌恶性刺激会终止或避免,即当孤独症儿童做出好的行为后,其厌恶的刺激消失。如当孤独症儿童不遵守纪律时给予厌恶的刺激（如不允许出去玩）,当孤独症儿童安静了以后,撤销厌恶的刺激（才能出去玩）。③惩罚,是指在某行为后出现的某一事件,该事件使得该行为再次出现的可能性下降,即当孤独症儿童做出不好的行为后,厌恶的刺激出现。如当孤独症儿童不遵守纪律时,给予厌恶性刺激（如不允许出去玩）。

在 ABA 的训练中,往往在设计前因（特定的时间、地点、教材、指令等）下,使孤独症儿童出现期待的目标行为,然后给予结果（强化物）,从而促进目标行为的维持及更多地发生。

2）强化物　强化物不是奖励,它是能增加或维持行为的环境中的任何因素。正常人在工作和生活中也有强化,如:通过努力工作获得更多的收入,精心打扮自己以后获得别人的赞美等。在分段式教学（回合式教学）的操作中,强化物是用来对孩子的正确反应进行"奖励"的物品和活动,其特点是多样性,即凡是对孩子能起到"奖励性"作用的事物都可能成为强化物。

（1）强化物的分类　强化物可根据强化物自身的特点分为以下几种类型:社交性强化物,如鼓掌、拥抱、摸摸头,说"你真棒""很好";实物强化物,如孤独症儿童喜欢的卡片、小玩具等东西;游戏强化物,如孤独症儿童喜欢的游戏（荡秋千）、玩电脑、看电视等;食品强化物,如孤独症儿童喜欢的糖、饼干、薯片等;代币强化物,各种代币,如小红花等。

根据强化是否是自然发生,强化物可分为自然强化物和特设强化物。自然强化物是指跟随某些行为后自然发生。如喝水之后口渴的感觉消失。特设强化物是指那些并不是跟随行为自然发生,而是人为给予的强化物,如在 ABA 训练中当孤独症儿童听从教师的指令摸一下红积木后,教师给孤独症儿童一块饼干吃。

（2）有效强化的原则　ABA 教学中为保证上课的质量,首先要选好本次课程的强化物,实现有效强化的原则。①适当性,强化物应该是孤独症儿童选择出来的,是孤独症儿童所喜欢的,能真正起到强化的作用;②伴随性,指当孤独症儿童完成教师所指定的任务后,应伴随给予强化物;③即时性,指当孤独症儿童完成教师指定的任务后,在其行为发生的 3 s 内给予强化物;④一致性,指在孤独症儿童的 ABA 教学中,如果有多位教师参与教学训练,那么不同的教师在给予强化物时应保持一致性原则。

（3）如何选择合适的强化物　首先应对孤独症儿童实行强化物的调查和选样。观察孤独症儿童平时的选择倾向,应提供 6 种以上的选择,选中后随机换位置再次进行选择,如果连续 2～3

Note

次均选择同一个物品,则此次课程的强化物即为此物品。在选择强化物时,应注意评估其是否有效,是否安全健康,是否可以做到,即"可实现性",是否可以控制,即"可控制性"。

当孤独症儿童不注意学习时应首先考虑强化物是否有效。应重新让孤独症儿童选择强化物从而判别是否是由于强化物失效所导致。在教学中应注意强化物会随时间、地点的改变而改变。如果需要,孤独症儿童可以同时拥有 2 件以上的强化物。

当本次课程的强化物选好以后不能立即拿开,如果是实物强化物可以给孤独症儿童玩一会,如果是食品类的强化物可以给孤独症儿童吃一点点,然后应立即开始进行教学。

（4）强化的频率　强化的频率分为高频强化和低频强化两种。高频强化是指固定比例（1∶1）,即对孤独症儿童的每一次正确反应给予一次奖励。高频强化在孤独症儿童对教学的配合能力较弱、情绪较差或对孤独症儿童提出新的课题时使用。低频强化是指变化比例（X∶1）,即在孤独症儿童数次正确反应后给予一次奖励。低频强化在孤独症儿童能够较好地配合教学、情绪较好、孤独症儿童进行其所喜欢的活动时、课题难度不大或孤独症儿童已表现出能够独立完成时使用。通过强化比例的变化也可以看到孤独症儿童配合能力及自我控制能力的变化。

（5）避免过度强化　在教学中应注意避免一次给予孤独症儿童过多的食物类强化物,防止孤独症儿童过快出现吃饱了的现象,进而使强化物失效。同样对于实物强化物也应避免让孤独症儿童一次玩的时间过长。当强化物失效时,也应考虑到是否是强化物太单调而缺乏变化,导致孤独症儿童缺乏持久的兴趣。

（6）建立操作性条件　操作性条件是指利用或改变环境因素从而提高强化物的有效性。如当孤独症儿童饥饿时食物的强化效能会有所提高。而炎热天气时或孤独症儿童吃过较干的食物后,水对孤独症儿童的吸引力会上升。喜欢玩的玩具,很久不给予孤独症儿童玩以后,该玩具对孤独症儿童的吸引力会更强。当孤独症儿童闻到食物的香味后,食物对孤独症儿童的吸引力也会上升。

3. ABA 教学技巧和课程形式　ABA 教学是从教技能开始,并以其为中心。而孤独症儿童的许多行为问题多与儿童的相关技能缺乏有关,ABA 教学从技能着手更有可能在孤独症儿童的教育中成功。

1）ABA 教学的主要程序及注意点　在教学时,尤其是在教学的初期阶段应拿走分散孤独症儿童注意力的物体。在上课之前应把本次上课的所有材料准备好。在教学时应注意遵循强化的原则,即有效强化的原则。在教学中应遵循课程的形式及测试的阶段,当孤独症儿童的能力不够时不能进行下一阶段。在教学中教师应清楚教学的目标以及教学应遵循的泛化级别。同时在教学中注意遵循提示的层次,提示的力度应逐渐减弱。当孤独症儿童在学习过程中出现错误的反应时,教师应及时对错误行为进行纠错。教学中应随时进行数据的记录,通过详尽的数据来分析孤独症儿童学习的效果,并决定是否进入下一阶段的学习。

2）ABA 教学中常运用的技术

（1）塑造　塑造法（shaping）是行为改变的一种方法。它是通过强化近似成功的反应逐步建立新的行为。即通过连续不断地逐步强化、修正个体的行为,使其行为逐渐接近设定的目标。

ABA 是将行为分解成细小的部分,即小单元的行为进行教学的,在教学中可以通过强化近似成功的反应来"塑造"孩子不断趋近和最终完成所期望行为（目标行为）,因此一个得到强化的行为应该比以前的行为更接近期望行为的标准。该技术能够增加孤独症儿童获得强化的机会,并使其获得成就感。在使用该技术时应注意把握好"赏进不赏退""赏好不赏差"的塑造原则。

经常需要采用塑造法的情况有:①身体动作（对孩子动作进行强化,使这些动作越来越接近正确的动作）;②语言技巧（对孩子逐步改善的发声进行强化）;③书写及绘画（在孩子画出的字母越来越接近于卡片上的字母时给予强化）。

（2）提示　提示又称为辅助,是一种外加的暗示以增加获得一个新行为的成功概率。即一种附加的刺激,它被使用在有意识地引发正确反应(期望反应),从而帮助孤独症儿童在指令与正确反应间建立联系,以保证孤独症儿童行为的正确性,使强化的目的得以实现。进行提示能加速孤独症儿童的学习进程,同时也可减少孤独症儿童学习中所遭受的挫折。

提示可以分为以下几类:①身体提示(physical):通过接触儿童的身体帮助他完成正确反应,包括完全的和部分的身体提示。②动作示范(modeling):通过示范指令的动作帮助孩子理解并完成。③手势提示(gestural):用手势动作(指点、示意)帮助孩子作出正确反应。④位置提示(positional):将刺激物置于孩子易给出正确反应的位置上。⑤语言提示(verbal):a.用语言补充/描述指令,示意孩子应有的正确反应;b.在语言刺激中给出(全部或部分)正确答案。⑥视觉提示(visual):用图片或实物对孩子进行提示。

在使用提示时应注意提示的时间要及时,以帮助孩子建立信心、发生兴趣并体验成就感。其次提示要与强化结合使用,在提示孤独症儿童作出正确反应后应及时给予强化。

(3)渐退提示的层次　渐退是指逐步撤销提示的过程。而提示的层次应遵循从最大干预到最小干预的顺序。如提示应从全体式的提示到半体式提示再到动作示范,逐步降低提示的强度,直至孤独症儿童能独立完成目标行为。例如,孤独症儿童在使用身体提示下完成"摸"的行为后,下一个回合尝试采用一个手势提示(指着正确的实物),来提示孤独症儿童完成"摸"的行为。再如,使用一个语言提示完全说出一个实物名称使孤独症儿童模仿说出后,下一个回合尝试只发出第一个音节来提示孤独症儿童仍模仿说出实物的名称。适当地延长"等待"的时间也是一种提示的渐退,在孤独症儿童已经能在一种提示下完成目标行为后,可以尝试在下一个回合中,如果孤独症儿童没有对指令作出即时反应,适当地延长提示给予的等待时间,但注意等待时间不能超过5 s,并避免孩子出现错误反应。

在教学中要逐渐地撤销提示,直至孩子在没有提示的情况下也能够独立完成。但记住要慢慢地撤销提示,在一种水平的提示消失或减弱之前,孤独症儿童应能够在这种提示条件下成功地完成几个连续的回合。如果提示减弱后,孤独症儿童不能完成正确反应,应返回到减弱以前的提示等级上去。也就是说,在确定了降低或减弱后的提示肯定不行后,要使用肯定能够使孩子作出正确反应的(程度较高的)提示。

ABA的教学是以提示的消失为最终目的,要求孤独症儿童能逐步独立完成所期望的目标行为。为避免造成孩子对提示的依赖,在第一次给提示时就要想到提示的消失,也就是说在第一次给予提示时就应该设计好提示渐退的层次。

在教学中应防止进行不经意的提示,因为不经意的提示一般不容易渐退,同时它还会误导教师对孤独症儿童学习情况的判断。如在不经意提示下,孤独症儿童的表现似乎会更好一些。有些孤独症儿童在不经意的提示下会更多地注意无关的线索。在教学中常见的不经意提示有瞥视、姿势、位置、交替发出指令、表情、孤独症儿童反应正确时教师反应得快、孤独症儿童反应错误时教师反应得慢等。

通过给予提示能帮助孤独症儿童理解(语言)指令,保证孤独症儿童成功作出正确反应;建立对指令必须作出反应的意识;使教学能继续进行。

3)分段式教学(回合式教学)

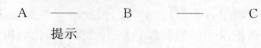

（1）指令　指令是指让孤独症儿童做某件事情时所出示的刺激。可分为语言指令,如让孤独症儿童做某件事情时所说的话;非语言指令,如手势、示范动作、物品、卡片等。指令可以使孤独症儿童理解别人的意愿,并建立起自己与别人是有关系的意识。

发指令时应注意以下的原则：①统一性：在开始教一个孩子时，指令要保持一致，以使孤独症儿童准确地理解教师要他做什么，等孤独症儿童能力提高以后才可以考虑是否能变化指令。②不重复性：如果指令发出后，提示下孤独症儿童没有反应，应认为孤独症儿童作出的是错误反应，应对错误予以纠正。而不应重复再给予指令，甚至多次给予指令及提示。③与强化结合使用，在孤独症儿童出现正确的反应后，应及时给予强化。

发指令的技巧为：①及时、适时；②明确、准确，不应该有选择，如好不好、行不行、可不可以；③声音清晰，以平常说话的语调为好；④内容上可根据孤独症儿童的能力，由简单明了向复杂发展。例如：给我笔——给我红笔——给我桌上的红笔——请给我桌子上的红笔——请拿给我桌子上的红笔。尤其在教学的开始阶段或者在孤独症儿童掌握某种技能有困难时，指令要简明。简明的指令有助于避免混淆。

给予指令后，要给孤独症儿童3～5 s的反应时间，这样孤独症儿童可以有时间进行思考。反应的时间太短或太长都不利于教学，太短可能会引起孤独症儿童的混淆和混乱，太长又可能会使孤独症儿童注意力出现分散现象。

当给予指令后孤独症儿童没有正确反应时，教师应该保持镇静，不能着急，应该表现出"忽视"的态度，而不应关注。更不能对孤独症儿童予以呵斥，而应充分理解孤独症儿童学习进度缓慢的特点，保持平静的心态。

在给予指令后，教师应明确孤独症儿童的目标反应。发指令前教师首先需明确要让孤独症儿童做些什么。只有教师明确地知道指令的内容要求和预期反应，孤独症儿童才有可能明白。

（2）小单元的行为（简单行为）　ABA的教学中，当复杂行为全部不会时，应将其分解成小单元的行为分别进行教学，然后再用任务分析的方法将复杂行为复原。在分段式教学中（回合式教学），教师事先要明确孤独症儿童的目标行为是什么，完成质量要达到什么标准，对于达到标准的目标行为才能予以强化，即强化的标准要始终如一。如指令是"碰一下鼻子"时，事先要明确孤独症儿童的手要靠到鼻子多近才算是碰到了鼻子。如果标准是只有手碰到鼻子的皮肤才算成功的话，那么用手指鼻子的行为就不能予以强化。明确强化的标准有助于所有教师保持教学的一致性，有助于孤独症儿童作出正确的反应，同时也有助于教师保持客观的教学态度。但应注意强化的标准应该根据孤独症儿童的能力水平进行确定及调整。

（3）正确的反应　教师要在孤独症儿童作出反应后立即给予正确的反应。一般教师要在3 s内给予反应。教师反应的意义要明确，不能模棱两可，如不能在说"不对或者错了"的同时，脸上还同时微笑，也不能在说"好"或"真棒"的时候还皱着眉。

当孤独症儿童做了正确的行为后（目标行为出现），教师应对孤独症儿童的目标行为给予强化。当孤独症儿童做了错误的行为后（目标行为没有出现），教师的正确反应应是对孤独症儿童的错误行为给予"不对"的指示并进行纠错。

一般当教师给予指令5 s后，孤独症儿童仍没有作出正确的反应，视为孤独症儿童出错。如果孤独症儿童出现离开座位、抢东西等其他不当行为时，也视为孤独症儿童出错，应予以纠正和纠错。

在小单元行为的教学中孤独症儿童犯错后，应采用"四步纠错"的方法进行纠错：

示范——如在物体名称的听力训练中，教师应拿起物体，指着物体说"这是××"；

提示——教师给予指令后，给予提示，当孤独症儿童作出正确反应后，不给强化物（但可给社交强化物）；

转换——让孤独症儿童做以前会的一个简单行为；

重复——教师给予指令后，不给予提示，如孤独症儿童作出正确的反应，则给予强化物。

如孤独症儿童再次出错，重新进行四步纠错法。对于一个目标行为，如果孤独症儿童出现连续几次纠错后，都在重复时出错，可以不再进行四步纠错，而应考虑从头教起。

如果在纠错中,孤独症儿童出现发脾气、要强化物的行为时,可尽量予以控制,如控制好教学的节奏、对孤独症儿童发脾气的行为予以忽视。如果无法控制时,也不能立即妥协,可以换孤独症儿童以前会的一个目标行为或难度较低的目标行为,当孤独症儿童在教师的指令下完成这个要求较低的目标行为后,再给予强化物。否则会强化孤独症儿童发脾气、要强化物的不当行为。

(4)分段式教学的阶段 分段式教学可以分为 ET、DT、RT、MT 四种阶段。

ET(expanded trials,扩展试验)是系统地将目标物呈现在孤独症儿童面前,同时逐渐增加辨别物的数量进行教学。

DT(discrimination trials,辨别试验)是当孤独症儿童已经掌握"同一课程"中 6 个以上的项目后,将这一课程中已掌握的项目随机地呈现在其面前进行分辨。

RT(random trials,随机试验)是在不同的反应课程中,将已经掌握的项目呈现在孤独症儿童面前让其辨认。

MT(mass trials,大批量试验)是利用同样的指令、同样的教材,反复进行目标行为的训练。MT 是一种训练技巧,当孤独症儿童对学习第一目标无充分准备,或缺乏理解时常常使用该方法。在此方法中只有一个目标反应,逐渐撤销提示直至孤独症儿童能独立完成目标行为。

(5)任务分析 分段式教学解决的是小单元行为问题,但现实生活中并不全是简单的小单元行为,还存在很多的复杂行为。对于复杂行为的训练可以通过任务分析的方法予以解决。任务分析是将复杂行为分解成可以控制的步骤,从而可以每一次都用统一的方法进行教学。任务分析可以让教师用逻辑的顺序进行教学,能预防教师出现遗漏教学步骤的现象,并在具体的教学中让教师发现孤独症儿童障碍及学习困难的领域。

①明确复杂行为的步骤:任何一个复杂行为运用任务分析的方法进行教学时,都应首先明确该复杂行为的具体步骤。即把复杂行为分解成小单元行为。在分解时,可以采用表格的形式进行记录。

例如:洗手行为分解成小单元行为(表 10-1)。

表 10-1 洗手的步骤

步骤	第一天 ( )	第二天 ( )	第三天 ( )	第四天 ( )	第五天 ( )	第六天 ( )
1. 打开水龙头						
2. 按压洗水液						
3. 搓手						
4. 双手置于水龙头下						
5. 接水搓手						
6. 关闭水龙头						

②连环法(Chaining):连环法是将目标行为分解为简单的小单元行为,将较简单的小单元行为连在一起按照一定的顺序教。最终使孩子能独立完成一个包含有一系列动作的活动(目标行为)。

在采用连环法之前,必须确定孩子已经能独立完成每一个小单元行为。它有前进连环法和后退连环法两种形式。前进连环法是从第一个动作开始独立直至最后一个动作;后退连环法是从最后一个动作开始独立直到第一个动作。需注意的一点是,无论使用前进连环法还是后退连环法,在训练孩子学习独立完成第一步时,其他的步骤要在辅助下完成。

③任务分析的具体操作及教学方法:面对复杂行为时首先要写任务分析表,此表与结构化教

学中的程序时间表不同,它不是给孤独症儿童看的,而是给教师看的。任务分析表可以根据孤独症儿童生活中的具体情况进行调整,确定以后不同的教师要在教学中遵循分析表的步骤,不能随意进行更改,从而保证一致性的教学原则。

可以使用前进连环法和后退连环法进行教学顺向链接。有长期从事 ABA 训练的专业人员认为后退连环法的效果更为理想。如果在操作过程中,孤独症儿童出现了错误,首先,将孩子带回错误的前一步;再次,到此步时给予预期性的提示;最后,连续完成以下步骤。

4) 解决教学中障碍的常见方法

(1) 考虑强化物 当教学出现问题时,首先应考虑是否是强化物不合适所导致。即使在课程开始前已经进行了充分的强化物的选择,但因为强化物的强化效能的可变性,在教学中孤独症儿童出现注意力不能集中、不断出错等问题时,也应首先排除强化物的问题所导致教学无法顺利进行。

(2) 能力不足的问题 在教学活动中,如果教学目标的制订超过孤独症儿童的能力水平时,由于能力的欠缺往往会使课程无法顺利进行。例如教师想教孩子写字,但如果孤独症儿童还不会握笔,那么想让孤独症儿童写出最简单的"1"字也是十分困难的。

(3) 行为过度问题及对抗行为 当孤独症儿童存在与目标行为相对抗的行为时,应先解决问题行为,如想让孤独症儿童模仿拍手动作,但孤独症儿童不停地玩手,应予以纠正。有时孤独症儿童的过度行为,也会影响教学的开展。如孤独症儿童明显多动,根本不能坐在椅子上时,此时应对孤独症儿童的安坐能力进行训练,在选择教材时也应充分考虑到孤独症儿童的兴趣,使用其感兴趣的教材进行教学。

(4) 教师的错误 教师存在不经意的提示,但教师并未意识到,因此导致提示未渐退。例如甲教师给予指令后,会不经意地注视目标物,因此甲教师通过教学的记录判断孤独症儿童已经学会了该目标反应,但乙教师在教学中发现孤独症儿童根本没有学会该目标反应。

教师在教学中未运用塑造方法等,教师发指令时孤独症儿童注意力不集中,强化物的给予不及时,对孤独症儿童的行为出错更正不及时,教师的指令不清楚(注意指令不是问题)等都可能是导致教学出现障碍的原因。因此在教学过程中如果出现了问题要详细地分析,找出导致教学障碍的原因,针对不同的原因改进或调整教学活动。从而使教学活动顺利地进行下去。

5) 数据记录 在教学活动中,为保证教学活动进行的客观性,及时掌握孤独症儿童的学习情况,必须对孤独症儿童的学习进行详尽的数据记录。通过确切的数据决定是否进入到下一阶段的学习,才能保证教学活动的顺利开展。

在记录中应对每一项目标反应进行记录,分辨较多时可以不详细记录,只记 d,而不用区分 d1。为保证教学的正常速度,减少记录的用时,在达到记录要求的前提下,记录时可用简写。如可以用"+"表示孤独症儿童出现了正确的反应。"—"表示孤独症儿童出现了错误反应。"O"表示孤独症儿童在指令发出后没有作出反应,这种现象也是错误的表现,但它同真正的错误还是有一定的差异,有时当孤独症儿童经常出现对指令没有反应时,往往是对教学活动不感兴趣,也可能是强化物失效所导致。"P"表示孤独症儿童在提示下完成行为,在计算结果时,其不计入成功之内。"ec"表示教师对孤独症儿童的错误行为予以了四步纠错。

在 ET、DT、RT、MT 的数据记录中可采用线形记录方式。

例如:ET_1 的记录如下。

1	1	1	1	1	2	2	2	2	1	2	⌒2	2	2	2	1	2	1	2	2	1	⌒2	⌒1	1
P	P	+	+	P	P	+	+	—	ec	+	—	ec	+	+	+	+	+	—	ec	+

通过计算来获得 ET_1 中孤独症儿童独立完成目标行为的百分比,一般认为只有孤独症儿童连续 2 天以上超过 80% 时,并且能通过 2 位训练者的训练达标,才能进入到下一阶段的学习。

数据记录后填写"数据记录表"(表10-2),并进一步画出"学习变化图"(图10-2),可使教学的效果更为明显。

表 10-2　数据记录表

日期	教师	目标	正确	错误	需提示	正确百分比	试验数据	问题分辨物

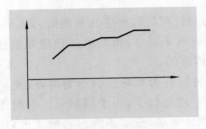

图 10-2　学习变化图

4. 行为矫正　行为矫正(behavioral modification)的理论奠基于华生的行为主义理论及20世纪初期两种学习理论的影响,一是巴甫洛夫的经典条件反射,二是斯金纳的操作性条件反射。孤独症儿童可表现出严重的不正常行为,大量的行为矫正研究证实,这些不正常行为可以通过行为干预的方法加以控制甚至消除。

1)问题行为　问题行为指的是那些影响到自身发展、家庭生活以及人际关系的非社会预期性的行为。这些问题行为不是因躯体疾病所引起。因此,问题行为并不是家长认为有问题的行为。如孩子总是哭闹,所以家长认为孩子的哭闹是问题行为,但分析之后,也许可以予以否定。问题行为也是人的行为,所以它也符合人类行为的特点,即它是人们说的和做的,是具体的、明确的,是可以看到的、可以衡量的,它的出现也受到环境的影响。

2)如何确定问题行为　问题行为具有以下的特点:①它会阻碍学习新的行为,如儿童不停玩手,从而无法进行精细动作的学习。②它会干扰以前学会的行为,如喜欢玩纸的孤独症儿童,即使会剪纸,拿到纸以后也只是玩,而不去剪纸。③它会影响孤独症儿童的独立生活,如孤独症儿童对母亲极为依恋,只要母亲离开他的视线,就不停地哭泣。④它会影响正常的社交生活,如孤独症儿童有伤害他人的行为,大声喊叫、破坏环境等。

3)孤独症儿童常见的问题行为　孤独症儿童常见的问题行为有:①伤害自身的自伤行为,如撞头、咬手等。②伤害他人的攻击行为,如打人、咬人、踢人、拉别人的头发等。③破坏行为,如破坏物品的砸东西行为、破坏环境的往楼下扔东西或大声尖叫行为。④自我刺激行为,这类行为没有明显的外部环境诱因,是对内在刺激的反应,即因为内在需求而寻找刺激的表现。具体又可分为:视觉刺激行为、听觉刺激行为、味觉刺激行为、嗅觉刺激行为、触觉刺激行为,如摇晃身体、来回奔跑、不停在床上跳、看手等。⑤还有一些行为,它本身虽然是好的行为,但由于孤独症儿童做的太多了,也变成了问题行为,如不停地问同一个问题,要别人回答给他听。

4)问题行为的功能分析(A—B—C模式分析问题行为的功能)

(1)行为的功能分析　行为学家认为,任何行为的出现都是有规律的,行为是在一定的前因下发生,行为发生之后,又会获得它的结果。这个结果可能促进行为的再次发生或减少行为再次发生的可能性。行为的功能分析就是通过对行为发生的前因,以及行为的结果进行调查分析,来回答"为什么出现该行为"的问题。

(2)问题行为的功能分析　就是通过对问题行为发生的前因,以及问题行为的结果进行调查分析,来回答"为什么出现该问题行为"的问题。因此对问题行为进行分析时,首先要确定问题行为是什么,它是在什么情况下发生的,行为发生之后又发生了什么,从这三个方面进行全面地分析,从而明确这个行为为什么会发生,也就是找出这个问题行为的功能。

5)孤独症儿童常见问题行为的功能　孤独症儿童的问题行为常常是他们的一种表达方式,即用这种方式表达他们的愿望和感受。问题行为的功能(孩子想以此方式达到的目的)可以归纳为:①逃避或回避功能,孤独症儿童为了回避一件他感到不愉快或困难的事情或环境,或从中逃离出去,从而出现问题行为。②吸引注意力,如引起教师、家长或其他人的注意。③自我满足,因内在的需求而发生的一种自我强化,行为有明显的自我刺激特点。④感觉强迫,原因与"自我满足"相类似,行为特点是固执和有顺序。

根据强化类型的不同和给予强化的人的不同,孤独症儿童问题行为的功能又可分为以下几种。

(1)社会性正强化　由他人中介的,社会性正强化的结果在目标行为出现后给予。如孤独症儿童在哭闹后得到了他想要的东西,或者孤独症儿童在哭闹后,家长去哄他,其获得了强化物,也就是家长的注意力。

(2)社会性负强化　当目标行为出现后,他人就终止令行为者感到厌恶的交往、任务或活动。如孤独症儿童在课堂上大叫或敲桌子,被老师罚站,孤独症儿童因此逃避了上课。孤独症儿童在课堂上大哭吵闹,老师没有办法继续上课只好中止教学活动,孤独症儿童也逃避了上课。

(3)自动正强化　强化的结果是行为本身的自动结果。如孤独症儿童的视、听、触、前庭本体感等各种刺激行为。

(4)自动负强化　目标行为自动终止或减弱厌恶性刺激从而强化了目标行为。如孤独症儿童头不舒服时,不停摇头,然后其头部不舒服的感觉消失。

6)问题行为功能分析的具体方法　问题行为功能分析常用的方法有三种:间接方法、直接观察法和试验验证法。在分析时应符合行为学功能分析的理论,即全面考虑前因、行为、结果三方面。

间接方法,通过对家长或其他熟悉孤独症儿童情况的人进行访谈或使用调查问卷来进行。前因应包括以下内容:时间、地点、人、事情或活动、人做了什么、孤独症儿童在做什么、什么情况下问题行为出现少等。行为在记录时应尽可能具体、详细、量化。结果应包括:行为之后发生了什么、行为之后他人做了什么、行为之后有什么变化、行为之后孤独症儿童得到了什么、行为之后孤独症儿童逃避或避免了什么。

直接方法通过直接观察记录(至少5次)获得资料。它与间接方法观察记录的内容相似,区别在于是专业人员自己观察出来的。

试验验证法通过操控问题行为的背景与结果来观察前因对行为的影响。可每天进行1～2次,每次时间大概为1 h,每一个情境的时间为10～15 min。记录每一类情境中目标行为出现的次数。某一情境中,目标行为出现的越多,则此情境是目标行为的功能的可能性就越大。

（三）孤独症的沟通训练

人具有社会性,在社会生活中不可避免要与其他人进行沟通。沟通在生活当中无处不在,个体在其人生的各个年龄阶段都能持续发展其沟通的能力。

不同的人在沟通能力上存在着差异。目前研究证实,许多特殊儿童均存在沟通障碍,如听力障碍儿童、视觉障碍儿童、孤独症儿童等。对于孤独症儿童来说,沟通能力的障碍既是其核心表现之一,也是对其进行特殊教育时不能缺少的重要训练内容之一。目前如何对孤独症儿童进行沟通能力的训练越来越受到大家的重视。

为对孤独症儿童进行沟通训练,教育训练专业人员曾经使用过多种方式。如:替代性沟通系统、手语或手势以及语言矫正训练。尽管这些方法都有一定的效用,但同时也存在着较大的局限。下面主要介绍图片交换沟通系统。

图片交换沟通系统(picture exchange communication system,PECS)正是为了取这些方法的

沟通基本知识及孤独症儿童沟通障碍

Note

长处同时弥补这些方法的不足而提出的。它也是替代性沟通系统的一种，线条画、图片、照片、商标等都属于图片交换沟通系统。此系统由 Bondy 和 Frost 从德拉瓦州孤独症教学方案(delaware autistic program)发展出来，主要是想要突破过去替代性沟通系统的教学限制，强调功能性与随机性的教学，教授孩子自发性沟通技巧。该系统的教学目的在于，通过视觉材料的功能性运用为有严重语言障碍甚至失语的孤独症儿童提供沟通的工具，并在此过程中教育训练儿童学习一定的社会交往技能。在教学中主要是透过孩子对于增强物的喜爱与需求，进而引发其自发性沟通的意愿，透过六个阶段循序渐进、结构化的教学，教导孩子利用图片与他人沟通，且从中学习口语表达的一连串教学过程。或许有人会担忧，图片交换沟通系统是否会妨碍自闭症儿童语言的发展。不过，在使用图片沟通时，通常训练者会在教学情境说出该图片的表达意思，如此长时间的语言刺激，儿童的语言能力自然获得发展，并减少因无法获得满足而产生的行为问题。有研究显示大部分孤独症儿童有认知缺陷的问题，但有些孤独症儿童却有异常的天赋，被称为"零碎天赋"，这些零碎的天赋常表现在记忆能力、拼图、视动、图形设计方面。图片交换沟通系统可以提供长久的视觉刺激，也可以通过儿童扫视去点选，不需要儿童从长期记忆中将符号找出来。

图片交换沟通系统由训练者、被训练者、可视性媒介(图片、文字、沟通本)、设置的情境组成。

1. 适用对象　PECS 原来是为孤独症、发育迟缓或其他具有沟通障碍的儿童设计的。Bondy 和 Frost 于 1994 年研究发现，66 位儿童均会使用图片与人沟通，甚至有 44 位儿童发展出口语能力。经过不断修正，教学的对象已从学龄儿童扩大至沟通障碍的成人。目前大多数观点认为此课程所适用的对象绝对不是局限于某种障碍类别孩子身上，而是所有沟通方面障碍孩子均可一试，不过因为该课程主要是教导孩子利用图片与人进行互动，因此已经会使用口语表达的孩子可能就比较不适用。

2. PECS 的特点　PECS 教学对教学对象的能力没有特定的要求，在教学的开始阶段即使儿童没有目光注视也能进行教学。此教学方法在教学的开始阶段就能进行沟通教学。在教学中非常强调主动沟通能力的培养，以及强调孩子的兴趣和选择的重要性。教学的内容上强调从教本能的、纯的要求开始。此教学的教学对象广泛，无年龄的限制。对于孤独症儿童来说，无口语的孤独症儿童是主要的教学对象，另外有口语的孤独症儿童只要存在沟通能力上的缺陷都可以用此教学方法来改善沟通能力。

3. PECS 使用的注意点　在进行 PECS 教学时要注意以下的两点：在教学的一开始需要强而有力的强化物，因此进行强化物的调查与选择就非常重要以及必要；在教学内容的选择上注意选择功能性课程，功能性课程应该是有助于孤独症儿童未来的工作或者有助于儿童的独立生活的课程。如在教儿童认数字时，纯粹地教数字以及加法、减法等各种数字运算即是非功能性课程，而在生活的实际运用中教数字(买东西用多少钱等)即是功能性课程。

判断课程是否是功能性课程可以通过以下的方式进行：在判断一个课程是否是功能性课程时，要分析如果孤独症儿童完成不了，是不是要别人帮助。如果答案是需要别人帮助，那么此课程就是功能性课程。如"学习使用勺子或筷子"，孤独症儿童如果不会使用勺子或筷子，那么他就需要别人喂饭，因此学习使用勺子或筷子是功能性课程；再如"学习拼图"，如果孩子不会拼图，那么他不玩就可以了，并不一定非要别人的帮助，因此学习拼图是非功能性课程。PECS 课程的终止是孩子决定的，即使孤独症儿童通过 PECS 的教学学会了一定的口语交流，教师也不能强求孤独症儿童在沟通时一定不能再用沟通本进行辅助。

4. PECS 教学的准备

1) 强化物的准备　首先要向家长或熟悉孩子情况的人询问孩子的情况，在询问的过程中除了要问孩子喜欢什么及不喜欢什么外，要注意追问，如家长提供的信息是"没有发现儿童有什么特别喜欢或特别讨厌的东西"时，要问"那孩子平时都通过什么方式来打发空闲的时间"，借此发现儿童的可能强化物。同时教师应对孤独症儿童进行观察、记录，如观察儿童试图接触所要物品的方式、哭闹时家长或其他人是用什么方式解决的、当某物品被移开时儿童的反应。在强化物的准备过程中要发展"强化的等级",即发现儿童的各种可能强化物的强化力度是高度、中度、低度、无所谓还是对物体拒绝接受。强化物选择后应注意强化物会随时间、地点等的改变而发生变化,因此要注意在必要时修改强化物的评定。

2)材料的准备 首先应根据孤独症儿童的具体情况决定是否使用 PECS 教学,当决定使用 PECS 教学时,要为孤独症儿童个体制作"沟通本"。通常沟通本中包含了三大主要部分:①句子条幅;②内页(夹页);③图片。如时间紧迫,可先制作沟通本中的图片开始教学,在教学过程中再制作沟通本。

沟通本是图片交换沟通系统的一项重要教具,配合教学进度,逐渐增加沟通本中图片的数量,并把学会的图片移至沟通本的内页、分页,将来可让孤独症儿童随身携带,作为与人互动沟通的一项重要辅具。图片数量要在儿童沟通的需要及扫视图片的能力平衡后决定。图片大小的确定应按儿童的能力决定,一般来说,对于辨认符号能力较弱的儿童,可采用较大的图片,能力较好的就可以使用较小的图片或者迷你图片。沟通本的版面设计应考查儿童扫视图片的能力后决定。当儿童需要时可选取所需要的彩色词汇图片。如果儿童要学习的图片数目较多,可按图片的类别而使用不同的颜色内页分门别类,并将颜色内页放入沟通本内,加快寻找图片的速度。如 Johnson(1995 年)的分类:橙色——食物,黄色——人物,红色——日常用品如文具、电器、家具、玩具、衣服,绿色——动作或活动,紫色——动植物,蓝色——情绪或感觉,咖啡色——地方或交通工具,白色——其他。当孤独症儿童已进入 PECS 的第Ⅳ训练阶段后,就要把"句子条幅"贴在沟通本内。沟通本制作过程中,首先可利用硬卡或较厚纸板制作活页的沟通本,亦可利用现成大小合适的本子。接着,在沟通本的封面及内页均粘贴上子母贴,由于子母贴可重复撕取的特性,让练习及使用上更便利,图片制作时最好能先把图片做好保护再粘子母贴使用,可延长使用的期限。沟通本的封面部分在教学及与人沟通时均在此处做练习,待熟悉后可将平时放在封面的图片移至"内页",让孩子可从内页寻找需要的图片与人进行沟通。制作一本属于孩子个人的沟通本,有利于他与他人的互动沟通,待训练完成之后,仍需针对孩子日常生活中与人、事、物的接触,持续扩大搜集图片。另外教师必须将沟通本放在相对固定的位置,让孩子了解当他要拿图片与人交换时,他的沟通本就在那里。教师也要注意沟通本的携带是否方便,因为只有如此孤独症儿童才可以随时随地与他人沟通。

材料的准备还包括收集强化物,当做好了强化物的调查与选择,并做好了相对应的强化物图片后,要把这些强化物准备好,随时进行教学。

在教学中应注意不要抢先沟通,如不要对孤独症儿童说过多的话。多做一些等待性的行为从而期待孤独症儿童主动进行沟通,并在平时制造或捕捉更多的沟通机会对儿童进行沟通训练。

5. PECS 的教学效果 Bondy 和 Frost 在 1994 年的一份研究报告显示,在为期 5 年的时间中,该中心收治了 85 名 5 岁以下的孤独症儿童,平均年龄 3 岁半。一般来说,这些儿童在开始时没有或基本没有语言或其他的功能性沟通技能。通过 3~6 个月的训练,大多数儿童能很快地掌握用图片来进行初步沟通的技能。然后在进一步的训练下,他们能在 6 个月到 1 年的时间内学会结合使用图片和语言来沟通交流。大多数孤独症儿童进而能在 1~2 年内慢慢过渡到以使用语言为主的接近正常的沟通交流。进一步分析表明,85 名儿童中有 66 名儿童在图片交换沟通系统下接受干预达 1 年以上的时间。通过这 1 年或更长时间的系统训练,有 59% 的儿童学会了或是完全用语言来表达交流。如果把结合使用图片和语言来沟通交流的儿童也考虑进来,那么就有 76% 的儿童学会了或是完全用语言或是部分用语言来进行沟通交流。

同时研究资料还显示,通过图片交换沟通系统的训练,孤独症儿童不仅能够学会表达交流,而且还有明显的行为进步。原因可能在于表达交流障碍是孤独症儿童不适行为的原因之一。通过训练后,孤独症儿童沟通技能有所提高,因此他们的不适行为相应出现了下降。

6. PECS 的优势及局限　孤独症领域的许多专家,对图片交换沟通系统在提高孤独症儿童沟通技能和语言能力方面的作用有很高的评价,认为该系统的系统性更强、方法更实用及更容易掌握。目前该方法在孤独症的干预中得到了较为广泛的应用。原因主要在于:首先,该训练方法是具体的,而不是抽象的;其次,该训练方法所用的视觉提示教学比依赖于听觉的教学方法更为直观,以及适应孤独症儿童的学习特点;再次,该训练方法是建立在主体需要的基础上的教学,有利于提高孤独症儿童的学习动机;最后,该训练方法借助于行为学技术,如提示、时间延迟法等,加速了学习的速度。

局限在于,它要求孤独症儿童随时携带沟通本,因此在使用上带来了一些不方便的现象。

7. PECS 的六个阶段

1)阶段Ⅰ——如何沟通(以图片兑换物品)

(1)**教学目标**　此阶段的教学目标为靠近人开始沟通。孤独症儿童可以不知道图片的意思,只要他会拿图片过来交换即为达到目标。在此阶段训练孩子在看到喜爱的物品或食物后,会利用图片兑换。且训练过程需要两位训练者,分别为沟通者(the communicative partner)与提示者(the physical partner),另外需要注意在此阶段是不使用口语提示的,直接以肢体协助,企图借由喜爱物品的兑换及立即增强,引发其自发性沟通意愿。

(2)**操作**　在操作前先找到强化物,如孤独症儿童喜欢的食品、玩具或其他物品,然后确定此次教学的目标行为。在教学中实行两人提示策略,一位教师或家长为听者、另一位教师或家长是提示者。两位教师在 PECS 教学中给予提示,并做提示的渐退。在渐退中遵循提示由最大到最小的原则。一般提示者先进行提示的渐退,如身体提示的全体式提示(握住手)渐退为半体式提示(轻托手肘),再渐退到半体式提示(拍手臂提示),再渐退到姿势的提示(手指图片提示),依次不断渐退直至孤独症儿童能独立完成操作。在提示者的渐退中也可表现为教师离儿童的空间距离越来越远,甚至背对儿童。听者渐退可表现在儿童递图片到教师伸手拿图片的时间间隔逐渐拉长,以及视线的变化可为看着儿童、不看儿童、教师的脸转过去。

训练过程中听者坐在孤独症儿童的对面,拿着儿童的喜爱物,提示者坐在儿童的后面,而图片放在桌子上。听者引诱儿童去拿喜爱的物品(可把听者手中的强化物给儿童看一下,约半秒左右即可)。提示者待在孩子身边,等孩子伸手想去拿物品时,给予身体提示让儿童拿图片给听者。听者碰触到图片时要立即给予强化物并同时说"我要×××",并把强化物给儿童,提示者也随之提示儿童放开图片。重复上述步骤直至孩子完全独立操作,强化物也需要不断地根据儿童的情况进行调整,而且提示者的提示渐退。

(3)**操作注意事项**　在此阶段教学中,应注意以下事项。

①避免出现儿童未做出"伸手递"的动作时,听者就给予提示。应在儿童"伸手"有递的动作后,听者才给予提示"接"图片,同时教师给予语言提示说"我要×××"。

②教师避免出现类似"你要什么?"的提问,因教师做这类提问,使教学活动中教师处于主动而儿童处于被动。

③在此阶段教学中,没有图片的辨别要求,在教学中每次只使用一张图片。但使用的是多种强化物和多个教导者。教学环境从很有组织的、设计的教学环境逐渐过渡到随机出现的自然环境中。

④在教学中尽量不要跟儿童硬抢强化物,否则是在教儿童"争抢"的行为是正确的。当儿童出现与教师抢强化物时,教师应教儿童"还我"指令的遵从行为。

⑤在教学中如果出现儿童向听者走过来,不看人,也不递图片或者把图片扔到地上等现象时,主要考虑是强化物出了问题,应马上更换强化物。

⑥教学对象如果是有一定口语能力的孤独症儿童,应同时加入语音模仿课程。如作为听者的教师给予语言提示说"糖",让孤独症儿童模仿说"糖"后再给予强化物。

Note

⑦在教学的一开始如果出现孤独症儿童抓取图片困难时,可改变图片的形式,如图片可用立体的积木形式。

因PECS教学操作是复杂的行为,在教学中当儿童用图片交换强化物的衔接出错时,进行错误纠正用反向链接的纠错方法进行错误更正。如果出现儿童拿着图片在手中玩,并不递给听者教师的情形时,应先分析强化物的强化效度是否改变,如果是强化物出现了问题,应首先考虑换强化物,否则要教儿童"还我"指令的遵从行为。

2)阶段Ⅱ——距离和坚持

(1)教学目标　此阶段儿童应能够在拿到图片后发现听者,并拿着图片走向听者去交换强化物。在教学中通过儿童克服距离产生的困难来体现沟通的坚持性,并增加自发性沟通。此阶段教学训练强调拉长两种距离,一为儿童与听者间的距离;二为儿童与沟通本间的距离。在儿童阶段Ⅰ完全学会后,教师要将图片放置在沟通本中,要求孩子从沟通本封面或内页中寻找图片,拿给听者进行交换,在此阶段教师可由多人轮流担任,教导儿童学会找寻听者和沟通本。

(2)操作　此阶段在教学操作前也要先找到强化物,如孤独症儿童喜欢的食品、玩具或其他物品,确定本次教学的目标行为。

本阶段两种距离的增加,一般先增加听者与孤独症儿童之间的距离(如听者开始可站在儿童的旁边,后逐渐增加听者与儿童的距离);然后增加儿童与沟通本之间的距离(如沟通本开始可放在儿童的手边,后逐渐增加沟通本与儿童之间的距离)。在增加两种距离时,一般不要同时增加两者距离。

在教学中也实行两人提示策略,一位教师或家长为听者,另一位教师或家长是提示者。两位教师在PECS教学中给予提示,并做提示的渐退。在渐退中遵循提示由最大提示到最小提示的原则。一般也是提示者先进行提示的渐退,如提示者的提示可为协助儿童把图片从本子上拿下来以及轻推儿童去找听者。听者提示的渐退可表现在儿童递图片时从伸手接到不伸手接的变化,教师的视线可由看到不看,甚至脸转过去,不面对儿童。在儿童不会把图片放回沟通本的情形下,听者可以使用指示的提示,提示儿童把图片放回沟通本。

在训练过程中让儿童学会从沟通本封面或内页中,将想要物品的图片拿出来,(走到听者面前)交给听者,必要时提示者可进行协助,直到孩子可独立完成该项动作。先增加听者和孩子的距离,强调让孩子站起来离开座位将图片交给听者,起初可距离一步,然后逐渐拉长距离,甚至听者到隔壁房间,要求儿童拿着图片去寻找听者并与其交换强化物。训练好儿童与听者之间的距离之后,以同样方式,训练儿童与沟通本间的距离。可逐渐增加沟通本与儿童之间的距离,甚至最终把沟通本放于平时常放的桌洞中或书包中。

(3)操作注意事项　此阶段仍没有辨别的要求,可只使用一张图片,在教学中仍使用多个强化物及多个教导者。教学环境仍要从很有组织的、专门设计的教学环境逐渐过渡到随机出现的自然环境中。在以后的阶段中都要注意同时把阶段Ⅱ作为教学内容进行教学。若教学对象有口语能力,则同时教语音模仿课程。在教学中如果儿童出现不接强化物现象时,属于强化物出错,应改变强化物。如果是操作各步骤衔接出错时,应该用反向链接的纠错方法进行错误更正。

3)阶段Ⅲ——辨别图片

(1)教学目标　此阶段儿童应能够在沟通本的许多图片中做出选择,接近沟通的对象并交换图片。在教学中教导儿童辨认图片,能从沟通本内许多图片中,选取想要物品的图片,交给沟通者。在此阶段强调让儿童做图片辨别选择的训练,而且辨别训练必须达到高度精确熟练,除教学时间外,应制造更多机会让儿童多练习。

(2)操作　本阶段分为教辨别及测验辨别两个教学层次。在教辨别的教学训练过程中,首先在沟通本的封面上放置2张图片,其中一张为儿童"喜爱"的物品,另一张则为儿童"不喜欢"的物品。让儿童从2张图片中取其一交给听者,教师立即给予儿童图片所示的物品,并同时说"我要×××"。反复练习直到儿童会从二者间辨别出想要的物品的图片,并把它交给听者进行交换。当儿童逐渐熟悉辨别且有该项能力时,逐渐增加图片的数量,直到儿童能快速且正确地从大量图片中找出所要的图片。在训练过程中,图片的位置也需不断做变换,以防止儿童背诵图片位置,而并非真正学会区分不同图片。在测验辨别的教学过程中,测验辨别一般每周做2次左右,与教辨别的教学区别在于听者接下儿童递交的图片后,说"自己拿",让儿童自行拿取其想要的物品(若不会自己拿,可先给予提示)。通过测验辨别的教学过程来判断儿童是否真正学会了图片的辨别。

(3)操作注意事项　教辨别的教学过程中,沟通本内的图片都应该是在之前的阶段学过的图片。在2张图片中进行辨别学习时,开始应是喜欢的物品和不喜欢的物品之间的辨别,接着是喜欢的物品和有点喜欢的物品之间的辨别,最后是喜欢的物品和喜欢的物品之间的辨别。

在教辨别及测验辨别的教学训练过程中,当儿童出现错误时(儿童不接受教师给予的图片上的物品),可利用四步纠错的方法进行纠正,从而来指导儿童的学习。四步分别为示范(model)、提示(prompt)、转换(switch)、重复(repeat),依照此四步的教学顺序当儿童辨别出现错误时即进行错误纠正,直至儿童能顺利辨别图片。

在此阶段的教学中,当儿童已经能够进行图片的辨别后,应注意距离和坚持等教学内容的加入。

4)阶段Ⅳ——句子结构

(1)教学目标　此阶段儿童应能够取出表达"我要"的图片,放在句子条幅上,然后取出强化物的图片,依从左到右的顺序放在句子条幅上"我要"的图片后,并从沟通本的封面上把句子条撕下,找到听者,递出句子条幅,进行交换。在此阶段主要是要教导孩子使用完整的句子来表达,训练时仍需提供多张图片练习,以及更换不同的训练者,且在生活中提供自发性沟通的机会。

(2)操作　本阶段分为教句子结构及测验句子结构两个教学层次。在教句子结构的教学训练过程中,开始时,可在训练前先将"我要"的图卡,贴在句子条的左侧,等待儿童主动拿图片想进行物品兑换时,教导儿童把图片放在"我要"图片的右边,并从沟通本的封面上把句子条撕下,找到听者,递出句子条幅,进行交换,反复练习直到熟悉此步骤。然后把"我要"图片及强化物的图片移至沟通本封面上的其他位置,训练时要求儿童先找出"我要"的图片,贴在句子条幅的左侧,再拿取强化物的图片,放在句子条幅"我要"图片的右侧,并从沟通本的封面上把句子条撕下,找到听者,递上句子条幅,进行交换,并反复练习。再然后,把"我要"图片及强化物的图片移至沟通本的内页,要求儿童从内页中将"我要"图片及强化物的图片找出,拿取"我要"图片贴在句子条左侧,再拿取强化物的图片放在"我要"图片的右边,注意让孩子养成习惯,依照由左到右的顺序贴在句子条上,并从沟通本的封面上把句子条撕下,找到听者,递上句子条幅,进行交换,反复练习直到熟悉此步骤。在测验句子结构的教学过程中,测验一般每周做2次左右,与教句子结构的教学区别在于听者接下儿童递交的图片后,说"自己拿",让儿童自行拿取其想要的物品。通过测验句子结构的教学过程来判断教学内容的掌握情况。

(3)操作注意事项　在此阶段听者可用手指示图片放的位置来给予儿童提示,教师在说"我要×××"的同时,应握着孤独症儿童的手指图片。句子条幅上开始可由2张图片组成,后逐渐增加句子条幅上图片的数量,如添加不同颜色、大小、数量、形状等属性的图片。当儿童出现错误时,如果是属性或者强化物辨别出现错误,应采取四步纠错的方法进行错误纠正。如果是句子结构出现错误,教师应先给予错误的指示,如说"听不懂"或者"好一点",然后用反向链接的方法进行错误纠正。在教学过程中,应加入语言模仿课程训练儿童的口语交流能力,对于儿童说话和不说话的不同情形给予差异性强化。如儿童不说话,给予较少的强化;反之儿童说话则给予较多的强化。

5）阶段Ⅴ——回答

（1）教学目标　此阶段儿童应能够自发性地回答"你要什么"或者"你想要什么"的问题。在此阶段训练可使用延迟性提示的方法来教导孩子自发性地响应"你要什么"的问题。需注意的是此阶段的训练过程与阶段Ⅳ有部分类似之处，务必先让孩子熟悉阶段Ⅳ后，再进入阶段Ⅴ的训练。

（2）操作　在教学过程中首先听者问"你要什么"或者"你想要什么"的问题，同时手指着"我要"的图片给予提示，若儿童无法马上拿起"我要"的图卡时，则利用身体提示引导儿童去拿取该图卡，反复进行练习，直至儿童熟悉。在儿童熟悉以上的操作后，教师在问完"你要什么"的问题后，延迟1～2 s，再指着"我要"的图卡给予提示，逐步拉长延迟时间，直到孩子能在听到"你要什么"的问题后，自发性地作出反应来回答此问题。此阶段强调孩子能响应他人问题与人互动，而且学着逐渐增加句子的内容。

（3）操作注意事项　当儿童出现错误时，如果是属性或者强化物辨别出现错误，仍应采取四步纠错的方法进行错误纠正。如果是句子结构出现错误，教师应先给予错误的指示，如说"听不懂"或者说"好一点"，然后用反向链接的方法进行错误纠正。在教学过程中，对于儿童的不同反应应给予差异性强化，如儿童不说话，给予较少的强化；儿童说话则给予较多的强化。在给予提示下儿童完成操作，给予较少的强化；反之，在不给予提示下儿童完成操作，则给予较多的强化。在教学中注意与现实情况相结合，如教师提问"你要什么"的问题，应只提问一次，不应该反复进行提问。

在此阶段仍应注意阶段Ⅱ和情景教学的内容的添加。

6）阶段Ⅵ——评论

（1）教学目标　此阶段儿童应能够根据不同的问题，如"你看到了什么""你听到了什么""你要什么""你闻到了什么"等，选择不同的回答。即能够自发评论问题，用不同的回答回应不同的问题。

（2）操作　在沟通本上放"我要""我看到"2个不同的图片，让儿童依据听者的不同问句，去辨别该选用哪个开头句，当孩子正确达成时，则立即给予强化物。在回答"你看到了什么"的对应的强化物的选择上，不要从最强的强化物开始。教师首先提问"你看到了什么"，同时把手中的强化物拿起来，手指"我看到"的图片给予提示，并提示儿童把"我看到"图片放在句子条幅上，下面操作同上一阶段。然后教师问"你要什么"，教师提示儿童取"我要"的图片放到句子条幅上，儿童再取强化物的图片放在句子条幅上"我要"图片的右边，儿童取下句子条幅交给听者，听者接过句子条后，给予强化物。反复练习以上操作，当熟练以后加入其他不同的问题。

在教学过程中应注意创造环境或事件，让孩子自发性地响应你的问题，如可以运用一个神秘箱，拿出物品，手指着"我看到"的图片，同时询问儿童"你看到什么"。除"我看到"句式教学外，逐步加入"我听到""我闻到""我感觉到""我有""这是"等常见句子的教学。当儿童学会新技巧时，维持技能的工作显得额外重要，每天应创造各种机会让儿童去做请求。并持续创造环境或有趣的活动，让孩子除响应问题之外，能够学会自发性的评论，这才是此阶段最终的目标，也是整套课程训练的最高宗旨。

（3）操作注意事项　当儿童出现错误时，如果是"我要"和"我看到"之间的图片辨别、属性或者强化物辨别出现错误，仍应采取四步纠错的方法进行错误纠正。如果是句子结构出现错误，教师应先给予错误的指示，如说"听不懂"或者说"好一点"，然后用反向链接的方法进行错误纠正。当出现两个辨别出错时，可以先后进行不同辨别的纠错，也可以退到上一层次的课程，重新进行教学。一般不采取两个错误在一次四步纠错的程序中同时纠正。当句子结构和辨别都出错时，先纠正最主要的目标行为。

随着儿童能力的提高，在教学中可以一次连续提问几个问题。

在引出自发性评论后可以逐渐减退提问,如由问"你看到了什么",变为使用"啊?"或惊讶的表情等引发沟通,再至环境中自然状态。

使用图片交换沟通系统的训练课程,除六阶段的教学目标程序外,尚有一些注意事项,训练者应格外注意,才能真正发挥该课程的成效。可提供一个结构性的环境,虽然本教学强调的是在自然情境下学习,不过在整个环境的设计上,例如强化物及沟通本的放置位置,以及教学时的座位安排,其实都需要事先规划。在教学中需有 2 位训练者,分别为听者与提示者,扮演着不同的教学角色,使用该套教学方法时,首先必须清楚 2 位训练者的教学重点,以免教学时搞混。教学最好能让孩子经历不同的训练者,可协助孩子的学习类化,训练者除老师、家长外,其实手足、邻居或是助理教师都是不错的协助人选。在教学中应提供多样化的强化物,最好能与家长沟通找出 5 种以上的物品或食物,而且需注意这些选定的强化物,除非达到训练的目标,不可让儿童轻易获得,否则会降低孩子的学习兴趣。除了教学时间外,每天能随机制造 30 个以上让孩子有自发性要求的练习机会,强调自然环境中施行以及随机进行情景教学。因为该课程目标明确、简单且环环相扣,所以每个目标行为均要求达到高度精确熟练标准,通过率至少需达到 80%。在孩子的学习过程中,需针对孩子的生活环境,逐步搜集相关图片,随着科技进步,图片的取得可利用数字相机拍摄后做好保护再使用,其真实性与相似度均较高。

四、功能结局

孤独症为慢性病程,预后较差,约 2/3 患儿成年后无法独立生活,需要终生被照顾和养护。影响预后的因素主要包括:智商、5 岁时有无交流性语言、教育训练情况。早期进行有计划的医疗和矫治教育,并能长期坚持,有助于改善预后。

5 岁以前有交流性语言者预后较好,孤独症中高功能患儿多在最初 1~2 年发育正常或基本正常,仍保持简单的认知和语言交流功能,与父母和周围人保持一定的情感联系;而低功能患儿则反之,重症病例中大约有半数在青春期症状恶化,表现为活动过度,攻击、自伤、伤人或行为刻板,仪式性或行为不可预测性,继之失去言语技能及缓慢的智力倒退,女童更明显。

到成年期他们的行为可能有以下 3 种类型:①仍然远离他人,与正常人不同;②积极友好,能长期与人在一起亦无明显的焦虑不安;③虽被描述成活跃,但行为离奇有社会交往的不适应。孤独症中大约一半人属于类型①,类型②③各占 1/4。

孤独症预后与病因有一定关系,3%~5% 起病涉及结节性硬化者有进行性衰退的病程,同时伴有癫痫及心、肾损害,青春前期的死亡率较高。孤独症涉及的综合征还有脆性 X 综合征,其在儿童期的临床表现是活动过度、神经质、回避凝视、害羞等;苯丙酮尿症者给予严格的饮食治疗,可以改变病程和预后。曾有婴儿痉挛和胚胎期感染风疹病史的孤独症和孤独行为,预后相对较好。

孤独症中有较高的癫痫患病率,发生率约占全部病例的 1/3,可在儿童早期或青春期发作,在青春期前发病约占 11%,大多发作不频繁。一般认为 24~36 个月内就开始干预治疗,其预后较 4 岁后治疗好。

五、健康教育

预防是降低孤独症出生风险的重要措施。在女性怀孕早期,即胚胎神经管形成和发育期,应避免滥用药物,特别是抗癫痫类药物;避免病毒性感染;避开冷热温差变化较大的环境以及避免受重大精神刺激和创伤等。

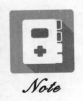

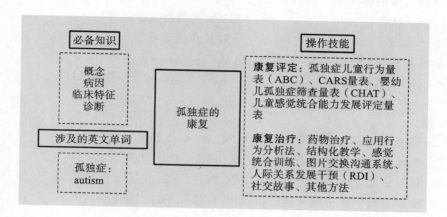

任务小结

参考文献

［1］ 李树春,李晓捷.儿童康复医学［M］.北京:人民卫生出版社,2006.

［2］ 陈秀洁.儿童运动障碍和精神障碍的诊断与治疗［M］.北京:人民卫生出版社,2009.

［3］ 常用康复治疗技术操作规范(2012年版)［M］.北京:人民卫生出版社,2012.

(王 颖 王娇艳)

课后练习

一、单项选择题

1. 孤独症的康复治疗中强化物不包括( )。

A. 社交性强化物 　　B. 实物性强化物 　　C. 奖励 　　D. 视频强化物

2. 有效强化的原则是( )。

A. 适应性 　　B. 适当性 　　C. 伴随性 　　D. 即时性

3. 沟通的要素不包括( )。

A. 目的 　　B. 主体 　　C. 地点 　　D. 媒介

4. 孤独症儿童常见的问题行为不包括( )。

A. 撞头 　　B. 咬手 　　C. 伤害自己 　　D. 喝水

5. 孤独症最常用的治疗方法是( )。

A. 药物治疗 　　B. 应用行为分析法

C. 运动疗法 　　D. 结构化教学

6. 强化物的频率不包括( )。

A. 高频率 　　B. 中频率 　　C. 低频率 　　D. 高频率和低频率

7. 不属于孤独症的常用评估量表的是( )。

A. ABC 　　B. CARS 　　C. CHAT 　　D. MMSE

8. 孤独症儿童的语言特征为( )。

A. 语言 　　B. 词汇 　　C. 句法 　　D. 背诵

本任务习题

9. 不属于孤独症儿童的行为特征为( )。

A. 刻板行为 　　B. 社会交往行为 　　C. 学习行为 　　D. 局限性兴趣行为

10. 孤独症儿童的感知觉特征不包括( )。

A. 视觉形象敏感 　　　　　　　　　B. 听觉的感受性异常

C. 触觉过分敏感 　　　　　　　　　D. 复合感觉异常

11. 孤独症儿童 CARS 量表评估标准不包括( )。

A. 总分<20 分,无孤独症 　　　　　B. 总分 30~60 分,有孤独症

C. 总分 30~70 分,中度 　　　　　　D. 总分 37~60 分,重度

二、判断题

( )1. 孤独症儿童的感知特征包括视、听、触、本体感觉。

( )2. 孤独症儿童的语言特征包括语音、词汇、句子、语义、语用。

( )3. 孤独症儿童的行为特征包括刻板、社会交往、学习三个方面。

( )4. 功能分析模式中结果包括正强化、负强化、奖励、惩罚。

( )5. 强化物就是指奖励,包括奖励物。

( )6. 强化物分为四类。

( )7. 代币强化物包括,各种代币、小红花、糖果。

( )8. 有效的强化原则包括适当性、伴随性、一致性、即时性。

( )9. 孤独症儿童的行为矫正包括问题行为、如何确定问题行为、孤独症常见的问题行为、问题行为的功能分析等。

( )10. 孤独症儿童的沟通训练中沟通要素分为五点。

三、案例分析题

患儿,女,5 岁。患儿足月顺产,出生后无特殊疾病史。在××医院诊断为自闭症,表现为表情呆滞、反应迟钝、不愿交际、交流时眼不视人、目光回避、注意力差、理解力差、学言语迟、少动多静。检查:囟门已闭,头形正常,四肢无畸形,四肢肌张力正常。

临床诊断:孤独症。

请问如何开展该患儿的康复治疗工作?

任务十一　精神发育迟滞的康复

学习目标

能力目标

1. 能按照 SOAP 思维模式开展工作;

2. 能按照《常用康复治疗技术操作规范(2012 年版)》为患儿实施康复评定和康复治疗;

3. 能准确地对患儿及家属进行健康教育,具备良好的沟通能力。

知识目标

1. 掌握精神发育迟滞的概念;

2. 掌握精神发育迟滞的病因;

3. 熟悉精神发育迟滞的临床症状;

4. 了解精神发育迟滞的诊断方法。

素质目标

1. 具备儿童康复治疗师必备的职业道德和职业素养；
2. 具有团队协作精神；
3. 具有自主学习和终身学习的态度；
4. 具备一定的英语水平和计算机水平。

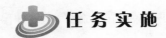

学习情境

患儿，5 岁，3 岁时父母发现其比同龄孩子智力低，面相呆滞，只认识简单的 1~10 的数字，10 以上数字还是分不清楚。只能喊爸爸妈妈，说单个词，不能用连贯的句子表达自己的意思。口吃，讲话含糊不清。个子跟同龄孩子差不多，常伸舌头，任性，情绪波动比较大，虽然能够与小朋友一起玩耍，但是不能够维持很长时间。晚上睡着后常做鬼脸，常因做噩梦哭醒。

检查见：患儿智力低下，面相呆滞，言语能力较差，情绪易激惹，任性。询问无家族史，母亲怀孕期间无特殊用药史，其余理化检查未做。

临床诊断：精神发育迟滞。

任务：如何为该患儿实施康复服务？

任务实施

一、知识储备

（一）精神发育迟滞的概念

精神发育迟滞（mental retardation，MR）是一组以智力发育障碍为突出表现的疾病。它是指在个体发育阶段（通常指 18 岁以前）由于先天或后天的不利因素（生物学、心理或社会方面），精神发育受阻或停滞，造成智力发育低下及社会适应困难。其表现包括社会适应能力、学习能力和生活自理能力等低下，言语、注意力、记忆、理解、洞察、抽象思维、想象力、心理活动能力等都明显落后于同龄儿童。本症可单独出现，也可同时伴有其他精神障碍或躯体疾病。脑瘫合并精神发育迟滞在临床上很普遍。

国外曾经有过许多精神发育迟滞的同义词，诸如精神薄弱（mental deficiency）、精神低能（mental subnormelity）、精神残障（mental handicap）、智力薄弱（feeble mindedness）、精神幼稚病（oligophrenia）等。国内过去也曾用过精神发育不全、智力低下、智力缺陷、大脑发育不全等名称。我国大陆、香港、台湾地区教育界曾称其为"弱智"，可谓名称繁多，极易造成混乱，而且"弱智""智障"这样的称呼，会对患者及家属造成一定程度上的情感伤害。如今国际上已统一将其命名为 mental retardation（MR）。1984 年《中国精神疾病分类方案与诊断标准（第二版）》已确定用统一译名"精神发育迟滞"。

（二）精神发育迟滞的流行病学

精神发育迟滞是一种十分常见的智力残疾。但由于诊断标准不一致，调查方法上的差异，不同国家和地区报告的精神发育迟滞的流行情况不同。1985 年世界卫生组织报道轻度精神发育迟滞患病率约为 3%，重度（包括中度）为 3‰~4‰。我国精神发育迟滞患病情况相当严重，0~14 岁儿童总患病率约为 1.2%。在各次调查中，几乎均为农村患病率高于城市；男性患者略多于女性，男女之比为 1.5∶1 至 1.8∶1。

（三）精神发育迟滞的病因

1. 遗传因素

（1）染色体异常　如唐氏综合征（图11-1）、伸舌样痴呆、猫叫综合征（图11-2）等。

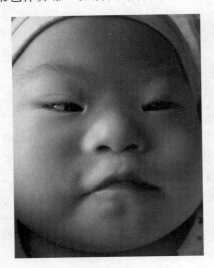

图 11-1　唐氏综合征患儿

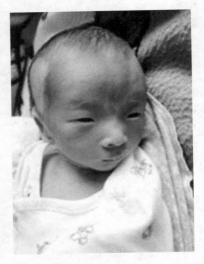

图 11-2　猫叫综合征患儿

（2）遗传代谢异常　如苯丙酮尿症、半乳糖血症、家族性黑矇性痴呆等。

（3）结节性硬化症　如神经纤维瘤病。

（4）颅脑畸形　如原发性小头畸形、脑积水等。

2. 妊娠期因素

（1）感染　妊娠早期各种病毒感染，如风疹病毒、巨细胞病毒等感染均可对胎儿造成损害，影响其正常生长发育。

（2）中毒　如烟酒影响，某些药物不良反应及一氧化碳、农药中毒等。

（3）物理性损伤　如外伤、缺氧、放射线等。

（4）内分泌疾病　如甲状腺功能不全。

（5）母体疾病　如营养不良、妊娠毒血症、高血压等。

3. 围产期因素　如早产、窒息、核黄疸、颅内出血、产伤等。

4. 出生后因素　如感染、头部外伤、中毒、癫痫、营养不良、内分泌疾病等。

5. 心理、社会因素　由于贫穷、被忽视、被虐待而导致儿童幼年与社会严重隔离，缺乏良性环境刺激，文化教育机会被剥夺等均可导致精神发育迟滞。

（四）精神发育迟滞的临床分级与临床表现

1. 临床分级　精神发育迟滞的主要临床特征为智力低下及社会适应能力欠缺，但程度轻重不一，个别差异相当大。过去曾按精神发育迟滞的严重程度分为：愚鲁（morons，IQ 为 50～69）、痴愚（imbecile，IQ 为 25～49）及白痴（idiot，IQ 在 25 以下）。如今此组名称极少使用，已将精神发育迟滞分成轻、中、重与极重度四级。

2. 临床表现

（1）轻度　IQ 为 50～70，适应性行为轻度缺陷，75%～80% 的精神发育迟滞属于此型。此类儿童的一般语言表达能力尚可，通过学习，阅读与背诵也无多大困难，应付日常生活交谈还可以，所以在学龄前期或在短时间的接触中不易被察觉，往往在入学后，发现其学习困难，领悟力低，对事物的异同缺乏分析与概括能力，缺乏想象和推理能力，只能从具体的角度来理解抽象概念。此类儿童虽能学会简单的阅读与计算简单试题，但对写作文感到吃力，解应用题困难，经过

Note

努力可以勉强达到小学毕业水平。他们有一定的社会交往能力,日常生活可以自理,常常表现得循规蹈矩、温顺、安静、笨手笨脚、缺乏主见、依赖性重,对环境变化缺乏应付能力,遇有特殊事件时需要支持,较易管理。成年后,他们可以建立友谊和家庭,在他人照顾下可以从事技能劳动。

(2)中度 IQ 为 35~49,适应性行为中度缺陷,约占精神发育迟滞的 12%。此类儿童自由语言与运动功能发育较正常儿童缓慢,词汇贫乏。部分儿童言语不清,不能完整表达本意,阅读及理解能力有限,数学概念模糊,甚至不能学会简单的计算与算数。虽有一定的模仿能力,但学习能力低下,因此与其短时接触即能察觉。经过耐心训练,他们可以学会一些简单的生活与工作技能。在系统辅导下,其中大部分可以在社区内生活,从事简单、重复的劳动,与亲人和经常接触的人有感情,可以建立较稳定的关系。

(3)重度 IQ 为 20~34,适应性行为重度缺陷,占精神发育迟滞的 7%~8%。此类儿童几乎均由显著的生物学原因所致,合并某种脑部损害,并常伴有各种畸形,亦可同时伴脑瘫、癫痫等神经系统症状,且精神及运动发育明显落后,多在出生后不久即被发现。他们语言发育水平低,有的年长后仅能学会说些简单语句,掌握词汇量少,理解困难,表达能力有限;有的几乎不会说话,难以生活自理,无社会行为能力。其中有的经常重复单调、无目的动作和行为,活动过多,如点头、摇摆身体、奔跑、冲撞、自残,部分儿童则发呆、少动、终日闲坐。经过长期反复的训练,他们的一些生活自理能力可能提高。少数儿童长大后,在监护下尚可从事无危险性的、极为简单的重复性体力劳动。

(4)极重度 IQ<20,适应性行为极度缺陷,占本症的 1%~2%。此类儿童具有明显的生物学病因,包括染色体畸变和遗传性代谢疾病,中枢神经系统严重畸形和身体其他部位畸形十分常见。他们不会说话,也听不懂别人的话,无语言能力,对周围环境与亲人不能认出,不知躲避危险,仅有哭闹、尖叫等原始情绪反应,有时有爆发性攻击或破坏行为。他们生活能力极低,几乎全部生活需人照料,在特殊训练之下,也仅能获得极其有限的自助能力。大多数儿童因生存能力极弱与严重疾病而早年夭折。

(五)精神发育迟滞的生理和心理特点

1. 生理特点 精神发育迟滞儿童的身高与体重一般均比正常同龄儿童低,若程度较重或伴有各种神经系统障碍,则其身长、体重低下情况更为明显。常见的躯体畸形如下。

(1)头颅大小及形状异常 有小头畸形,脑积水,还有尖头、方舟头等异常形状。

(2)特异面貌与躯体异常 如眼球突出或斜视,双眼距离宽或狭窄,虹膜色素偏黄或浅蓝等。耳壳畸形,耳位低,过度塌屈等。舌上有裂纹,舌头经常外露,舌大面厚或舌宽而平等。大多数上腭过高,有的腭裂、唇裂。牙齿排列不整齐或牙齿畸形。颈项过短,鸡胸,先天性心脏病。外生殖器畸形或发育不良,有脊柱裂,手指、足趾畸形。皮肤白皙,绒毛多,发际低下,皮肤纹理异常等。

(3)神经系统 视觉与听觉可能有缺陷,平衡与协调动作可有异常,可出现言语与行动障碍,病理反射,部分人可有癫痫发作。

(4)特殊检查 根据需要有选择地进行检查。例如骨骼 X 线平片,可发现颅骨先天性缺损或畸形、脑积水及异常钙化等。头颅 CT 及 MRI 可发现脑室扩大、脑皮质萎缩。如无脑器质性损害或癫痫发作,脑电图一般正常。此外,根据需要还应进行血、尿生物化学检查,确定有无代谢障碍。进行细胞学检查,确定有无染色体异常。

2. 心理特点及行为表现 精神发育迟滞儿童不仅智力低下,而且整个心理过程都出现不同程度的障碍。

(1)感知觉方面 主要表现为感受性慢,感受范围狭窄,很难区分相似的东西,感知心理过程缺乏积极性与主动性。通常情况下,感知觉降低程度与智力低下程度成正比,重度精神发育迟

135

滞儿童的感知觉都普遍迟钝,香臭不分、浓淡不辨、食不知味,只认识红色,只感受强音,对寒暑、冷热和疼痛感觉迟钝,往往受伤不知疼痛。轻度精神发育迟滞儿童的感知障碍虽然比较轻,但视觉与听觉敏锐性不如正常儿童,他们常常不能精确和及时察觉环境中细小变化以及事物间的细微差别。有的出现感觉过敏,如害怕拥抱、触摸、强光、鲜艳色彩、闪烁不定的光线、嘈杂声,甚至对收音机与电视机播放的声音也难以承受,烦躁不安,导致激惹与多动,或变得回避与孤独,给人一种迟钝笨拙的感觉。

(2)注意方面　重者完全缺乏注意力,对周围一切都置若罔闻。轻者对外界事物可有被动注意,对感兴趣的事物也能主动注意,但注意力不稳定,较正常儿童更容易显得疲劳,因而导致注意分散。

(3)记忆方面　精神发育迟滞儿童的记忆特点是识记速度缓慢,容易遗忘。这些记忆方面的缺陷主要在于事物间建立的意义性联系比较缺乏,联想能力较差所致,即使为轻度者,由于兴趣范围狭窄,注意力不集中,理解能力欠缺,能回忆起来的经验也大为减少。

(4)思维方面　思维贫乏、单一、刻板、缺乏灵活性,概括能力非常薄弱,对数量、时间和空间概念的领会特别迟钝,只能在具体形象和直观的教导下,理解一些抽象概念。

(5)语言方面　语言发展落后,主要表现为语言发展速度缓慢,词汇贫乏,严重者只会发单音,中重度儿童常是口齿不清,即使是轻度儿童也写字不均匀,潦草不工整,错误多。

(6)情感方面　情感比较简单而原始,对外界刺激的情感反应特点:一是喜怒哀乐较正常儿童来得慢;二是情感反应普遍降低,对挫折的耐受力较低。此外,或有短暂的情绪爆发。

(7)行为方面　常常表现得比较固执、刻板、墨守成规,总是抵制新的事物。此外,往往表现得意志薄弱,依赖性重,缺乏主见,容易受人支配,在他人怂恿下可能做出一些越轨的事情。

(8)性格方面　日本三木安正把精神发育迟滞儿童的性格分为5种类型,即幼稚懦弱型、固执型、兴奋冲动型、凌乱型和抑郁型。

(六)精神发育迟滞的检查步骤和诊断标准

1. 检查步骤

(1)详细收集病史　全面收集被查儿童在母孕期与围产期情况,了解个人生长发育史、抚养史、既往病史、家庭文化经济情况、早期教育状况以及家族遗传史病等,以便发现是否存在对被查儿童生理和心理方面的不利因素。

(2)全面体格检查和有关实验室检查　包括身高、体重、头围等生长发育指标。检查皮肤、掌指纹、外生殖器;检查有关的内分泌、代谢、脑电图等。有条件的地方还可检查脑地形图、头颅与脊柱 X 线平片、头颅 CT 与 MRI,以及染色体分析(包括 X 脆性位点检查)。

(3)心理发育评估　进行智力测验与社会适应行为评定。

2. 诊断标准　美国精神病学会《精神障碍诊断与统计手册(第五版)》(DSM-Ⅴ)有关精神发育迟滞的诊断标准如下。

(1)智力较一般水平显著降低,智商低于 70(如是婴儿,做临床判断,不做测定)。

(2)目前适应功能有缺陷或缺损(患者不符合其文化背景同年龄者应有的水平),至少表现为下列之二的缺陷或缺损:言语交流、自我照料、家族生活、社交或人际交往技巧、社区设施的应用、掌握自我方向、学习和技能、工作、业余消遣、健康卫生与安全。

(3)起病于 18 岁之前。

做出精神发育迟滞的诊断,必须同时具备以上 3 个条件,缺一不可,如智力不足或智商低于 70,而适应能力不低者,不可诊断为精神发育迟滞。反之,有社会适应能力缺陷,而智商高于 70 者,亦不能诊断为精神发育迟滞。18 岁以后任何原因所致的智力倒退者都不能诊断为精神发育迟滞,而应称之为痴呆。

精神发育迟滞
的鉴别诊断

随堂检测

Note

二、康复评定

(一)智力测验

智力测验可以提供有关儿童的智力水平与能力特点等信息,是诊断精神发育迟滞的主要依据之一。

1. 筛查量表

(1) 丹佛发育筛选检查(denver developmental screening test,DDST)　适用年龄范围为出生至 6 岁,共 105 个项目,分布在 4 个能区内。①应人能区(个人-社会行为):测查人际关系和料理自己生活的能力,如微笑、认生、用杯喝水、穿衣等能力。②应物能区(精细动作-适应性):测查眼手协调等运动能力,如手握物、捏小丸、搭积木、画图等能力。③言语能区:测查听声音、发音、咿呀学语、理解大人指示和用言语表达自己要求等能力。④动作能区(粗大运动):测查姿态、头的平衡、坐、立、爬、走、跑、跳跃等能力。不同年龄儿童要求的项目不同。根据测查时通过项目情况,判断发育有无落后。

(2) 图片词汇测验(peabody picture vocabulary test,PPVT)　适用于 2.5～18 岁儿童。要求受试者在听到主试者提问的词汇时,立即在 1 张卡片上的 4 幅图片中挑出 1 幅图来,再按量表规定,累计积分,然后算成智商。本测验易于实施,费时短,不需操作和言语,主要用于偏瘫、脑损伤伴运动障碍,言语障碍等患者,但测验结果不能全面反映智力水平,尤其不能反映言语智力。

(3) 画人测验(draw-a-man test)　又称绘人测验,适用于 4～12 岁儿童。这是一种能够引起儿童兴趣,简便易行的智力测验方法,国内外应用广泛,要求被试者画一个人体全身像,然后从其所画的全身像中按头、眼、躯干、下肢、上肢、头发、鼻子、衣着、手、耳、口、足、脸、颈等部位进行详细评分,算出总得分,按量表规定换算成智商。画人试验对儿童有较大吸引力,易被儿童接受,实施方便,评分也不难掌握,但有一定局限性,有绘画技能的儿童容易得分,故评价智力时,应与儿童的行为表现结合起来评定。

(4) 瑞文渐进模型测验(Raven's progressive matrices,RPM)　Raven 于 1938 年编制的非言语智力测验,适用于 5～11 岁儿童和智力水平较低者。它由一系列图案组成,每个图案都缺失某一部分,要求受试者从几个备选的补充图案中选出所缺乏部分,从而测查空间知觉、发现图案排列组合规律、概念形成和推理能力。测验成绩用百分位数表示,即先将正确数相加得粗分,再将粗分换成百分位数。测验费时短,受语言因素影响小。百分位数分为五个水平,第五水平相当于同龄儿组 5% 以下水平,提示可能有智力缺陷。

(5) 分类测验(set test)　适用于大年龄儿童,要求受试者报出 10 个城市、10 种水果、10 种颜色、10 种动物。每报出一个计 1 分,最高分为 40 分,若少于 25 分为智力低下可疑者,少于 15 分则智力低下可能性极大。

2. 常用的诊断量表

(1) 格塞尔发育量表(Gesell developmental schedules)　此量表由美国格塞尔(Gesell)编制,使用范围较广,国内已修订。适用于评定 0～3 岁婴幼儿。

(2) 贝利婴儿发育量表(Bayley scale of infant development,BSID)　本量表由 Bayley 编制与修订,是国际公认的婴儿发育量表,用于评估 2～30 个月婴儿智力发育水平。

(3) 斯坦福-比奈智力量表(Stanford-Binet intelligence scale)　适用于 2 岁儿童至成人,按年龄分组编制,此量表被多次修订。根据受试者能通过题目的年龄水平评定心理年龄,并根据测验分数和实际年龄,从测验手册中直接查出比率智商和离差智商。

(4) 韦氏儿童智力量表(Wechsler intelligence scale for children,WISC)　此量表为智力评估和智力低下诊断的主要方法之一。适用于 6.5～16.5 岁儿童,有常识、背数、词汇、算术、理解、类同、填图、图片排列、积木图案、拼图、译码、迷津等 12 个分测验,前 6 项为言语性测验,后 6 项为操作性测验。测验结果按量表规定评分,并换算成离差智商值,包括总智商(FIQ)、言语智商(VIQ)和操作智商(PIQ)。总智商在 70 分以下则考虑为智力低下。1991 年在长沙又对 WISC-R 做进一步修订,修订版称为《中国韦氏儿童智力量表》(C-WISC)。

(5)韦氏学前儿童智力量表(Wechsler preschool and primary scale intelligence,WPPSI)此量表是 WISC 向低年龄幼儿的延伸。适用于 4~6.5 岁幼儿。项目与测验形式和 WISC 基本相同,由各部分测验组成语言和操作量表,得到语言 IQ、操作 IQ 和总 IQ。1986 年湖南医科大学精神卫生研究所龚跃先等完成全国范围的标准化修订,并命名为《中国修订韦氏幼儿智力量表》(C-WYCSI)。

(二)社会适应性行为能力评定

适应性行为(adaptive behavior)是指一个人处理日常生活及其在社会环境中求生存的能力。社会适应性行为的判断是诊断精神发育迟滞的一项重要依据。我国评定社会适应行为能力量表有下列两种。

1. 婴儿-初中学生社会生活能力量表 此为 1988 年北京医科大学左启华教授等对日本《S-M 社会生活能力检查表》进行修订的版本,用于评定 6 个月至 15 岁儿童社会生活能力,协助精神发育迟滞诊断。

2. 儿童适应行为评定量表 1990 年由湖南医科大学编制,类似美国社会适应行为量表(AAMD-ABS)。适用于 3~12 岁儿童,其目的在于评定儿童适应行为发展水平,共有 59 个项目,分 3 个因子和 8 个分量表。本量表有城、乡两种版本,评定时可按手册规定实施,评定结果以适应行为离差商(ADQ)表示,反映受评定儿童的总适应行为水平,判断其有无适应行为缺损。

三、康复治疗

精神发育迟滞病因复杂,除了明确有遗传代谢性肌病、染色体病、脑先天性畸形等原因者外,不少患儿病因不详,给治疗带来一定的困难。大量的临床实践证明,精神发育迟滞的康复需要早期发现、早期诊断、早期干预,应用医学、教育以及职业训练等综合措施,使患者的社会适应能力得到最大的发展。对精神发育迟滞儿童的康复治疗需要医院、学校、社会共同配合开展,根据患儿的身体和智力水平,采取切实可行的康复治疗、特殊教育及心理干预等综合措施,制订不同的训练目标,提高智力水平、劳动技能和社会适应能力。

(一)医院康复治疗

1. 康复治疗原则 训练是康复治疗的基本途径。在一切训练活动中都应坚持五个原则。

(1)坚持全面发展、补偿缺陷的原则 精神发育迟滞儿童通过康复训练,回归社会主流,成为自食其力的人,要求我们不仅要针对其大脑缺陷方面进行补偿训练;还要在身心、智能方面进行开发训练;也要在品格、修养方面进行养成训练;更要在生活自理,职前教育方面进行训练,使其获得全面发展。

(2)系统性、渐进性原则 提高精神发育迟滞儿童的感受能力、身心协调动作的能力,促进其大脑机能的补偿等系统性的训练活动,是一个由易到难、循序渐进的过程。因此,对精神发育迟滞儿童的训练,必须坚持系统性、渐进性原则,才能达到补偿目的。

(3)因人施训原则 康复训练的实质是大脑缺陷的补偿活动。每位精神发育迟滞儿童大脑损伤的部位及各种主客观条件不同。因此,对不同的精神发育迟滞儿童还必须有针对性的、量力而行的训练,坚持因人施训的原则。

(4)强化性原则 精神发育迟滞儿童的大脑皮层有兴奋消退快、保护性抑制、定向反射弱的特点,康复训练可以改善其高级神经活动过程。因此,要坚持强化性原则,以扩大兴奋点,建立新的神经通路。

（5）注意游戏性、趣味性的原则　在游戏中进行康复训练，激发精神发育迟滞儿童的积极性、主动性。使受训儿童参与其中，乐在其中（图11-3）。

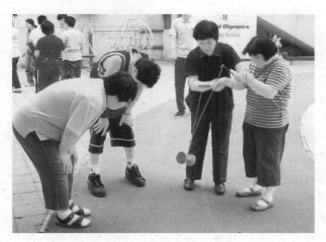

图 11-3　游戏中训练

2. 精神发育迟滞儿童康复训练主要内容

（1）功能训练　①感知训练（视觉、听觉、嗅觉、味觉、时间知觉）；②言语训练（语言训练、口语训练）；③大肌肉群活动训练（爬行训练、行走训练、反应速度训练、力量训练、协调训练、平衡训练）；④手功能活动训练（粗大运动训练、精细运动训练）；⑤生活自理能力训练（进食训练、穿脱衣物训练、梳洗训练、如厕训练等）（图11-4）；⑥社会交往训练（肢体沟通训练、言语沟通训练、辅助交流系统训练等）。

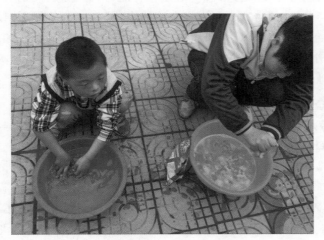

图 11-4　洗袜子

（2）智能训练　①培养思维能力训练（认知常识训练、观察能力训练、判断辨别能力训练、解决问题能力训练、反应性训练等）；②锻炼记忆力训练；③培养注意力的训练；④培养兴趣开阔视野训练。

（3）行为管理训练　家长在生活中不难发现儿童各种各样的问题。有的问题反映了儿童行为的发展缺陷或者能力的不足，家长可能就急于弥补、敦促；有的问题反映了儿童行为的过度，家长可能急于限制或者制止。作为家长大多急于把发现的问题"摆平"，而儿童力争保持行动的"自由"而不受或者少受他人的"干涉"，这样当事双方就陷入一种微妙的动态平衡。这种动态平衡又

精神发育迟滞
儿童康复训练

Note

不断地被自我超越而循环反复,直到一方的胜利为止(多数是以儿童不断升级的问题行为呈现)。要打破这个动态循环,就需要对行为进行分析和干预。行为管理训练,即异常行为矫正训练和塑造行为训练。

精神发育迟滞儿童由于自身存在的缺陷,无法准确表达自己的需求和意愿,无法利用各种方式让周围人理解他的感受等,比普通儿童更容易出现各类问题行为,如打人、滚地板、咬自己等。在临床上可以采用应用行为分析(ABA)对儿童个体的行为进行改变,矫正问题行为和塑造缺陷不足的行为。ABA 应用的基本原理包括强化原理、消退原理、区分强化原理、惩罚原理、条件强化(分化)和泛化原理。

3. 精神发育迟滞儿童的其他治疗

(1)物理治疗 例如,通过电刺激小脑顶核参与心血管、呼吸及内脏活动的调节,可对脑等重要器官产生保护作用,如增加局部脑血流量、缩小脑梗死体积、抑制炎症反应、保护神经组织结构、改善神经传导、促进神经功能恢复等。再如颅磁刺激治疗可有效改善患者的临床症状和功能障碍。

(2)传统康复治疗 大量文献研究证明,针灸对精神发育迟滞有明显的临床疗效,对于提高智力、社会适应能力效果显著,且年龄越小效果越好。例如,从督脉、手少阴心经、足少阴肾经论治,取神门、百会、通里、大钟为针刺治疗之主穴,留针 30~60 min。

(3)药物治疗 对查明病因者,应针对病因及早治疗,如先天性代谢病应尽早采用饮食疗法,地方性克汀病应尽早应用甲状腺激素类药物;对于伴有精神运动性兴奋、冲动攻击性行为、自伤自残行为者,可选用氟哌啶醇、利培酮等药物;对于合并癫痫者,要采用抗癫痫药物治疗;还有些益智类药和改善脑组织代谢药,能够促进脑功能发育和改善脑功能。

(4)心理治疗 对于精神发育迟滞患者来说,心理治疗的目的并不在于促进患者的智力发展,而在于解决患者的内心冲突、增进自信、增强患者能力、促进患者独立。已有研究报道,只要精神发育迟滞患者具有基本的语言或非语言交流能力,就能够从各种不同形式的心理治疗中获益。心理治疗的形式包括支持治疗、认知疗法、精神分析治疗、小组治疗、家庭治疗等。心理治疗的原则与同等发育水平的智力正常儿童相同。但在充分考虑患儿的发育水平之时,还要有更多的支持性环境氛围,每次治疗的时间应短些,治疗的次数可能要多些。

(二)学校教育与训练

1. 精神发育迟滞儿童的教育与训练 我国精神发育迟滞儿童的教育与训练起步虽晚,但发展迅速。1979 年上海设立全国第一所精神发育迟滞儿童辅读学校。1986 年,国家颁发《中华人民共和国义务教育法》中明确提出:努力发展残障儿童的特殊教育。对精神发育迟滞儿童实施初等义务教育,主要有三种形式:一是举办培智学校;二是在部分普通小学附设培智班;三是组织精神发育迟滞儿童到普通小学随班就读。这三种形式互相补充,互相促进,不可缺少。

2. 精神发育迟滞儿童的康复服务与设施 当今国外对精神发育迟滞儿童教育、训练的康复模式遵循这样一个原则:每一个人在成长过程中并非完全一致平衡,可能由于生理、心理残疾问题,在某一时期对某学科的学习有或轻或重的困难。精神发育迟滞儿童首先是成长发展中的普通儿童,其次才是因为疾病或发展障碍等种种原因产生困难的问题儿童。这个模式把就学的精神发育迟滞儿童分成了 7 个教育层次:①普通班不加特教协助授课;②普通班加特教咨询授课;③大部分普通班加少量支援班授课;④大部分特殊班加少量普通班授课;⑤特殊班授课;⑥特殊学校;⑦在家或在医院接受教育。前三个层次是普通教育机构承担主要教育责任,后四个层次是特殊教育机构承担主要教育责任,约 88% 的精神发育迟滞儿童属于前两个层次,约 6% 属于第三个层次,约 6% 属于后四个层次。

3. 教育与训练的基本原则 矫治缺陷,强壮身体;早期发现、早期干预;提供最少限制的学习环境；从实际出发，因材施教；教育内容具有系统性，循序渐进；激发学习积极性，体验成功喜悦；善用教学方法；热爱儿童，严格要求；鼓励家长合作和参与。

4. 教育、训练的目标与重点

（1）轻度精神发育迟滞　培养使其将来在社会上能有效地生活，比较强调教导实用性与生活化的内容。如算术、社交、沟通、安全、动作与休闲等方面的技能。

（2）中度精神发育迟滞　多数中度精神发育迟滞儿童伴有躯体上的缺陷，因而在掌握文化知识方面不能要求过高，应着重体力与心理能力的康复和补偿，培养良好的思想品德、社会适应能力和劳动技能，尽量使之达到生活自理，在监护下有效地生活与工作。

（3）重度与极重度精神发育迟滞　对重度和极重度精神发育迟滞儿童的教育训练目标是，尽量使之达到生活自理或减少他人的监护程度，将来能够过半独立的生活。在此类儿童的学前康复教育阶段，应设计合适的训练方案，包括注意力，感知觉，动作，头与手、脚的控制，以及沟通方面的缺陷补偿，选择适当的辅助器材（如容易拿握的餐具、沟通板、行为辅助器等），还应采取必要的激励措施矫治其身心缺陷等，然后再学习进食、穿着、梳洗等生活自理技能。总之，重度和极重度精神发育迟滞儿童也具有一定的学习潜力，但学习有赖于精细地分步骤实施系统化训练。

5. 教育和训练方法

（1）医教结合法　儿童生来就具有学习潜能，但学习速度、个性、认知、兴趣和特殊才能等方面存在不同特点，构成个别差异。而且每个儿童内在的各种能力，也会有所不同，称之为个体内在差异。这两种差异都将妨碍儿童的学习活动。为了不让精神发育迟滞儿童在学习活动中遭遇到更多的困难或产生挫折感，必须针对儿童的特殊性拟定个性化教学方案。医教结合法的主要目的是根据医学诊断和教育评估资料设计一个适合该儿童独特需要的个性化康复教育方案。每一个教学阶段包括 5 个步骤：诊断、计划、实施干预、评定、修正，周而复始，循环不已，构成一个相同等分的实时反馈循环图。医教结合法形式多样，最常用的形式有个别化训练、小组教学（图11-5）、独立学习（图11-6）三种。

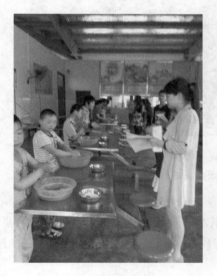

图 11-5　小组教学

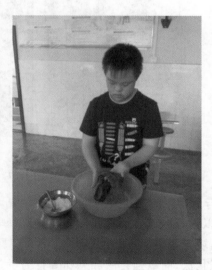

图 11-6　独立学习

（2）主题单元教学法　这种教学方法主要是把各种课程系列地划分为若干个小课，具有逻辑顺序的主题教学单元，在各课的协调下，按单元循序渐进教学和训练。如主题单元是"秋天"，则语文、算术、感知、常识、音乐和美劳等各个科目都围绕着"秋天"进行教学。

（3）任务分析法　任务分析法即是运用行为分析技巧，对教学任务进行详细剖析，重点放在分解学习的操作方法上，具体说就是把学习的目标行为或操作程序分解成一连串小步骤的动作行为,使儿童循序逐个学习每一个小步骤动作行为,最终完成目标行为的学习。任务分析法有各种不同的具体做法,较常用的有连锁法、塑形法、辨别学习法、渐消法。

(4)电脑辅导教学法　电脑辅导教学可以让儿童按字键或触摸荧光屏上展示内容的某一部分,来完成作答过程,并立即获得答案对与错的反馈,此类辅助教学不但能按儿童各自障碍程度进行学习,而且能维持儿童的学习兴趣,针对语言障碍儿童,可以应用语声合成电动复合沟通板等增强与他人沟通能力。针对注意缺陷儿童,可设计附载在衣服或学习桌上的感应器,一旦分心,就会把生理信息传送至电脑处理,并发出有关信息予以提醒。对记忆力缺陷儿童,设计一种自动提示装置,督促完成一些活动。

(5)感觉统合治疗　感觉统合治疗是当今教育训练精神发育迟滞儿童时推行的一种训练方法。美国南加州大学 Ayres 将脑神经学与发育心理学相结合,发展了所谓的感觉统合理论。Ayres 认为人体的运动、知觉与认知功能发育是与脑成熟过程并进的。来自人体的内外刺激,经过感官接受,先由脑干综合,继而渐由大脑皮质进行有效的统合,形成运动-知觉-认知功能的高层次行为模式,指挥人们去完成各项活动。精神发育迟滞儿童的上述系统不能有效正常运转,常表现出注意力不集中、失去距离感、手脚笨拙、怕上下楼梯、对别人的触摸特别敏感等,可以采用感觉统合治疗的方法,促进脑神经生理发育,作出适应性反应。感觉统合对改善自伤、多动、注意力不集中等症状有效,例如有些精神发育迟滞儿童经常出现摇摆或旋转身体动作,可以让其在旋转盘上旋转;在组合轮胎中滚动,促进前庭功能发展和平衡反应。再如有触觉过敏的精神发育迟滞儿童,可让其玩沙、玩水、做手指绘画,或在运动垫上做大肌肉运动;用刷子触压,做触觉游戏;对因姿势障碍或身体感觉障碍而影响空间知觉发育者,可让其坐在滑板车上投球、荡秋千接球,既使其保持平衡,又综合进行视觉运动训练(图 11-7)。

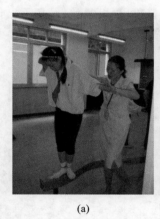 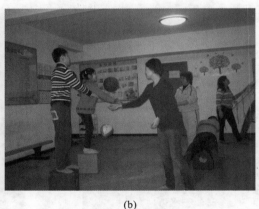

(a)　　　　　　　　　　　　　　　　(b)

图 11-7　感觉统合训练

(6)行为矫正　精神发育迟滞儿童在智力、情绪、个性和行为诸方面都存在心理障碍,不矫治往往难以进行教育和训练。如若按奖惩学习原则对其进行行为矫正,常能按目的要求培植合适的行为,矫正或消除不适当的情绪行为问题与特殊功能障碍。一般情况下,多采用正性强化法、负性强化法、间歇强化法和惩罚等行为矫正法。

(三)社会康复支持

1. 教育体系　精神发育迟滞儿童是社会上一个特殊的教育群体,虽然他们在智力发展上明显落后于同龄学生,在心理发展上往往也存在诸多问题,造成了认知、情感、性格等诸多方面的偏差。但他们同样是个孩子,他们需要拥有和其他同龄孩子一样的生活体验和教育。所以,在精神发育迟滞儿童的康复过程中需要实施多元化的训练和教学,才能充分发挥幼儿的主动性,尊重他们,培养提高他们智力的同时,让他们拥有和其他同龄孩子一样的生活经历和快乐的童年。精神

142

发育迟滞儿童在学习能力上有较大的差异,为每个精神发育迟滞儿童制订个性化教学计划,使之有明确的发展目标,才能因材施教,使之切实得到全面发展。

2. 社会技能的培养　社会技能是社会能力的重要组成部分,社会技能水平的高低直接关系到个人社会交往的开展、社会生活的融入和社会关系的适应。各类障碍儿童均伴有不同程度的社会技能缺陷,从而制约了他们重返社会的脚步。精神发育迟滞儿童接受的以适应生活为中心的社会劳动技能教育,对其思想品德的形成和智力发展起着重要作用。对儿童进行技能教育,可以使他们自理自立、自信自强,更好地适应家庭和社会,并终身受益。精神发育迟滞儿童需要掌握一系列社会技能,其中需求度较高的技能涉及面对潜在危险人物、道德规则、安全/谨慎问题、环境责任心、自我责任心以及社会习俗等方面。社会技能是可训练、可习得的;综合运用行为矫正类策略、言语语言沟通类策略、环境调整类策略、教育教学技巧类策略以及家庭支持策略等多种训练策略,调动各方力量的干预模式十分有助于精神发育迟滞儿童掌握所需社会技能。其次,教育教学策略和家庭教育环境等外界因素很大程度上影响着精神发育迟滞儿童社会技能的发展。

3. 家庭教育　家庭是社会的细胞,是儿童的第一学习课堂。人们越来越重视家庭对儿童的影响。精神发育迟滞儿童的教育训练,尤其需要在家庭中得到维持与延续,特别是母亲的直接参与,效果会更好。精神发育迟滞儿童的家庭教育在促进其社会适应与智力发展方面具有不可替代的作用。

开展精神发育迟滞儿童的家庭教育,首先应当帮助家长取得心理上的平衡,应当了解家长的心态,帮助消除疑虑,给予心理支持与辅导,认识家庭教育的重要性,提供有关的教养资料、知识和技巧,以明智的爱和积极而正确的态度与方法,参与教育训练自己的精神发育迟滞子女,其意义与价值将是十分深远的。专业人员通过个别辅导或讲座形式,对家长进行辅导,具体内容如下。

(1) 协助家长消除疑虑,尽快从误解中解脱出来,面对现实,理性地接受自己子女的缺陷,取得心理平衡,并了解自己子女也具有"正常"儿童的一切权利。

(2) 提供有关精神发育迟滞儿童相关资料,如临床表现、诊断、儿童的潜能,以及教育训练可能达到的程度等,以便共同商讨训练计划。

(3) 提供有关的社会服务资源,以及申请或使用方法等。

(4) 介绍精神发育迟滞儿童在生活上的特殊需要;指导家长如何满足儿童的需要。

(5) 指导家长学习和发展有关教养儿童的知识与技巧,诸如儿童心理发展的基本规律,早期发现与早期干预的知识和技能等。

(6) 指导家长以明智而一致的教育态度去教育训练子女,掌握 5 个要点:①不过度保护;②不当面取笑;③不与其他儿童攀比;④不进行威胁与恐吓;⑤讲话和指令有针对性,不啰嗦。

4. 社区康复服务　精神发育迟滞儿童是社区一分子,生活在社区中,既需要家庭与学校给予教育与训练,也需要社区给予积极支持,广泛宣传,消除歧视,协同学校与家庭开展各项有益的康复服务措施。例如:个别指导;早期干预及家长训练中心;幼儿班与幼儿中心;成人教育服务;支援性服务;设置过渡性机构,如康复站、日间住院部、晚间住院部,为社区有困难家庭精神发育迟滞儿童的康复提供服务;宿舍,为有需要的特殊学校与庇护工场的精神发育迟滞儿童及青少年提供住宿照顾,以便其接受教育、就业。

四、功能结局

精神发育迟滞(MR)是一种病因复杂的疾病,单从医学角度治疗起来非常困难。临床实践证明:对待精神发育迟滞疾病,主要在于尽早预防、早期发现、早期诊断、早期干预,应用医学、教育、社会以及职业训练等综合措施,使患者的社会适应能力得到最大的发展,根据其程度分级,经过系统干预,实现一定的功能结局。

1. 轻度 MR 适应性行为轻度缺陷。早年发育较正常儿略迟缓,且不像正常儿童那样活泼,对周围事物缺乏兴趣。做事或循规蹈矩,或动作粗暴。言语发育略迟,抽象性词汇掌握少。分析能力差,认识问题肤浅。学习成绩较一般儿童差,能背诵课文,但不能正确运用,算术应用题完成困难。长大后可做一般性家务劳动和简单的工作。遇事缺乏主见,依赖性强,不善于应付外界的变化,易受他人的影响和支配。能在指导下适应社会。

2. 中度 MR 适应性行为中度缺陷。整体发育较正常儿童迟缓。语言功能发育不全,吐词不清,词汇贫乏,只能进行简单的具体思维,抽象概念不易建立。对周围环境辨别能力差,只能认识事物的表面和片段现象。阅读和计算方面不能取得进步。经过长期教育和训练,可以学会简单的人际交往、基本卫生习惯、安全习惯和简单的手工技巧。

3. 重度 MR 适应性行为重度缺陷。早年各方面发育迟缓。发音含糊,言语极少,自我表达能力极差。抽象概念缺乏,理解能力低下。情感幼稚。动作十分笨拙。有一定的防卫能力,能躲避明显的危险。经过系统的习惯训练,可养成简单的生活和卫生习惯,但生活需要他人照顾。长大以后,可在监督之下做些固定和最简单的体力劳动。

4. 极重度 MR 适应性行为极度缺陷。对周围一切不理解。缺乏语言功能,最多会喊"爸""妈"等,但并不能真正辨认爸妈,常为无意识的嚎叫。缺乏自我保护的本能,不知躲避明显的危险。情感反应原始。感觉和知觉明显减退。运动功能显著障碍,手脚不灵活或终生不能行走。常有多种残疾和癫痫反复发作。个人生活不能自理,多数早年夭折。幸存者对手脚的技巧训练可以有反应。

五、健康教育

(一) 预防

对于该病预防的意义大于治疗,预防是研究和防治精神发育迟滞的最终目标。结合我国具体情况,胎儿在宫内缺氧、新生儿窒息、产伤、颅内出血、核黄疸等,以及婴幼儿期中枢神经系统感染、中毒、颅外伤和出生前后严重营养不良为主要致病因素。为此,加强母孕期、围产期和婴幼儿保健,可使精神发育迟滞发病率明显下降,同时应注意早产儿、低体重儿与高危儿的特殊照管。

1. 一级预防措施 做好婚前检查、孕期保健和计划生育;预防遗传性疾病的发生。

2. 二级预防措施 运用儿童发育心理学知识与技术,对婴幼儿定期进行检查,尤其对高危儿等可疑儿童进行定期访视,做到早期发现、早期干预;对由于社会化或心理社会因素引起的精神发育迟滞儿童,及时进行强化教育训练;积极防治各类精神发育迟滞儿童的情绪与行为障碍。

3. 三级预防措施 减少残疾,提高补偿能力。主要对精神发育迟滞儿童的行为和生活提供咨询服务、辅导、特殊教育和训练,帮助其克服困难。

(二) 日常护理

家庭护理对精神发育迟滞儿童来说是一个重要环节。

(1) 在精神方面为患儿创造舒适的家庭环境,保持合理的期望,避免过度保护和依赖。

(2) 饮食以宜高蛋白,富含维生素、钙、锌的食物为主,瘦肉、鸡蛋、虾仁、动物肝脏、木耳、蘑菇、豆腐、黄花菜等可适当多食,少吃或忌食过辣、过咸、生冷等不易消化和有刺激性的食品。

(3) 进行力所能及的劳动锻炼,但不要过劳。

(4) 上肢可练习体操、扩胸运动等;腰部可练习仰卧起坐;下肢可练习慢跑、起蹲、上楼、跳跃、侧压腿等;注意防止挛缩,对膝关节、跟腱关节热敷后适当牵引。

(5) 治疗期间,忌烟酒,忌食辛辣、过咸食物,避风寒,防感冒,多饮水,多食含钙、锌较多的食物,保持心情舒畅,适当锻炼,患儿家属要给予鼓励。

（三）品德教育

由于患儿认识水平低,对事物的分析能力差,常常不能预见自己的行为后果,应急能力差,往往会出现一些不自觉或不符合社会要求的行为和活动,甚至导致犯罪行为。做好患儿的品德教育要遵循普通学校品德教育的基本原则。尊重病人与严格要求相结合,集体教育与个别教育相结合,同时还要注意患儿的生理、心理特点,充分了解每位患儿的缺陷,对不同情况进行不同处理,爱护和保护患儿的自尊心,把缺陷行为和不道德行为严格区别开来,对患者尽量少批评,少惩罚,多给予表扬和鼓励。

任务小结

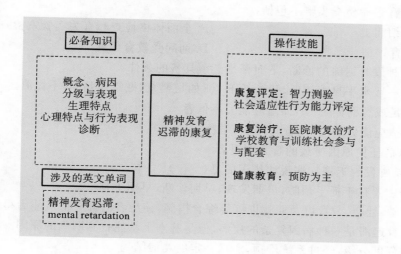

参考文献

[1]　李树春,李晓捷.儿童康复医学[M].北京:人民卫生出版社,2006.
[2]　陈秀洁.儿童运动障碍和精神障碍的诊断与治疗[M].2版.北京:人民卫生出版社,2009.
[3]　常用康复治疗技术操作规范(2012年版)[M].北京:人民卫生出版社,2012.

（袁友梅）

课后练习

一、单项选择题

1. （　　）年《中国精神疾病分类方案与诊断标准(第二版)》已确定用统一学术译名"精神发育迟滞"。

　A. 1985　　　　　　B. 1984　　　　　　C. 1983　　　　　　D. 1982

2. 下面哪种疾病不是染色体异常引起的?（　　）

　A. 唐氏综合征　　　B. 伸舌样痴呆　　　C. 猫叫综合征　　　D. 神经纤维瘤病

3. 适应性行为中度缺陷 IQ 为（　　）。

　A. 35～49　　　　　B. 20～34　　　　　C. 20 以下　　　　　D. 50～70

本任务习题

Note

4. 关于精神发育迟滞的说法不正确的是(　　)。

A. 分为轻、中、重与极重度四级　　　　B. 一般女性患者多于男性患者

C. 该病患者学习能力低下　　　　　　　D. 该病患者生活能力低下

5. 下列关于精神发育迟滞患者生理特点的叙述,不正确的是(　　)。

A. 视觉与听觉没有缺陷　　　　　　　　B. 平衡与协调动作可有异常

C. 可出现言语与行动障碍,病理反射　　D. 部分人可有癫痫发作

6. 下列精神发育迟滞的行为表现不正确的是(　　)。

A. 感受性慢,感受范围狭窄　　　　　　B. 识记速度缓慢,容易遗忘

C. 思维贫乏、单一、刻板、缺乏灵活性　　D. 语言发展迅速

7. 丹佛发育筛选检查适应年龄范围为(　　)。

A. 5～11 岁　　　　　B. 4～12 岁　　　　C. 出生至 6 岁　　　　D. 2.5～18 岁

8. 精神发育迟滞检查步骤不包括(　　)。

A. 收集详细病史　　　　　　　　　　　B. 全面体格检查和有关实验室检查

C. 心理发育评估　　　　　　　　　　　D. 询问受教育程度

9. 做出精神发育迟滞的诊断,下面哪是必须具备的条件?(　　)

A. 智力比一般水平显著较低,智商低于 70(如是婴儿,做临床判断,不做测定)

B. 智力不足或智商低于 70,而适应能力不低者

C. 有社会适应能力缺陷,而智商高于 70 者

D. 18 岁以后任何原因所致的智力倒退者

10. 对于精神发育迟滞疾病说法错误的是(　　)。

A. 该疾病主要在于提早预防、早期发现、早期诊断、早期干预

B. 应用医学、社会、教育以及职业训练等综合措施,使患者的社会适应能力得到最大的发展

C. 精神发育迟滞是一种病因复杂的疾病,但是基本上都能找到明确的原因

D. 根据其程度分级,经过系统干预,实现一定的功能结局

二、判断题

(　　)1. 精神发育迟滞(mental retardation,MR)是一组以智力发育障碍为突出表现的疾病。

(　　)2. 对于精神发育迟滞患者来说,心理治疗的目的在于促进患者的智力发展。

(　　)3. 感觉统合治疗是当今教育训练精神发育迟滞儿童时推行的一种训练方法。

(　　)4. 社会适应性行为的判断是诊断精神发育迟滞的一项重要依据。

(　　)5. 精神发育迟滞一般是单独出现,不会同时伴有其他精神障碍或躯体疾病。

(　　)6. 精神发育迟滞分成轻、中、重与极重度四级。

(　　)7. 日本三木安正把精神发育迟滞儿童的性格分为 4 种类型,即幼稚懦弱型、固执型、兴奋冲动型和抑郁型。

(　　)8. 如智力不足或智商低于 70,而适应能力不低者,可诊断为精神发育迟滞。

(　　)9. 精神发育迟滞的预防意义大于治疗,预防是研究和防治该病的最终目标。

(　　)10. 重度和极重度精神发育迟滞儿童也具有一定的学习潜力,但学习有赖于精细地分步骤,实施系统化训练。

三、案例分析题

患儿,女,6 岁。因说话困难,行走受限就诊。患儿母亲属于弱智,父亲为一般农民,出生时无特殊表现,到两三岁时被发现发育落后于同龄儿童,但由于家庭条件未就诊和被关注。发育过程中存在明显问题,只能说简单的词语,吃饭不知道饥饱,走路摇晃,不能跑,不能跳,蹲下后起立困难,如今已经完全不能走路。

检查见:患儿肥胖,面部表情呆滞,无法正常回答问题,手脚短小。无法完全理解指令性言语,遭受刺激时会胡乱发脾气。

请问如何开展康复工作?

任务十二　注意缺陷多动障碍的康复

本任务 PPT

学习目标

能力目标

1. 能按照 SOAP 思维模式开展工作;

2. 能按照《常用康复治疗技术操作规范(2012 年版)》为患儿实施康复评定和康复治疗;

3. 能准确地对患儿及家属进行健康教育,具备良好的沟通能力。

知识目标

1. 掌握注意缺陷多动障碍的概念、临床症状与非药物治疗方法;

2. 掌握注意缺陷多动障碍的综合评估方法与鉴别诊断;

3. 熟悉注意缺陷多动障碍的病因、家庭教育;

4. 了解注意缺陷多动障碍的治疗药物。

素质目标

1. 具备儿童康复治疗师必备的职业道德和职业素养;

2. 具有团队协作精神;

3. 具有自主学习和终身学习的态度;

4. 具备一定的英语水平和计算机水平。

学习情境

李某,男,9 岁,因顽皮多动,上课不专心来就诊。患儿 4 岁入学,一直在课堂上不专心听老师讲课,喜欢玩弄笔、课本等,经常在课桌上随意刻画,还喜欢找旁边同学大声讲话,扰乱课堂秩序。上课时,教室外的过路人或说话等较小的噪音均可引起该患儿的注意。放学后,喜欢翻墙、爬树等危险活动,还喜欢打架,不顾及危险和后果。做作业时态度不端正,边玩边写,字迹潦草,错漏甚多。患儿足月生产,婴幼儿时期营养充足,发育正常,无重大疾病史。2 岁时因独自爬高凳子摔伤头部,此后顽皮多动,喜欢随意破坏玩具,做事有始无终。父母非血缘婚姻,其父幼时较顽皮多动,做事缺乏恒心。

检查发现:该患儿营养佳,内脏及神经系统检查未见明显异常,智力正常,双外耳廓畸形,右手通贯掌纹。检查时注意力很不集中,易受周围的事物影响,余未见异常。在诊室内十分活跃、多动,随意从桌子上拿东西玩。

临床诊断:注意缺陷多动障碍。

任务:如何为注意缺陷多动障碍患儿实施康复服务?

Note

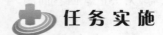
任务实施

一、知识储备

（一）注意缺陷多动障碍的概念及分类

注意缺陷多动障碍（attention deficit hyperactivity disorder，ADHD）又称多动症，是儿童时期常见的精神和神经发育障碍性疾病，以不分场合过度活跃、注意力持续时间较短、伴有认知障碍、学习困难以及情绪冲动等为主要特征。

与同龄儿童相比，ADHD 儿童注意集中能力和对冲动控制能力相对较差，但并非所有ADHD 儿童都有明显的快速多动反应。目前临床上将 ADHD 分为三个子类型，即注意缺乏型、多动-冲动型和混合型。

（二）注意缺陷多动障碍的流行病学

由于对本症的定义和诊断标准有差异，不同国家和地区之间的发病率统计存在差异。国外报道儿童及青少年 ADHD 的发病率为 $5.9\%\sim7.1\%$。我国目前的发病率约为 5.7%，男童约为 7.5%，女童约为 3.4%，发病年龄多集中在 $8\sim9$ 岁。随着工业化、城市化的加速发展，儿童 ADHD 的检出率呈逐年上升趋势。

（三）注意缺陷多动障碍的病因

相关研究认为，ADHD 儿童的病因可分为两大类，即个体生物因素和环境因素，且两者之间存在一定的相关关系。

1. 个体生物因素　导致 ADHD 的个体生物因素包括基因遗传，脑部发育迟缓或损伤，产前、中、后期对颅脑的损伤等。

（1）基因遗传　ADHD 是由于多基因变异引起的，并且有高度的遗传性。国内外研究表明，5-羟色胺（5-HT）系统、多巴胺（DA）系统损伤可能是导致 ADHD 发生的重要因素。多巴胺对哺乳动物中枢神经系统起着重要的调控作用，如认知、情感、运动、记忆等；5-HT 神经元分泌的 5-HT 递质对神经环路的调控起着重要的作用，如调控认知、生理周期、情绪等；多巴胺输送和受体基因可能受到损伤，因此导致患 ADHD 的儿童出现缺乏自我控制的症状。

双生子和家族遗传也是 ADHD 发生的一个重要因素。双生子患 ADHD 的概率是异卵双生子的 2 倍，即同卵双生子同时被诊断为 ADHD 的概率约为 70%，异卵双生子约为 25%。关于儿童家庭成员的追踪研究发现，父母或兄弟姐妹中如有 ADHD 的，其孩子发生 ADHD 的概率相对较高。

（2）脑部结构的差异　脑研究的结果显示，ADHD 儿童与正常儿童的脑部结构存在差异，主要表现在前额叶、扣带回、纹状体和网状结构。大量研究表明 ADHD 的成因与控制注意、抑制反应的前额叶及纹状体的异常形态有着密切的关系。在大脑发育过程中，额叶的发育速度最缓慢，同时也是最容易受到损伤的部位。

（3）产前、中、后期的损伤　在孕早期，孕妇感染风疹等一些病毒、过度照射 X 射线和腹部受到物理刺激等，导致胎儿脑损伤。在产中、后期，患孕期综合征、败血症、早产或产程过长等，可导致胎儿大脑缺氧而引起损伤，这些胎儿患 ADHD 的概率高于正常胎儿。此外，孕妇的生活习惯，如挑食、抽烟、酗酒等，也是胎儿患 ADHD 的一项重要因素。

2. 环境因素　环境因素主要包括家庭、社会心理和自然环境。家庭的不和谐，具体表现为父母经常吵架、酗酒、抽烟、吸毒、溺爱等的不良习惯，均可导致儿童 ADHD。研究显示，一半以上的 ADHD 儿童由于家教过严、学习压力过大、父母对于儿童的言行进行过多干涉，导致儿童产生心理阴影,缺乏安全感而诱发 ADHD。儿童长期的多动行为又引发家长的粗暴式教育,形成恶性循环,加重了病情。一些研究还发现,儿童过度看电视会缩短他们集中注意力的时间,并导致部分儿童出现 ADHD 的症状。

长时间暴露在空气污染的环境中,也将影响儿童神经系统的正常发育。如吸入汽车尾气、油漆、汽油等有害气体等,导致血铅水平高于正常值,脑组织损伤。

此外,含有大量食品添加剂、调味品、防腐剂等的食物也影响儿童神经系统的生长发育,导致小儿出现乏力、行为异常、脾气暴躁等 ADHD 的类似症状。

(四) 注意缺陷多动障碍的临床表现

ADHD 是一组和年龄不符的综合征,儿童的智力基本无异常,但依然存在运动功能不协调、学习困难以及心理异常等症状表现。美国精神病学会界定了 ADHD 的三种子类型:注意缺乏型、多动-冲动型和混合型,每一子类型都有一系列特有的特征。不论是何种类型的 ADHD,判断时必须坚持两大标准:①症状必须始于 7 岁之前;②症状至少持续半年以上。

1. 注意缺乏型　注意缺乏为 ADHD 核心特征之一,主要表现为注意力难以集中,分神和健忘。临床表现如下:①在学习、工作或其他活动中,常不能对细节问题给予充分的注意或容易因粗心大意犯错;②对任务或游戏难以保持长久的注意,难以组织活动和任务;③似乎经常听不到别人正在和他说话;④经常不跟随或不听从指令,无法正常完成作业、家务活和不能承担工作中应负的责任;⑤常逃避或厌恶需要长久恒心和毅力的任务;⑥常想不起任务目标或丢失活动必需的物品;⑦常容易被外界新异刺激吸引而分散注意力,在日常生活中表现为健忘。

这类儿童倾向于把注意力集中在自己的内心世界,常常表现得冷漠和不感兴趣,动作缓慢,常凝视某处发呆。他们的思维可能十分活跃,但身体却似乎懒洋洋。由于注意缺乏型的儿童通常没有多动-冲动型儿童那么具有破坏性,故容易被忽视。如果缺乏专门的诊断和有效的干预,这类儿童容易在学业、社交和情绪上出现问题。

2. 多动-冲动型　多动-冲动型儿童的主要特征为坐不安稳,话多,且很难安静下来。临床表现如下:①多动性,在座位上辗转不停,手脚常不停地动,喜欢跑动,无法保持安静;②冲动性,话多,常无礼打断或打扰他人,喜欢抢答问题,不习惯排队等。这类孩子常伴有尿床、睡眠障碍、执拗和爱发脾气。

上述两种类型的区别见表 12-1。

表 12-1　注意缺乏型和多动-冲动型 ADHD 的区别

区别点	注意缺乏型 ADHD	多动-冲动型 ADHD
决策	迟钝	冲动
遵守规定	遵守规定、温和、顺从	违背、反叛
表达	不够自信、过于礼貌、顺从	专横、使人不愉快
注意选择	谦虚、害羞、离群	炫耀、自我中心、走极端
同伴关系	朋友关系维持久但无吸引力	对朋友有吸引力,但保持不久
最普遍的诊断特征	抑郁症、能量内向	对抗行为、品行障碍

3. 混合型　混合型是兼具注意缺乏和多动-冲动的复合型多动障碍,85% 的 ADHD 患者属此类型,多见于男童患者。

(五) 注意缺陷多动障碍的诊断

ADHD 多以患者的监护者和老师提供的病史、体格、症状表现为主要依据,根据相关检查做出诊断。

1. 病史采集　病史采集采用谈话的方式,需由与患儿关系密切的监护者提供,要求信息完整、正确。采集的内容应涉及母孕期间有无有害物质接触史(如嗜烟酒)、围产期有无窒息史、家族有无多动史、患儿发育史和健康史等。可从以下几个方面进行询问。

(1) 注意力方面 患儿是否存在注意缺陷的表现,如注意力难以集中、分神和健忘等。由于采用的是谈话方式,存在一些主观问题。尤其对于小学阶段的儿童,他们会接触到很多新鲜的事物,认知、注意、记忆、思维、情感行为及社会能力等,都在不断地得到提高,不同的阶段存在能力差异,尤其表现在注意力方面。通常 5~7 岁儿童的注意力一般持续 15 min,10 岁儿童能持续 20 min,10~12 岁儿童能持续 25 min。在判断异常时需要确定注意能力与发育水平是否相符合。其次,应注意注意力是否受其他因素的影响,比如直观、生动、兴趣、产生美感的事物容易吸引其注意力,单调刻板的事物容易分散注意力,询问病史时都要注意。再次,对注意力的判别也与文化因素和父母的素质及修养有关。中国的父母对儿童注意力的要求较高,会对判断产生一定影响。此外,不同父母的文化素质和修养的差异,对注意力的判定也存在一定的差异。

(2) 多动-冲动 多动-冲动的患儿主要表现为坐不安稳,话多,且很难安静下来,对其判定应考虑个体发育水平、年龄因素、文化因素及父母容忍度等方面的影响进行综合评估。多动在幼年时期表现明显,随着年龄的增加而减轻,在学龄期表现为小动作多,青少年可能只有不安的主观感受,因此在询问时应注意。

(3) 起病年龄和持续时间 起病年龄一般在 7 岁以前,事实上 ADHD 患儿的症状常在 3 岁时就明显表现出来,如起病年龄在 7 岁以前,有利于排除学习障碍和其他原因引起的多动。由于多动和注意障碍可以由其他原因引起,如应激等因素,可能是一过性的,故要求这些异常表现持续存在 6 个月以上才做出判定。

(4) 出生史 孕产期异常会影响脑发育,造成脑损伤。母亲在怀孕时患严重的躯体疾病及妊娠并发症、服用药物、使用毒品、嗜烟嗜酒、接触 X 线照射、接触化学物品、腹部外伤、早产或过期妊娠等可影响脑发育,造成脑损伤。在围产期,难产,产程长,急产或滞产、胎盘异常或脐带绕颈;出生时发生窒息、产伤;出生体重过重或过轻;多胎,出生时 Apgar 评分低;新生儿发生惊厥、严重黄疸、颅内出血等。

(5) 生长发育史 询问小儿抬头、独坐、爬行、独行、跳跃、小跑、咿呀学语、短句、叙述事件或故事的年龄。ADHD 患儿运动发育基本正常,有些患儿可伴有言语发育延迟。

(6) 既往史 有无中枢神经系统疾病(如脑炎、脑膜炎)、颅外伤、抽搐,或严重躯体病、感染、中毒等。

(7) 社会功能 社会功能指的是人生活、工作、学习的能力。询问出现问题的这些儿童是否有社会功能的损害是非常重要的。如:有无成绩下降或成绩差;有无良好的朋友关系,是否与小伙伴经常发生冲突;能否遵守学校纪律;对教师而言,有无难以管理的行为等。

(8) 家庭情况 包括父母及其他亲属的躯体、精神健康状况及人格特点,有无不良嗜好、犯罪,有无家族精神病史,家庭环境,亲子关系和教养方式等。

2. 体格检查与实验室检查

(1) 体格检查 有无甲状腺功能异常,有无神经系统疾病,有无视觉、听觉损害,有无特殊阳性体征或病理反射。

(2) 实验室检查 包括:①血、尿常规,肝功能和心电图等。部分儿童可有血和尿中多巴胺、去甲肾上腺素或代谢物异常;②在体格检查及神经系统检查中有可疑的问题时,查视觉、听觉、染色体、脑电图、CT 等。

(3) 心理评定 ①智力检测,常用韦氏学龄前儿童智力量表(WPPSI)和韦氏学龄儿童智力量表(WISC)。ADHD 儿童大多智力正常,极少数处于临界值。②学习成就和语言能力测验,常用广泛成就测试(WRAT)和伊利诺斯心理言语能力测验(ITPA)。ADHD 儿童常有学习成就低下或言语方面的问题。③注意测定,常用连续作业测验(CPT)。ADHD 儿童可出现注意力持续短暂,易分散。④其他量表,常用 Corners 父母症状问卷(PSQ)、Corners 教师用评定量表(TRS)、Corners 儿童行为问卷和儿童行为量表(CBCL)、学习障碍筛查量表(PRS)等。

二、康复评定

(一)注意力评定

注意是心理活动对一定对象的指向和集中。注意的指向性是指心理活动有选择地反映一定的对象,而离开其余的对象。注意的集中性是指心理活动停留在被选择对象的强度和紧张度,它使心理活动离开一切无关的事物,并且抑制多余的活动。例如,学生在听课时,心理活动不是指向教室里的一切事物,而是把教师的讲述从许多事物中挑选出来,并较长久地把心理活动保持在教师的讲述上。心理活动不仅离开一切与听课无关的事物,而且对教师的讲课能产生鲜明和清晰的反应。注意本身不是一种独立的心理过程,它不能离开一定的心理活动而独立存在,它总是在感知、思维、记忆、情感、意志等心理过程中表现出来,是各种心理过程所共有的特性。除了感知时表现出来的注意,如注意看、听等,注意还表现在情感和意志活动中。没有注意,情感就无从表现,没有集中注意,就不能决定是否执行决策或如何去克服困难。注意与个人的个性也是分不开的,一个人的兴趣、能力、性格都刻画着一个人注意的特点。持续性操作测试(CPT)的研究最初是以对人类警觉性的研究为基础的。警觉性即对不常出现但又很重要的事件在一段时间内保持注意力的能力。第一个警觉性测验是由 Mackworth 在 20 世纪 60 年代设计出来的,用来检测雷达操作人员的侦测能力是否会随着时间的延长而下降。ADHD 的主要症状为多动、冲动和注意缺陷,其核心症状是注意缺陷。目前对儿童注意缺陷的评定多采用 CPT,它包括持续性操作测验(CAT)、注意力变量测验(TOVA)、整合视听持续性操作测验(IVA-CPT)等评估量表,且国内外研究显示 CPT 对儿童 ADHD 有一定的辅助诊断价值。

1. 持续性操作测验(CAT) 国内应用的 CAT 软件由湖南医科大学精神卫生研究所提供,该测试能得到客观、直接的数据,避免人为因素的影响。该软件在计算机上操作,屏幕随机显示 0~9 共 10 个阿拉伯数字,速度为 36 个/分,同时读出数字,儿童按要求对目标刺激做出反应,测试时间为 16 min。根据实报错误数、漏报错误数、击中数及平均反应时间来考虑是否有注意障碍。

2. 注意力变量测验(TOVA) 注意力变量测验由 Greenberg 于 1987 年设计,在设计上考虑了 ADHD 的主要特点,包括注意力不集中、易转移、追求新奇刺激、易厌烦、冲动、认知加工过程受阻等,它采用两个简易图形来进行刺激,其优点在于不受语言和文化的影响,有很好的适用性。TOVA 软件进行两种视觉刺激,电脑屏幕分为上下两个部分,在上方和下方屏幕均会出现带有黑洞的白色方块,其中上方有黑洞的白色方块被定为靶目标。测试时间为 26 min,分为两个阶段,测试过程中要求患者对靶目标的出现做出反应。将遗漏、错认、反应时间、反应时间变化作为评价 ADHD 认知水平的指标。遗漏减少意味着注意力增加,反之则下降;错误减少意味着冲动性降低,反之则增加;反应时间减少意味着反应速度提高,认知加工过程增加;反应时间变化减少意味着反应稳定性增强,注意力维持时间延长。

3. 整合视听持续性操作测验(IVA-CPT) 此量表将儿童的核心症状量化,具有很好的操作性和标准化特性,避免了主观判断造成的偏差。目前应用得最多的是由美国 Braintrain 公司生产的测试仪。该软件对 6 岁以上儿童进行反复的听觉和视觉刺激,观察 4 个认知变化情况,包括遗漏、错选、反应时间和稳定性,通过软件得出 22 个原始商值和 6 个综合商值,对患者的注意力和执行能力做出评价。符合两条中的一条可考虑为 ADHD:理解商数大于 60,反应控制商数或注意商数小于 80;反应控制商数或注意商数为 80~85,理解商数或多动商数小于 85。谨慎商数、一致性商数、毅力商数、警惕商数、注意集中商数和速度商数中,只要其中之一小于 75,如有典型

注意缺陷
多动障碍
的鉴别诊断

随堂检测

Note

的 ADHD 症状,仍可考虑诊断为 ADHD。

(二) 智力评定

(1) 韦氏儿童智力量表(WISC)是继比纳量表之后,世界上应用最广泛的个人智力量表之一,适用对象为 6～16 岁的儿童。整个测试包含常识、类同、算术、词汇、理解、背数、图片排列、积木、拼图、译码和迷津共 11 个分测验,来测量儿童的各种能力,通常要求在 40～50 min 内完成。每个分测验的编排由浅到深,言语类测验和操作类测验交叉进行,富于变化,有利于儿童使用。

(2) 瑞文推理能力测验(RPM)是非文字智力测验,由英国心理学家瑞文于 1938 年设计,主要测试智力中的一般因素,适用于 6 岁及 6 岁以上的患者。整个测试由 60 张卡片组成,分成 A、B、C、D、E 五组,难度逐渐增加,每组所用的题型有差别,但解题思路一致。国内使用的版本由张厚粲修订,适用于中国城市 5 岁半以上儿童及成人。

(三) 学习能力评定

学习障碍筛查量表(PRS)原为美国心理和语言学家 Myklebust 于 1981 年编制,由语言和非语言两个类型及五个成分区共 24 个题目组成。以五级记分法评定,以语言得分在 20 分以下、非语言得分在 40 分以下为筛查阳性标准。

(四) 执行功能的评定

(1) 威斯康辛卡片分类测验(WCST)检测的是选择性抑制、冲动控制、选择性记忆和认知过程的转换能力。这项测试可反映额叶的执行功能,其中持续性反应和持续性错误是反应额叶病变的主要指标。WCST 包括 4 张刺激卡和 128 张反应卡,分为红、黄、蓝三种不同颜色和十字、圆形、五角星形、三角形四种不同的形状。它的分类原则可按颜色、数量和形状来归类。要求受试者根据四种模板对 128 张卡片进行分类,测试时不告诉受试者分类原则,只说出每次测试是正确还是错误。当受试者连续 10 次分类正确,即可进行下一个形式的分类。以此类推,当完成三种形式的分类后,再重复一遍,整个测试就算结束。WCST 没有时间限制,若测试时间太长,则可能是由于注意力分散或是忘记了以前的分类经验而影响测试得分。

(2) Stroop 测验包括 A、B、C、D 四个部分,分别记录所有的反应时间和错误数。C 部分反应时间减去 A 部分反应时间作为颜色读取字义的干扰指标,记为颜色干扰时间;D 部分反应时间减去 B 部分反应时间作为字义对于读取颜色的干扰指标,记为字义干扰时间。反应时间越短而错误数越多,字干扰和色干扰时间越长,反映冲动控制能力和选择性抑制越差。

(3) 儿童执行行为异常评估(BADS-C)是基于真实环境对儿童的执行功能进行评估的一种新方法。BADS-C 由 5 个发育性操作测验和一套问卷共同组成。5 个操作测验由打牌测验、水测验、寻找钥匙测验、动物园测验、六步测验组成,需受试者按要求独立完成。问卷分别由家长和老师完成,包含 20 个条目,从情绪/人格、动机、行为和认知四个方面评估儿童可能存在的潜在缺陷。

三、康复治疗

ADHD 并不会像过去认为的那样,各种症状会随着年龄的增长而消失,而是如果不进行及时治疗这些症状将会伴随患者一生,并会对其个人、家庭、学校以及社会等各个方面都造成不同程度的危害。在治疗上应根据患者的症状分型,以及个体差异制订一个长期的治疗计划。ADHD 被认为是一种慢性神经和精神疾病,在临床上经过药物治疗与非药物治疗可取得非常理想的治疗效果。

(一) 康复治疗的目标

缓解和改善临床症状,提高患者的自我控制能力,使其注意力提高,注意时间延长;改善认知行为,树立患者的自信心,培养良好的行为和习惯;减少和克服冲动、攻击和违抗行为,增强学习能力和社会适应能力,全面提高儿童生活质量。

(二)药物治疗

1. 中枢神经兴奋剂

中枢神经兴奋剂又称精神兴奋剂或者兴奋剂,是拟交感神经药物,其结构与内源性儿茶酚胺相似,药物通过提高突触内多巴胺和去甲肾上腺素的利用率而发生作用,其结果是强化注意过程,增加对强化的敏感性以及行为抑制的控制。该药物能增加大脑活动水平或觉醒水平,能改善活动解除轻度抑制和疲乏感,使精神振奋,对呼吸中枢有较弱的兴奋作用。目前中枢神经兴奋剂是 ADHD 的首选药物。

(1)盐酸哌甲酯　盐酸哌甲酯(利他林)为目前的首选治疗药物。口服剂量可根据患儿的体重计算,原则上从 0.3 mg/kg 的小剂量开始,上课前 30 min 口服,每日 3 次。服用 2 周后症状无明显改善,剂量可加至 0.5～0.7 mg/kg。大部分儿童盐酸哌甲酯的最佳口服量在 1.25～7.5 mg 之间,小部分儿童需要 10 mg。该药安全有效,副作用小。常见的不良反应有食欲下降、恶心呕吐、失眠、头痛等,但多为一过性或可逆性,停药后即可消失,长期服用会产生耐药性,但不会产生药物依赖。研究发现,长期服用盐酸哌甲酯会影响儿童的身高增长,因此小于 6 岁的儿童和青春期后的年长患儿原则上不用该药治疗。有癫痫、高血压、心脏病的儿童慎用或禁用。对于大脑高度兴奋、缺乏自控力的儿童,不能使用该药物。

(2)盐酸哌甲酯控释片　盐酸哌甲酯控释片(专注达)利用渗透压原理,以其独特的药物结构,可使药物有效成分稳定释放 12 h。

(3)硫酸苯丙胺　硫酸苯丙胺对中枢神经系统的兴奋作用较强,能快速分布到机体组织,并穿透血-脑屏障,儿童的清除半衰期为 6～8 h,成人为 10～12 h。由于该药副作用明显,临床已很少使用该药。

(4)匹莫林　匹莫林又名苯异妥英,药效较强,哌甲酯疗效不显著时可改用本药物。由于本药可能会导致肝功能衰竭而危及生命,临床不再建议使用本药。

2. 非中枢神经兴奋药

某些儿童对中枢神经兴奋药物不敏感,或副作用明显,或存在禁忌证不能使用时,一些非中枢神经兴奋药可以替代其治疗 ADHD。

(1)托莫西汀　托莫西汀(择思达)是一种高度选择性去甲肾上腺素再摄取抑制剂。作用机制主要是选择性阻断突触前膜胺泵对去甲肾上腺素的再摄取作用,从而增加突出间隙去甲肾上腺素的含量,以及增加突触后神经元对去甲肾上腺素的传递,同时提高前额叶皮质的多巴胺能水平,它不会增加伏膈核部位的 DA 活动,因而不会导致滥用或成瘾现象,同时也不会增加纹状体部位的 DA 活动,因而不会诱导抽动症状或增加运动障碍。托莫西汀是我国治疗 ADHD 的主要推荐用药,可用于 6 岁以上的患者。体重小于 70 kg 的儿童及青少年患者每日初始剂量可为 0.5 mg/kg,3 天后可增加至每日 1.2 mg/kg。体重大于 70 kg 者,每日初始量可为 40 mg,3 天后可增加至每日目标剂量 80 mg,单次或者多次分服,每日总剂量不可超过 100 mg。临床上比较常见的不良反应有便秘、口干、恶心、腹痛、食欲减退,早期可见体重下降,但随后体重上升至正常范围。除儿童和青少年表现出的不良反应外,成人患者还可出现勃起功能障碍、阳痿、异常性高潮、排尿障碍及经期痉挛等。闭角型青光眼患者及 14 天内服用过单胺氧化酶抑制剂患者禁止服用该药。

(2)α_2 肾上腺素能受体激动剂　α_2 肾上腺素能受体激动剂(可乐定)原为作用于中暑的抗高血压药,20 世纪 60 年代开始用于临床,是治疗 ADHD 的二线用药,常与哌甲酯合用。副作用表现为低血压、口干舌燥、头晕、抑郁,以及突然停药时的高血压反应。

3. 其他药物

（1）卡马西平　卡马西平为抗惊厥药物，有稳定情绪的作用。据统计，卡马西平可使70%的ADHD患者的症状得到缓解。副作用主要为困倦和皮疹。在使用卡马西平过程中，必须监控药物浓度、白细胞计数和肝功能。

（2）奥卡西平　奥卡西平（又名确乐多）功能和卡马西平相似，副作用较少。

（3）丙戊盐酸　延长释放的丙戊盐酸对多动-冲动型ADHD患者的治疗有效。

（三）非药物治疗

根据临床统计与研究发现，尽管药物治疗是ADHD的首选方法，但仅依赖药物治疗是远远不够的。非药物治疗相对于药物治疗，优点在于它没有副作用，与药物治疗相结合不仅能有效改善患儿的各种症状，还有利于他们更好地回归社会。近年来，随着对ADHD发病机制的不断深入研究，人们认为精神因素、心理疾病与本病的发病密切相关，因此本部分主要介绍行为治疗、认知治疗、社交技能训练、家庭管理等几种非药物治疗方法。

1. 行为治疗　行为治疗是建立在社会学习的基础上，运用某些程序和方法来矫正ADHD儿童不适当行为，一般用于不太严重的ADHD患者。该治疗方法的目的在于利用学习的原理，通过条件反射的形式来改变习得的行为。ADHD儿童不管是在家中、学校或室外有缺陷时，在所有情况下始终坚持实施行为治疗会更加有效。

（1）强化法　强化法主要通过表扬、鼓励、嘉奖等方式让患儿继续保持良好行为，可以以口头表扬、奖励物质、拥抱或参与某些集体活动等方式进行。强化法应当在了解患儿的性格和爱好的前提下实施，以帮助选择合适的鼓励方式，达到患儿积极配合的目的。在这个过程中，应当注意：①及时鼓励；②鼓励时强调患儿的具体行为；③奖励物质时，要灵活多变地应用口头表扬语；④鼓励方式轮换，防止厌倦情绪产生；⑤必要时，鼓励方式与患儿意向相符。

（2）惩罚法　惩罚法是指给予儿童不愉快的体验，从而减少不适行为的发生率。惩罚的方式多种多样，例如批评、体罚、暂时隔离等。批评是一种惩罚的信号，需与其他的惩罚方法结合使用。体罚法的治疗效果相对较明显，但容易让患儿产生心理障碍，因此建议少用或不用。暂时隔离法是当儿童出现不适行为时，将个体转移到一定情境中（一般包括卫生间或缺乏安全感的地方）的策略，以抑制其出现类似不适行为。这类方法对儿童的破坏、执拗、大哭大闹、不服从等行为有非常好的效果。

（3）代币法　代币法是鼓励和惩罚相结合的治疗方法。当患儿出现适当行为或不适行为减少时，立即给予不同形式的强化物，使适当行为得到强化而能反复出现，不适行为得以消退。当患儿未能出现适当行为或出现不适行为时，可剥夺代币，使患儿行为朝着预期行为的方向发展。代币法的优点在于可以随时随地给予，不受时间场地的限制，可兑换成他所期望的奖赏，符合儿童的心理特点。

（4）行为策略法　行为策略法是将复杂的任务拆分成几个简单的任务，通过对简单任务的强化训练，促使患儿更容易完成复杂任务（图12-1、图12-2）。

2. 认知治疗　认知治疗一种心理治疗技术，根据认知过程影响情感和行为的理论假设，改变患儿的思维方式、信念态度和意见以及达到其行为的改变。认知行为治疗首先要识别患儿有害的自我认知方式，通过认知行为干预消除这种方式，让患儿养成"三思而后行"的习惯，以增强患儿的自我控制、自我指导、自我调节，提高解决问题的能力。认知治疗与行为治疗存在显著差别，认知治疗不仅重视不良性行为的矫正，更重视患者认知方式的改变和认知-情感-行为三者的协调。整个认知治疗的疗程约12周，晤谈约15次，每次时间30~40 min，分初期、中期和后期三个阶段。

在治疗初期，治疗师应尽可能减轻患儿的某些症状，找出患者主要问题，并评估生活环境与

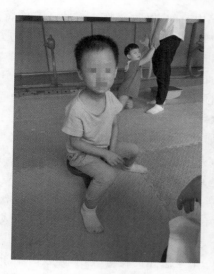

图 12-1　坐独角凳

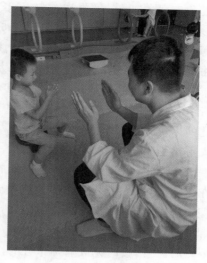

图 12-2　坐独角凳拍手

情绪之间的关系。此外,治疗师应尽可能向患儿解释认知与情绪之间的关系,找出不合理的思维内容,布置一些家庭认知作业,使患儿自己认识到认知与情绪之间的密切关系。

在治疗中期,侧重比较复杂的问题,包括功能失调性的思想和行为,帮助患儿及早掌握使用和练习新学习到的概念,不断反复练习和应用合理的反应方式,取代功能失调性思想。

在治疗后期,注重矫正患儿的自动思维。在患儿的抑郁或焦虑开始减轻后,治疗师的注意力应从特殊问题转移到把患儿当作普遍规律的假设上来。这些适应不良性假设的形成往往与患儿的个体发育、经历有很大的关系。当患儿逐步好转,能比较现实、客观地应付和处理生活中的压力时,认知疗法的晤谈次数将逐渐减少,最终告一段落,结束疗程。

3. 社交技能训练　人作为一种高级的社会动物,需要具备一定的人际交往能力,良好的社交能力是个人全面健康发展的前提。ADHD 患儿存在社交技能缺陷,无法维系良好的人际关系。例如,有些患儿有攻击性的言语或行为、自控能力差、不诚实、不善合作、不知道怎样去交流或不擅长观察他人的情感等,常不受周围朋友的欢迎而被孤立。长时间缺乏玩伴,会增加患儿的反社会行为。对患儿进行社交技能训练,旨在帮助他们获得足够的社交技能,使其在社交情境中得到他人的认可,建立良好的人际关系,促进个人的全面发展。

社交技能训练可采用以下几种方式进行:①通过演示、角色扮演、游戏、讨论等方式,让患儿明确哪些行为是合适的,哪些行为是不合适的;②逐渐增加参与人员,巩固患儿习得的恰当的社交行为;③通过观察图片或影音等材料,教会患儿辨别自己和他人的情感表达;④在家庭生活中,家属在患儿面前尽量减少不适当的社交反应。

4. 音乐治疗　国外研究发现,音乐治疗也是一种行之有效的辅助治疗方法,主要是利用音乐对患者心理和生理功能的影响来促进患者大脑功能的康复。音乐治疗包括聆听不同类型的音乐,弹奏乐器、音乐游戏和音乐创作等多种形式。这类训练能够不断丰富大脑感知信息的能力,还能激活“休眠”状态的大脑皮质,使因损伤而发生障碍的功能区域得到锻炼和修复,提高大脑的感知能力、语言组织能力、思维想象力、注意力和记忆力等。例如,宗教音乐能减少和抑制ADHD 患儿的冲动行为;节奏轻缓的轻音乐可以使患儿的情绪得到控制并提高社交能力;高频段音乐能大大改善患儿的精神状态和生活质量。

5. 脑电生物反馈治疗　脑电生物反馈治疗(electroencephalogram biofeedback therapy,EEGBFT)是近年来国内外用于治疗 ADHD 非常有效的一种非药物手段。EEGBFT 应用操作性条件反射的原理,采集大脑神经生物电信号。根据患者的实际情况调整任务难度,使患者学会

选择性抑制 θ 波,强化 β 波,增强注意力,延长注意集中时间,以改善临床症状。它的特点在于副作用小,效果理想,疗效持久稳定,可应用于 6 岁以下患儿。但由于其侧重于神经生物方面,尚不能促进 ADHD 患儿的全面发展,需与其他治疗方法联合使用,方可达到更佳疗效。

6. 监护人与教师教育 ADHD 患儿绝大部分时间是待在家中和学校里,监护人与教师教育对患儿的康复有着很大的协助作用。但很多 ADHD 患儿的监护人和教师对 ADHD 了解甚少,对患儿的行为表现感到很无奈,无所适从,甚至发脾气,这对患儿的身心健康是不利的。因此,为了实现患儿的尽快康复和全面发展,对监护人和任课教师进行相关知识教育非常有必要。

监护人要接受孩子被确诊为 ADHD 这一事实,克服对患儿粗暴、冷淡和歧视的态度,且要积极了解这一疾病,理解患儿的行为不是故意的,而是缺乏自控力所致,需要给予患儿更多的关爱和耐心。在治疗的整个过程中,监护人应做到:①帮助患儿树立自信,不要打骂,更不能过分迁就。②合理安排患儿的日常生活作息时间,养成良好的生活和学习习惯。生活上,养成有规律的作息时间,此外减少患儿看电视和上网时间,每天不超过 1 h,并限制其内容。在学习上,写作业和看书时要一心一意,按时完成老师布置的作业。③记录患儿的良好表现,并及时给予奖励或鼓励。④监督用药。密切观察患儿用药反应,及时调整药物用量或决定停药、换药,不能让患儿擅自停药。一般患儿在感冒、发热等不适情况下可暂时停药。⑤制订家规,所有家庭成员都积极遵守。⑥家庭成员积极营造和谐的家庭氛围。作为任课教师在学校应多多理解、支持和鼓励患儿,以树立他们的自信。此外,监护人与教师之间应多多交流,了解患儿近期的表现和变化,帮助患儿早日康复。

四、功能结局

注意多动缺陷障碍是儿童时期常见的一组与年龄不符的神经和精神发育障碍性的综合症候群,儿童的智力基本无异常,但存在运动功能不协调、学习困难以及心理异常。ADHD 的各种症状不会随着年龄的增长而消失,不进行及时的治疗将会伴随患者一生,并会对其个人、家庭、学校以及社会等各个方面都造成不同程度的危害。随着医学技术的不断进步,可根据 ADHD 患儿的症状类型及程度,选择性使用药物、非药物或药物与非药物的联合三种途径治疗,并可取得理想治疗效果。

五、健康教育

ADHD 的发病机制不详,但可根据病因来避免高危因素。

由于 ADHD 基因遗传的概率较高,择偶时,尽量注意精神分裂症、品行障碍、重症癫痫等精神病史。怀孕前、中期,孕妇应戒烟酒,避免接触有害物质和放射线,保持愉快心情,定期做产前检查。注意产前胎儿监护,提倡自然分娩,分娩时要防止新生儿颅脑损伤和缺氧。

小孩出生后应注意饮食营养和卫生,提倡母乳喂养至少 6 个月。母乳不仅能提供丰富的营养来增强体质,还可促进亲子关系,减少儿童期间问题的发生。膳食营养搭配要合理,提供充足的多种维生素、微量元素及蛋白质,以减少肠道对铅的吸收。做到定期清洗玩具,勤洗手,养成良好的卫生习惯。对于有高危因素的儿童,应尽早介入非药物治疗。此外,还建议家长要营造温馨和谐的家庭氛围,有助于降低 ADHD 的发生率或减轻症状。

在儿童教育方面,监护人应做到充分关爱的同时不溺爱,帮助小孩养成良好的生活和学习习惯。

任务小结

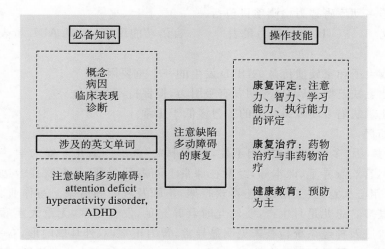

参考文献

[1] 李晓捷.实用儿童康复医学[M].2 版.北京:人民卫生出版社,2016.

[2] 杜亚松.注意缺陷多动障碍[M].北京:人民卫生出版社,2012.

[3] 赵学良,邢杰.儿童注意缺陷多动障碍[M].北京:人民卫生出版社,2010.

[4] 童连,史慧静,臧嘉捷.中国儿童 ADHD 流行状况 Meta 分析[J].中国公共卫生,2013,29 (9):1279-1283.

[5] 孙金磊,杜亚松,江文庆,等.185 例注意缺陷多动障碍患儿韦氏智力测试第Ⅳ版测量结果分析[J].中国儿童保健杂志,2017,25(12):1192-1195.

[6] 周翊,刘明霞,张彩英,等.行为矫正对儿童注意缺陷多动障碍的干预作用[J].中国儿童保健杂志,2016,24(12):1335-1337.

[7] 栾风焕,杜亚松.家庭功能对注意缺陷多动障碍儿童症状影响的研究[J].中国儿童保健杂志,2017,25(12):1229-1232.

[8] 费春华,张平,杜昊,等.儿童注意缺陷多动障碍病因的研究进展[J].国际精神病学杂志,2016,43(6):967-969.

（贺菊芳）

本任务习题

Note

课后练习

一、选择题

1. 注意缺陷多动障碍首选的治疗药物是(　　)。

A. 茴拉西坦　　　　　B. 维生素 E　　　　　C. 辅酶 Q　　　　　D. 哌甲酯

2. 注意缺陷多动障碍与精神发育迟滞的主要鉴别点是(　　)。

A. 社会适应困难　　　B. 智力低下　　　　　C. 认知障碍　　　　　D. 生长发育异常

3. 注意缺陷多动障碍主要的病因是(　　)。

A. 感染　　　　　　　B. 遗传因素　　　　　C. 氨基酸代谢障碍　D. 染色体畸变

4. 儿童多动症的发病年龄多见于（　　　）。

A. 婴儿期　　　　　　B. 幼儿期　　　　　　C. 学龄前期　　　　　D. 学龄期

5. 注意缺陷多动障碍智力检测项目包括（　　　）。

A. 学习成就　　　　　B. 韦氏智力量表　　　C. 言语功能评定　　　D. ADL 量表

二、判断题

（　　）1. 双生子和家族遗传是 ADHD 发生的一个重要因素。

（　　）2. 注意缺乏型 ADHD 对朋友有吸引力，但保持不久。

（　　）3. 注意缺陷多动障碍儿童的智力多低于正常。

三、案例分析题

小龙，男，7 岁，因"多动，坐不住，闲不住，停不下来"就诊。患儿 5 岁入学，一直在课堂上不专心听老师讲课，喜欢玩弄笔、课本等，经常在课桌上随意乱刻画，还喜欢找旁边同学大声讲话，扰乱课堂秩序。粗心大意，丢三落四，还喜欢打架，不顾及危险和后果。写作业、做事磨蹭拖拉，边做边玩，错漏甚多。患儿足月生产，婴幼儿时营养充足，发育正常，无重大疾病史。检查发现，该患儿营养佳，内脏及神经系统检查未见明显异常，智力正常，双外耳廓畸形，右手通贯掌纹。检查时注意力很不集中，易受周围的事物影响，余未见异常。在诊室内十分活跃，多动，随意从桌子上拿东西玩。

临床诊断：注意缺陷多动障碍。

请问如何为注意缺陷多动障碍患儿实施康复服务？

本任务PPT

任务十三　情绪及行为障碍的康复

学 习 目 标

能力目标

1. 能按照"生物-心理-社会"的医学观开展品行障碍、神经性厌食症、进食障碍、排泄障碍、儿童睡眠障碍、学习障碍的康复工作；

2. 能按照 CCMD-3、DSM-5、ICD-10 诊断标准对患儿的品行障碍、神经性厌食症、进食障碍、排泄障碍、儿童睡眠障碍、学习障碍进行初步诊断；

3. 能按照常用的治疗技术针对患儿的品行障碍、神经性厌食症、进食障碍等实施康复治疗；

4. 能准确地对患儿及监护人进行心理健康教育，具备良好的沟通能力。

知识目标

1. 掌握常见情绪及行为障碍的概念和形成原因；

2. 掌握品行障碍、神经性厌食症、进食障碍等的临床症状和诊断标准等；

3. 熟悉品行障碍、神经性厌食症、进食障碍等的康复治疗方法。

素质目标

1. 具备儿童康复治疗师必备的职业道德和职业素养；

2. 具有团队协作精神；

3. 具有自主学习和终身学习的态度；

4. 具备一定的英语水平和计算机水平。

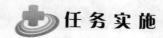

学习情境

杜子恒,男,7岁,一年级学生。该生平时上课爱打扰同学、吃东西、站起来东张西望,爱玩一些小东西,有时下地走动,不知游戏规则。听课时爱插嘴,但教师叫他回答问题时,他却目光呆滞,不知所措。老师对他说的话最少要说两遍,对于教师的约束他很认真坚持,但坚持时间很短。语文阅读能力较差,说话经常词不达意,有时还要想很长时间,在写生字时磨蹭、马虎,很容易将生字偏旁写颠倒,或者多笔画、少笔画。该生家长都是知识分子,平时对该生的学习要求很高,但由于上述情况,学习成绩一直得不到提高,所以对该生很少有激励性评价。据了解该生在上幼儿园的时候就已经出现了这些情况,其家长认为上学就会有所好转,所以未放在心上。

临床诊断:该生能够认识到自己的行为,但却控制不住自己。因协调能力差坐不住,听觉记忆能力和视觉记忆能力较差而导致注意力不集中。结合学习障碍的测试结果及以上分析,该生属于学习障碍儿童,对其学习已经产生了严重影响。

任务:如何为患儿实施康复服务?

任务实施

一、知识储备

(一)情绪与行为障碍的概念和分类

对于情绪与行为障碍(emotional and behavioral disorder,EBD),目前国内外并未有一个统一的定义,已有的定义大多只是进行了一些描述性的界定。有的将情绪障碍和行为障碍分开,分别下定义。有的则从心理学角度,认为是一种心理疾病;有的从教育学角度,认为是一种可矫正的情绪不稳和行为不良。不管从哪种角度进行定义,这类儿童具有一个共同特点,即他们在非智力障碍和非精神失常的情况下,表现出情绪与行为的异常,违背社会的要求和评价,妨碍个人的正常社会适应能力。

目前认可度最高的两个定义分别由美国《所有残疾儿童教育法》和美国行为障碍儿童研究理事会提出。

1. 美国行为障碍儿童研究理事会的定义　美国行为障碍儿童研究理事会(Council for Children with Behavior Disorder,CCBD)采用了情绪与行为障碍新的定义。此定义包含下列几点。

(1)这种情绪与行为障碍表现出一些症状:①在学校日常生活中的情绪与行为反应与同龄人的平均水平,以及同一文化背景、同一种族平均水平相比差异很大。而且这种反应对学习成绩、社会适应、职业技能和个人技能的发展都有极为不利的影响。②对周围有压力的事件表现出非暂时性的过激反应。③在两种不同的环境中表现出一致的障碍,至少其中之一是在学校。④对普通教育的直接干预反应效果较差,或者说普通教育对这类学生的干预是非常不充分的。

(2)情绪与行为障碍可能与其他几方面的障碍并存。

(3)情绪与行为障碍可能伴随精神分裂症、情绪失调、焦虑症,还可能伴有其他行为或者适应方面相类似的失调。

CCBD的定义注重情绪与行为障碍儿童在学校中的教育难度,它肯定了情绪紊乱与行为异常的相对稳定性和一致性。

2. 我国对情绪与行为障碍的定义　我国对情绪与行为障碍的定义参照了美国和苏联的定

义,从人格障碍出发,凸显出障碍的表现。主要表现有:①不良行为。如吸吮手指、咬指甲、手淫、拔头发等。②退缩行为。如胆小、孤独、退缩、害怕到陌生环境中等。③生理、心理性行为异常。如遗粪症、遗尿症(4～5岁后仍不能控制大小便)、厌食、口吃、夜惊等。④习惯性品行问题或违法行为。如偷窃、逃学、打架、破坏财物等。以上行为与个体差异、生活环境,尤其是家庭教育方式密切相关,宜早期发现,进行必要的心理治疗和教育矫治,必要时需以药物辅助治疗(图13-1、图13-2、图13-3)。

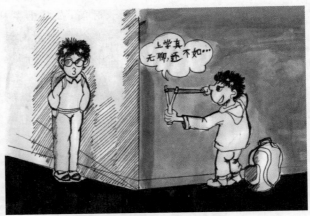

图 13-1　逃学

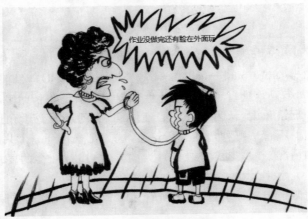

图 13-2　不良的家教

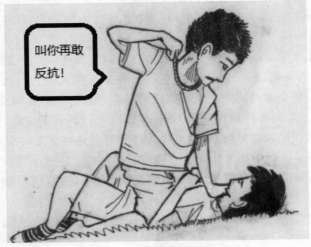

图 13-3　欺凌同伴

3. 常见的儿童情绪与行为障碍类型 综合调查《中国精神障碍分类与诊断标准(第3版)》(Chinese Classification and Diagnostic Criteria of Mental Disorders third edition,CCMD-3)、美国精神病学会的《精神障碍诊断与统计手册(第五版)》(Diagnostic and Statistical Manual of Mental Disorders fifth edition,DSM-5)、国际疾病分类(International Classification of Diseases,ICD)的标准可以把儿童的情绪和行为障碍分为以下几类:品行障碍(conduct disorder,CD)、分离性焦虑障碍(separation anxiety disorder)、进食障碍(eating disorder,ED)、儿童功能性遗粪尿症(functional encopresis,FE)、儿童睡眠障碍(children with sleep disorders,CSD)、儿童学习障碍(learning disability,LD)、交流障碍(communication disorder,CD)。

(二)情绪及行为障碍的流行病学

美国1980—1981年有比较严重情绪与行为障碍的儿童约占学龄儿童的2%。

(三)情绪与行为障碍的病因

情绪与行为障碍是由多种因素造成的,研究者们主要从生物学、心理学和社会学的角度来考虑。

1. 遗传因素 基因变异可能引起严重的行为问题,有两种类型的情绪行为障碍与基因变异联系紧密:抑郁症和精神分裂症。

2. 心理因素 精神分析学派从性压抑、性发展障碍的角度来解释情绪与行为障碍形成的原因。荣格里比多认为,性欲和性冲动会导致反社会行为。阿德勒认为早期的不良教育会影响情绪和行为的发展。

行为主义者依据条件反射学说和社会学习理论,来解释形成情绪与行为障碍的心理因素,认为情绪与行为障碍的形成是由于建立了某种错误的条件反射和某种错误的社会学习方法。

美国社会心理学家费斯汀格认为,随着认知失调的不断增加,个体要求减少和消除心理失调的张力就越来越大。

3. 社会因素 社会因素是导致儿童情绪与行为障碍的一个重要原因:①家庭不完整。由于父母离异或父母早逝等其他原因造成的不完整家庭,不能很好地发挥家庭的教育功能,有时也造成经济困难,造成儿童的情绪和行为障碍。②家长本身的情绪和行为障碍。家长如果有酗酒、赌博、吸毒、行凶、偷窃等劣行,势必不同程度地影响儿童的身心发展。③家庭成员之间感情冷漠。这类家庭最主要的特征是缺乏家庭温暖,家庭成员之间缺乏良好的感情上的沟通和交流。儿童感情上的需要得不到相应的满足,从而影响情感的发展和良好行为模式的建立。④家庭教育方法不当。溺爱会影响儿童行为控制能力的发展,过于苛刻和严厉则会增加儿童的焦虑,形成双重人格。⑤贫困。身心发展可能会受到资源不足的影响,同时贫困也可能导致家庭不完整、家长的情绪问题及影响家庭成员之间的关系。

在学校学习与生活中,情绪与行为障碍儿童大多较难与同伴建立和维持良好的人际关系。

(四)儿童情绪和行为障碍的临床表现

儿童情绪和行为障碍的种类较多,临床表现各有特点。

1. 品行障碍 品行障碍指18岁以下儿童和青少年期出现的持久性反社会性行为、攻击性行为和对立违抗行为。其主要临床表现有以下几种。

(1)攻击他人或动物 伤害、殴打、威胁、恐吓他人;虐待小动物;使用刀、枪、棍棒、石块等硬物或器械造成他人躯体的伤害,男孩多表现为躯体性攻击,女孩多表现为言语性攻击如咒骂、侮辱等;抢劫钱财。

(2)对立违抗性行为 对成人,特别是家长采取的明显的不服从。违抗或挑衅行为,表现为经常说谎(不是为了逃避惩罚);易暴怒,好发脾气,常怨恨他人,怀恨在心或存心报复;常拒绝或不理睬成人的要求或规定,长期严重地不服从;常因自己的过失或不当行为而责怪他人;常与人争吵,常与父母或老师对抗;经常故意干扰别人;常违反集体纪律不接受批评。

(3)故意破坏财物　故意破坏他人物品或公共财物,以毁坏他人物品、破坏他人物品、在公共场所或名胜风景区胡乱涂画、使有价值的物品失去价值、放火等方式给他人造成经济损失。

(4)偷窃、欺诈　多表现为先拿家长的钱或物,后发展为偷盗公司财物,有时为得到家长的钱,可以编出谎话进行欺骗。

(5)违反社会准则　经常说谎以骗取好处(物质上或精神上),或者是为了逃避责任(惩罚、责备);逃学;夜出不归。男孩很容易被人利用,女孩容易被引诱,甚至被拐卖。

品行障碍患者一般以自我为中心,好指责或支配别人,故意引人注意,为自己的错误辩护,自私自利,缺乏同情心。品行障碍者常常相互模仿加剧问题行为的严重程度(图13-4)。

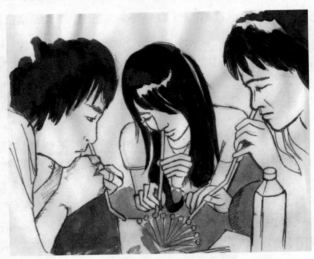

图13-4　品行障碍者相互模仿

2. 分离性焦虑障碍　分离性焦虑(separation anxiety disorder,SAD)是与依恋对象分离时出现与年龄不适当的、过度的、损害行为能力的焦虑(图13-5)。多发生在6岁以前,其特征是当与亲人分离或离开他熟悉的环境时,表现出过度的焦虑,担心亲人发生意外或自己被拐卖;担心与父母或其他依恋者的分离;因害怕分离而不愿去学校或幼儿园;持久而不恰当地害怕独处,当预料将与依恋者分离时,马上会表现出过度的反复发作的苦恼,如哭叫、发脾气、淡漠或社会退缩,部分患者甚至会表现出一些躯体症状,如恶心、呕吐、头疼、胃疼、浑身不适等。此类儿童的焦虑在严重程度上超过正常儿童的离别情绪反应,社会功能也会受到明显的影响。

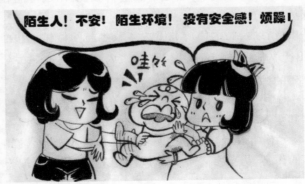

图13-5　分离性焦虑儿童

分离性焦虑是儿童最常见的焦虑障碍,患病率大约为10%,是发病年龄最小,开始治疗年龄最小的一种儿童焦虑障碍。

3. 进食障碍 进食障碍主要包括神经性厌食症（anorexia nervosa，AN）和神经性贪食症（bulimia nervosa，BN），属于精神类障碍。神经性厌食症又称为厌食症，是患者自己有意造成的体重明显下降至标准体重以下，并极力维持这种状态的一种心理生理障碍。神经性贪食症又名贪食症，是以反复发作性暴食，并伴随防止体重增加的补偿性行为及对自身体重和体形过分关注为主要特征的一种进食障碍。患儿对自己的体重存在异常的认知（图13-6）。

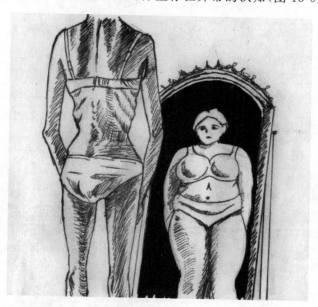

图 13-6 进食障碍儿童对自己的体型的认知

4. 儿童肥胖症 儿童肥胖症（childhood obesity，CO）是指儿童体内脂肪积聚过多，体重超过按身高计算的平均标准体重20％，或者超过按年龄计算的平均标准体重加上两个标准差以上（图13-7）。

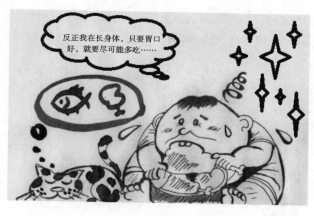

图 13-7 肥胖症儿童

5. 儿童功能性遗粪尿症 儿童功能性遗粪尿症也称非器质性遗粪尿症，又称功能性大小便失禁，属排泄功能障碍，是指4周岁以上的儿童，在无器质性疾病情况下仍在厕所以外的场所不自主地排出正常粪尿的过程，至少每月1次，并且持续3个月以上（图13-8）。

6. 儿童睡眠障碍 儿童睡眠障碍是以有效睡眠时间短、睡眠质量降低为主要症状的一类障碍。足够的睡眠和良好的睡眠习惯对儿童身心健康有重要影响。生理需要睡眠时间与年龄因素密切相关，但睡眠时间长短和深浅，可有体质差异。婴儿及儿童可有多种形式的睡眠障碍，如入

Note

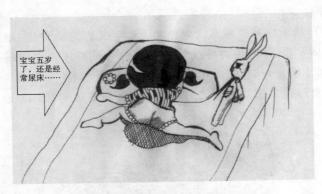

图 13-8　儿童功能性遗粪尿症

睡困难、睡眠不安、梦魇、夜惊、梦游症（图 13-9）等。

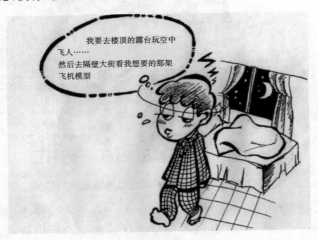

图 13-9　梦游症形式的儿童睡眠障碍

7. 儿童学习障碍　儿童学习障碍（learning disability，LD）指儿童在语言、说话、阅读和社会交往技能方面的发育障碍（图 13-10）。这些障碍不包括视、听觉障碍和智力障碍。

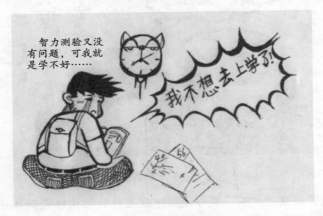

图 13-10　学习障碍儿童

（五）儿童情绪与行为障碍的诊断

根据《中国精神障碍分类与诊断标准（第 3 版）》、美国精神病学会的《精神障碍诊断与统计手册（第五版）》和国际疾病分类的标准进行诊断。

1. 品行障碍　确定品行障碍的存在与否应考虑到儿童的发育水平，例如暴怒是 3 岁儿童发育过程中的正常表现之一,单纯存在这一项不能下诊断。品行障碍的某些患儿在以后可以发展为反社会人格障碍,与其他病状有所重叠,如同时存在分离性焦虑者应诊断为品行与情绪混合性障碍。品行障碍常与不良的心理、社会环境有关,包括家庭关系不当和学业不佳,常见于男孩。它与多动症的界线不够清晰,常有重叠。如果同时符合多动症的诊断标准,则应诊断为多动症合并品行障碍。

(1)心理评估　品行障碍儿童的症状表现至少包括下列3项:①经常说谎(不是为了逃避惩罚);②经常暴怒,好发脾气;③常怨恨他人,怀恨在心,或心存报复;④常拒绝或不理睬成人的要求或规定,长期严重的不服从;⑤常因自己的过失或不当行为而责怪他人;⑥常与成人争吵,常与父母或老师对抗;⑦经常故意干扰别人。

(2)诊断　①严重标准,日常生活和社会功能(如社交、学习或职业功能)明显受损;②病程标准,符合症状标准和严重标准至少已6个月;③排除标准,排除社会型人格障碍、躁狂发作、抑郁发作、广泛发育障碍或注意缺陷与多动障碍等。

2. 分离性焦虑症

(1)症状表现　一般根据病史及临床表现,诊断并不困难,根据中国精神障碍分类与诊断标准,分离性焦虑症的诊断标准如下:①过分担心依恋对象可能遇到伤害,或害怕依恋对象一去不复返;②过分担心自己会走失、被绑架、被杀害或住院,以致与依恋对象分别;③因不愿离开依恋对象而不想上学或拒绝上学;④非常害怕一人独处,或没有依恋对象陪同绝不外出,宁愿待在家里;⑤没有依恋对象在身边时不愿意或拒绝上床就寝;⑥反复做噩梦,内容与离别有关,以致夜间多次惊醒;⑦与依恋对象分离前过分担忧,分离时或分离后出现过度的情绪反应,如烦躁不安、哭喊、发脾气、痛苦、淡漠或退缩;⑧与依恋对象分离时反复出现头痛、恶心、呕吐等躯体症状,但无相应躯体疾病。

(2)诊断　①严重标准,日常生活和社会功能受损;②病程标准,起病于6岁以前,符合症状标准和严重标准至少1个月;③排除标准,不是由广泛性发育障碍、精神分裂症、儿童恐惧症及具有焦虑症状的其他疾病所致。

3. 儿童进食障碍

(1)症状表现　①坚持进食非食品物质1个月以上;②进食异物的行为不符合实际年龄;③进食异物的行为不是由于文化习俗所致;④如果进食异物行为与其他障碍(如精神发育迟滞、广泛性发育障碍、精神分裂)共存,其严重程度值得单独加以处理。

(2)判断标准　①持续的进食障碍达1个月以上,导致明显的体重下降或不能增加;②进食障碍不是由胃肠道或其他疾病引起;③进食障碍不能解释为其他心理障碍(如反刍障碍),也不是由于食物缺乏;④起病年龄小于6岁。

4. 儿童功能性遗粪尿症

(1)非器质性遗粪症　判断标准:①持续性的不恰当粪便排泄行为,无论故意与否;②至少每月1次,且持续3个月以上;③实际年龄在4岁以上;④本障碍不是由于药物或疾病造成的直接的生理后果。

(2)非器质性遗尿症　判断标准:①持续性的不恰当排尿行为,如尿床或衣服,无论故意与否;②至少每周2次,持续3个月以上,而且导致明显的不适感或者显著的社会、职业功能损害;③实际年龄在5岁以上;④本障碍不是由于药物或疾病造成的直接的生理后果。

(3)鉴别诊断　应与精神发育迟滞、意识障碍、腹泻或肛门括约肌功能障碍所引起的器质性大便失禁进行鉴别。

①精神发育迟滞:精神发育迟缓是指个体在发育成熟前,由于精神发育迟滞、智力发育障碍或受阻,而导致的智力明显低于同龄水平,以社会适应困难为主要特征的一种综合征。

②意识障碍:意识障碍是指人对周围环境以及自身状态的识别和觉察能力出现障碍。一种

是以兴奋性降低为特点,表现为嗜睡、意识模糊、昏睡直至昏迷;另一种是以兴奋性增高为特点,表现为高级中枢急性活动失调,包括意识模糊、定向力丧失、感觉错乱、躁动不安、言语杂乱等。

③器质性大便失禁:腹泻或肛门括约肌功能障碍所引起的器质性大便失禁。

④并发症:有些患儿在遗尿的同时也会遗粪,此时诊断为遗粪症,也就是说,遗粪症会并发遗尿症。

5. 儿童睡眠障碍

(1) 梦游症　睡眠障碍国际分类(ICSD)中对梦游症的诊断标准包括:①患者在睡眠中走动;②发作始于青春期前的儿童;③在发作中很难被唤醒;④发作后对发作经过不能回忆;⑤发生于整个睡眠的前 1/3 时间中。临床诊断梦游症至少需包括上述诊断标准的①②③项。

(2) 觉醒紊乱　ICSD 中对觉醒紊乱的诊断标准包括:①存在觉醒或完全清醒前反复的心理紊乱;②强迫唤醒能诱发症状的发作;③没有害怕的表现、走动的行为或与发作过程相关的强烈幻觉;④多导睡眠记录仪显示发作是一种慢波睡眠中的部分觉醒;⑤症状与其他躯体障碍无关,如与部分发作性癫痫无关;⑥症状不符合其他睡眠障碍(如梦游症、夜惊等)。临床诊断觉醒紊乱至少需包括上述诊断标准的①②⑤⑥项。

(3) 夜惊　ICSD 中对夜惊的诊断标准包括:①有夜间突然发作的极度惊恐;②常发生于晚上睡眠的前 1/3 时间内;③对发作经过不能回忆或有部分记忆;④多导睡眠记录仪显示发作发生于非快速动眼阶段睡眠第三、四期,并且常伴有心动过速;⑤其他躯体障碍(如癫痫等)不是发作的原因;⑥可以同时存在其他睡眠障碍。临床诊断夜惊至少需要包括上述诊断标准的①②③项。

6. 儿童学习障碍

(1) 诊断　诊断标准:①特定的学习技能损害必须达到临床显著程度,如学习成绩不良、发育迟缓先兆(如语言发育迟缓)伴随行为问题(如冲动、注意力集中困难)等;②这种损害必须具有特定性,不能完全用精神发育迟滞或综合智力的轻度受损伤来解释;③损害必须是发育性的,即上学最初几年就已存在,而非受教育过程中才出现;④没有任何外在因素可以充分说明其学习困难;⑤它不是由于视、听损害所导致的。

(2) 个别施测的标准化测验　包括:①智力测验,常用 WPPSI 或 WISC-Ⅳ。目的是排除精神发育迟滞或孤独症;了解其智力结构,为矫治训练提供依据。LD 儿童往往出现 VIQ 与 PIQ 较大差异(差异大于 10 分)。依此大致可以分类出言语型 LD 或非言语型 LD。对 WISC 或 WPPSI 测验结果进行剖面图分析,能够较准确地把握被测儿童的认知特征,易于确立矫治措施。联合型瑞文测验(CRT)也是较理想的智力测验之一。②认知能力测试,WJ-Ⅲ认知能力测试。言语能力,理解知识;思维能力,长时记忆,视觉空间思维,听觉信息加工,推理的流畅性;认知的效率;信息加工速度,短时记忆。③学业成就测验,WJ-Ⅲ学习成绩测试。阅读,如流畅性和理解力;口语,如理解指令的能力;数学,如计算和问题解决;文字书写,如写字。④神经心理测验,如"利脑"实验、Luria-Nebraska 儿童成套神经心理测验、K-ABC 测验、记忆测验、单项神经心理测验等,主要用于检测 LD 儿童的神经心理模式或探索其神经心理机制。⑤学习障碍筛查量表(PRS),总分低于 60 分者,为 LD 可疑儿童。

二、康复评定

(一) Achenbach 儿童行为量表(Achenbach's children behavior checklist,CBCL)
Achenbach 儿童行为量表见表 13-1。

儿童学习障碍的鉴别诊断

随堂检测

Note

表 13-1　Achenbach 儿童行为量表

第一部分：一般项目

儿童姓名：　　　　　　　性　别：　　男□　女□

年　　龄：　　　　　　　出生日期：　年　月　日

年　　级：　　　　　　　种　族：

父母职业（请填具体，例如车工、鞋店售货员、主妇等）

父亲职业：　　　　　　　母亲职业：

填 表 者：父□　母□　其他人　□

填表日期：　年　月　日

第二部分：社会能力

Ⅰ.（1）请列出你孩子最爱好的体育运动项目（例如游泳、棒球等）。

无爱好　□

爱好：a. _____　b. _____　c. _____

（2）与同龄儿童相比，他（她）在这些项目上花去多少时间？

不知道	较少	一般	较多
□	□	□	□

（3）与同龄儿童相比，他（她）的运动水平如何？

不知道	较低	一般	较高
□	□	□	□

Ⅱ.（1）请列出你孩子在体育运动以外的爱好（例如集邮、看书、弹琴等，不包括看电视）。

无爱好□

爱好：a. _____　b. _____　c. _____

（2）与同龄儿童相比，他（她）花在这些爱好上的时间多少？

不知道	较少	一般	较多
□	□	□	□

（3）与同龄儿童相比，他（她）的爱好水平如何？

不知道	较低	一般	较高
□	□	□	□

Ⅲ.（1）请列出你孩子参加的组织、俱乐部、团队或小组的名称：

未参加　□

参加：a. _____　b. _____　c. _____

（2）与同龄的参加者相比，他（她）在这些组织中的活跃程度如何？

不知道	较差	一般	较高
□	□	□	□

Ⅳ.（1）请列出你孩子干活或打零工的情况（例如送报、帮人照顾小孩、帮人搞卫生等）。

没有　□

有：a. _____　b. _____　c. _____

(2) 与同龄儿童相比,他(她)工作质量如何?

不知道　　　　　　　较差　　　　　　　一般　　　　　　　较好
□　　　　　　　　　□　　　　　　　　□　　　　　　　　□

Ⅴ.(1) 你孩子有几个要好的朋友?

无　　　　　　　1 个　　　　　　2～3 个　　　　　4 个及以上
□　　　　　　　□　　　　　　　□　　　　　　　□

(2) 你孩子与这些朋友每星期大概在一起几次?

不到 1 次　　　　　　1～2 次　　　　　　3 次及以上
□　　　　　　　　□　　　　　　　　□

Ⅵ.与同龄儿童相比,你孩子在下列各方面表现如何?

	较差	差不多	较好
a. 与兄弟姐妹相处	□	□	□
b. 与其他儿童相处	□	□	□
c. 对父母的行为	□	□	□
d. 自己工作和游戏	□	□	□

Ⅶ.(1) 当前学习成绩(对六岁以上儿童而言)　未上学□

	不及格	中等以下	中等	中等以上
a. 阅读课	□	□	□	□
b. 写作课	□	□	□	□
c. 算术课	□	□	□	□
d. 拼音课	□	□	□	□

其他课(如历史、地理、常识、外语等)

e. _____	□	□	□	□
f. _____	□	□	□	□
g. _____	□	□	□	□

(2) 你孩子是否在特殊班级?

不是　□

　是　□,什么性质?

(3) 你孩子是否留级?

没有　□

留过　□,几年级留级?

留级理由:

(4) 你孩子在学校里有无学习或其他问题(不包括上面三个问题)?

没有　□

　有　□,问题内容:

问题何时开始:

问题是否已解决?　未解决　□　　已解决　□,何时解决:

续表

第三部分:行为问题			
Ⅶ. 以下是描述你孩子的项目。只根据最近半年内的情况进行判断。每一项目后面都有三个数字(0、1、2),如你孩子明显有或经常有此项表现,圈2;如无此项表现,圈0。			
1. 行为幼稚与其年龄不符	0	1	2
2. 过敏性症状	0	1	2
3. 喜欢争论	0	1	2
4. 哮喘病	0	1	2
5. 举动异象性	0	1	2
6. 随地大便	0	1	2
7. 喜欢吹牛或自夸	0	1	2
8. 精神不集中,注意力不能持久	0	1	2
9. 老是想某些事情,不能摆脱,强迫观念	0	1	2
10. 坐立不安,活动过多	0	1	2
11. 喜欢缠着大人或过分依赖	0	1	2
12. 常说感到寂寞	0	1	2
13. 糊里糊涂,如在云里雾中	0	1	2
14. 常常哭叫	0	1	2
15. 虐待动物	0	1	2
16. 虐待、欺侮别人或吝啬	0	1	2
17. 好做白日梦或呆想	0	1	2
18. 故意伤害自己或企图自杀	0	1	2
19. 需要别人经常注意自己	0	1	2
20. 破坏自己的东西	0	1	2
21. 破坏家里或其他儿童的东西	0	1	2
22. 在家不听话	0	1	2
23. 在校不听话	0	1	2
24. 不肯好好吃饭	0	1	2
25. 不与其他儿童好好相处	0	1	2
26. 有不良行为后不感到内疚	0	1	2
27. 易嫉妒	0	1	2
28. 吃喝不能作为食物的东西	0	1	2
29. 除怕上学外,还害怕某些动物、处境或地方	0	1	2
30. 怕上学	0	1	2
31. 怕自己有坏念头或做坏事	0	1	2
32. 觉得自己十全十美	0	1	2
33. 觉得或抱怨没有人喜欢自己	0	1	2
34. 觉得别人存心捉弄自己	0	1	2
35. 觉得自己无用或有自卑感	0	1	2

续表

	0	1	2
36. 经常弄伤身体,容易出事故	0	1	2
37. 经常打架	0	1	2
38. 常被人戏弄	0	1	2
39. 爱和出麻烦的儿童在一起	0	1	2
40. 听到某些实际上没有的声音	0	1	2
41. 冲动或行为粗鲁	0	1	2
42. 喜欢孤独	0	1	2
43. 撒谎或欺骗	0	1	2
44. 咬指甲	0	1	2
45. 神经过敏,容易激动或紧张	0	1	2
46. 动作紧张或带有抽动性	0	1	2
47. 做噩梦	0	1	2
48. 不被其他儿童喜欢	0	1	2
49. 便秘	0	1	2
50. 过度恐惧或担心	0	1	2
51. 感到头昏	0	1	2
52. 过分内疚	0	1	2
53. 吃得过多	0	1	2
54. 过分疲劳	0	1	2
55. 身体过重	0	1	2
56. 找不出原因的躯体症状:			
a. 头痛	0	1	2
b. 疼痛	0	1	2
c. 恶心,想吐	0	1	2
d. 眼睛有问题(不包括近视、器质性眼病)	0	1	2
e. 发疹或其他皮肤病	0	1	2
f. 腹部疼痛或绞痛	0	1	2
g. 呕吐	0	1	2
h. 其他疾病	0	1	2
57. 对别人身体进行攻击	0	1	2
58. 挖鼻孔、皮肤或身体其他部位	0	1	2
59. 公开玩弄自己的生殖器	0	1	2
60. 过多地玩弄自己的生殖器	0	1	2
61. 功课差	0	1	2
62. 动作不灵活	0	1	2
63. 喜欢和年龄较大的儿童在一起	0	1	2
64. 喜欢和年龄较小的儿童在一起	0	1	2
65. 不肯说话	0	1	2

续表

66. 不断重复某些动作,强迫行为	0	1	2
67. 离家出走	0	1	2
68. 经常尖叫	0	1	2
69. 守口如瓶,有事不说出来	0	1	2
70. 看到某些实际上没有的东西	0	1	2
71. 感到不自然或容易发窘	0	1	2
72. 玩火(包括玩火柴或打火机等)	0	1	2
73. 性方面存在问题	0	1	2
74. 夸耀自己或胡闹	0	1	2
75. 害羞或胆小	0	1	2
76. 比大多数孩子睡得少	0	1	2
77. 比大多数孩子睡得多(不包括赖床)	0	1	2
78. 玩弄粪便	0	1	2
79. 言语问题(例如口齿不清等)	0	1	2
80. 茫然凝视	0	1	2
81. 在家偷东西	0	1	2
82. 在外偷东西	0	1	2
83. 收藏自己不需要的东西(不包括集邮等爱好)	0	1	2
84. 怪异行为(不包括其他条已提到的)	0	1	2
85. 怪异想法(不包括其他条已提及过的)	0	1	2
86. 固执、绷着脸或容易激怒	0	1	2
87. 情绪突然变化	0	1	2
88. 常常生气	0	1	2
89. 多疑	0	1	2
90. 咒骂或讲粗话	0	1	2
91. 声言要自杀	0	1	2
92. 说梦话或有梦游	0	1	2
93. 话太多	0	1	2
94. 常戏弄别人	0	1	2
95. 乱发脾气或脾气暴躁	0	1	2
96. 对性的问题想得太多	0	1	2
97. 威胁他人	0	1	2
98. 吮吸大拇指	0	1	2
99. 过分要求整齐清洁	0	1	2
100. 睡眠不好	0	1	2
101. 逃学	0	1	2
102. 不够活跃,动作迟钝或精力不足	0	1	2
103. 闷闷不乐,悲伤或抑郁	0	1	2

续表

104. 说话声音特别大		0	1	2
105. 喝醉或使用成瘾药		0	1	2
106. 损坏公物		0	1	2
107. 白天遗尿		0	1	2
108. 夜间遗尿		0	1	2
109. 爱哭诉		0	1	2
110. 希望成为异性		0	1	2
111. 孤独、不合群		0	1	2
112. 忧虑重重		0	1	2
113. 你的孩子还存在上面未提及的其他问题：				
_____		0	1	2
_____		0	1	2

（二）Conners 儿童行为问卷（父母用量表）

Conners 儿童行为问卷（父母用量表）见表 13-2。

表 13-2　Conners 儿童行为问卷（父母用量表）

儿童姓名：	性别：	年龄：		
请在每个项目右边按不同程度打勾，请填齐全部项目。				

序号	项目	程度			
		无	稍有	相当多	很多
1	某种小动作（如咬指甲、吸手指、拉头发、拉衣服上的布毛）				
2	对大人粗鲁无礼				
3	在交朋友或保持友谊上存在问题				
4	易兴奋，易冲动				
5	爱指手画脚				
6	吸吮或咬嚼（拇指、衣服、毯子）				
7	容易或经常哭叫				
8	脾气很大				
9	爱做白日梦				
10	学习困难				
11	扭动不停				
12	惧怕（新环境、陌生人、陌生地方、上学）				
13	坐立不定，经常"忙碌"				
14	破坏性				
15	撒谎或捏造情节				
16	怕羞				
17	造成的麻烦比同龄孩子多				

续表

18	说话与同龄儿童不同(像婴儿说话、口吃、别人不易听懂)
19	抵赖错误或归罪他人
20	好争吵
21	噘嘴和生气
22	偷窃
23	不服从或勉强服从
24	忧虑比别人多(忧虑孤独、疾病、死亡)
25	做事有始无终
26	感情易受损害
27	欺凌别人
28	不能停止重复性活动
29	残忍
30	稚气或不成熟(自己会的事要人帮忙,纠缠别人,常需别人鼓励、支持)
31	容易分心或注意力不集中
32	头痛
33	情绪变化迅速剧烈
34	不喜欢或不遵从纪律或约束
35	经常打架
36	与兄弟姐妹不能很好相处
37	在努力中容易泄气
38	妨害其他儿童
39	基本上是一个不愉快的小孩
40	有饮食问题(食欲不佳、进食中常跑开)
41	胃痛
42	有睡眠问题(不能入睡、早醒、夜间起床)
43	其他疼痛
44	呕吐和恶心
45	感到在家庭圈子中被欺骗
46	自夸和吹牛
47	让自己受别人欺骗
48	有大便问题(腹泻、排便不规则、便秘)

注:“程度”项的记分法如下。无,记 0 分;稍有,记 1 分;相当多,记 2 分;很多,记 3 分。

(三) 中国幼儿情绪及社会性发展量表(CITSEA)

中国幼儿情绪及社会性发展量表见表 13-3。根据幼儿最近 1 个月的反应,对下列陈述选择最符合该幼儿的选项,0 表示不符合或极少符合,1 表示部分符合,2 表示非常符合。

表 13-3　中国幼儿情绪及社会性发展量表

序号	项　　目	不符合	部分符合	非常符合
	第一部分			
1	噪声或强光会使他/她烦躁不安	0	1	2
2	到新地方感到紧张,要过一会儿才会安定下来(10 min 或更长)	0	1	2
3	经常弄伤或弄痛自己	0	1	2
4	遇到挫折时会产生攻击行为	0*	1	2
5	在陌生环境中变得安静、不活跃	0	1	2
6	被交给新保姆或照顾者时显得烦躁不安(可选"不符合",表示过去 1 个月没有新的照顾者)	0	1	2
7	一叫他/她的名字就答应	0	1	2
8	做事成功时显得很高兴(如为自己鼓掌)	0	1	2
9	玩好后把玩具收拾好	0	1	2
10	看上去不安、紧张或害怕	0	1	2
11	不安静,坐不住	0	1	2
12	玩的时候会非常"兴奋""发疯",控制不住自己	0	1	2
13	霸道,听不进别人的话	0	1	2
14	动个不停	0	1	2
15	某些气味使他/她烦躁不安	0	1	2
16	晚上睡觉当中会醒,然后需要哄着才能再次入睡	0	1	2
17	当您要他/她安静下来的时候,就安静下来	0	1	2
18	哭闹或发脾气直到他/她精疲力竭	0	1	2
19	不肯吃需要嚼的食物	0	1	2
20	做坏事,捣蛋,引起大人的注意	0	1	2
21	努力按照您说的去做	0	1	2
22	玩玩具的时间达 5 min 或更长	0	1	2
23	拥抱着或者轻拍别人表示亲热(可选"不符合",表示因为身体原因不能做该动作)	0	1	2
24	又开始做一些以前小时候的事情(如想用奶嘴)	0	1	2
25	害怕某些动物	0	1	2
26	害怕某些东西	0	1	2
27	害怕某些地方,如商店、电梯上、公园、汽车里等	0	1	2
28	当有别人在场时,紧靠着您或想坐在您的腿上	0	1	2
29	会和您玩球,把球滚到您那儿(或他人)(可选"不符合",因为身体原因不能)	0	1	2
30	愿意被他/她喜爱的人拥抱或亲吻	0	1	2
31	十分吵闹,经常大声尖叫,喊叫	0	1	2
32	把吃的东西吐出来	0	1	2
33	不听话,如您让他/她干一件事情,他/她坚决不干	0	1	2
34	不顺他/她的心就哭闹	0	1	2

续表

序号	项　　目	不符合	部分符合	非常符合
35	烦躁不安时，主动寻找母亲或父亲	0	1	2
36	即使遇到困难，仍然坚持做下去	0	1	2
37	自己看图画书	0	1	2
38	当您要离开时哭闹或抱住您不放	0	1	2
39	担心、焦虑或紧张	0	1	2
40	紧张或烦躁时感觉不舒服	0	1	2
41	模仿做一些大人做的事情，如刮胡子	0	1	2
42	皮肤接触到某些东西而感到不舒服（如衣服线头、某些针织品等）	0	1	2
43	当说到他/她的名字时会立即看着您	0	1	2
44	受伤或被弄痛时没有反应	0	1	2
45	容易受到惊吓	0	1	2
46	对他/她喜欢的人显得亲热	0	1	2
47	很乖，行为举止恰当	0	1	2
48	喜欢您（父母）超过喜欢其他成年人	0	1	2
49	爱笑，经常笑	0	1	2
50	固执，反抗	0	1	2
51	某些物体看上去或摸上去不舒服就不愿碰它们	0	1	2
52	烦躁不安时，很难哄劝使他/她安定下来	0	1	2
53	在公共场所（离开父母）走掉（可选"不符合"，从未到过公共场所）	0	1	2
54	喜欢自己做一些事情	0	1	2
55	指着要某些东西	0	1	2
56	指着远处的东西给您看	0	1	2
57	每次醒来时情绪不好，发脾气	0	1	2
58	入睡困难或睡不安稳	0	1	2
59	当您烦恼时会安慰您	0	1	2
60	给他/她穿衣服、换衣服或洗澡时保持安静	0	1	2
61	希望您一直看着他/她，不愿您走开	0	1	2
62	给他/她读故事时，能安静地坐 5 min	0	1	2
63	别人受伤疼痛时显得担心或难过	0	1	2
64	做了错事后想办法"弥补"	0	1	2
65	必须抱着才能睡觉	0	1	2
66	缺少耐心，容易产生挫折感	0	1	2
67	对别的小孩感兴趣	0	1	2
68	喜欢做动脑筋的事，如搭积木	0	1	2
69	能长时间集中注意力（不包括电视）	0	1	2
70	对陌生人热情	0	1	2

续表

序号	项目	不符合	部分符合	非常符合
71	能察觉到别人的情绪感受	0	1	2
72	烦恼时一动不动、发呆	0	1	2
73	别人受伤疼痛时主动去帮助人家,如给他/她玩具	0	1	2
74	面对陌生成年人会害羞	0	1	2
75	对他/她想要而不能马上得到的东西能够等待	0	1	2
76	爱哭	0	1	2
77	当您让他/她模仿有趣的声音时,他/她就能模仿	0	1	2
78	把一种东西当成另一种东西来玩(模仿游戏),如把香蕉当成电话	0	1	2
79	喜欢做那些有点难度的事情	0	1	2
80	喂玩具娃娃或玩具动物或者抱它们	0	1	2
81	学着拍手或挥手再见(可选"不符合",表示身体原因不能产生这种行为)	0	1	2
82	该害怕时不感到害怕	0	1	2
83	和您"开玩笑"或给您一些东西逗您发笑、开心	0	1	2
84	情绪不稳定,发脾气	0	1	2
85	教他/她新东西时注意力很集中	0	1	2
86	没有什么原因,平时看上去不高兴或伤心	0	1	2
87	不肯吃东西	0	1	2
88	对新事物感到好奇	0	1	2
89	夜里尖叫着醒来后,几分钟对人都没有反应(夜惊)	0	1	2
90	不疲劳时也会吵闹不安	0	1	2
91	和不认识的儿童一起会害羞	0	1	2
92	具有破坏性,故意毁坏东西	0	1	2
93	看上去无精打采	0	1	2
94	生气或不高兴	0	1	2
95	从噩梦中惊醒	0	1	2
96	父母来接他/她的时候,开始瞎闹或不听话(可选"不符合",从未有接他/她的情况)	0	1	2
97	爱发脾气	0	1	2
98	打、咬或踢父母	0	1	2
99	爱挑食	0	1	2
100	从远处看到您时,能回应您的微笑	0	1	2
101	不愿和别的孩子一起玩,社会性退缩	0	1	2
102	看上去很不高兴、伤心或忧郁	0	1	2
103	当出现攻击行为时,大人制止他/她能服从	0	1	2
104	不肯吃某些(种)食物达2天或2天以上	0	1	2
105	让他/她做别的活动时,就不高兴	0	1	2
106	故意伤害自己,如撞头	0	1	2

续表

序号	项　目	不符合	部分符合	非常符合
107	当父母离开时,他/她需要 5 min 或更长时间才能安静下来	0	1	2
108	当父母过来接他/她时,不理睬父母	0	1	2
109	当父母来带他/她回家时,发脾气	0	1	2
110	当父母来接他/她时显得很高兴	0	1	2
111	下午父母接他/她回家时,不喜欢被父母抱。(可选"不符合")	0	1	2

您的孩子是否开始说一些由两三个词组成的短句子,如"要果汁""妈妈抱"等？根据实际情况的不同,将让您继续回答不同的问题。请在以下符合您实际情况的选项前打勾。

还没有(将转至第三部分作答)

有时(将转至第二部分作答)

经常(将转至第二部分作答)

第二部分

1	重复别人说的最后几个词或电视广告中的最后几个词	0	1	2
2	到不熟悉的地方需要过一会才说话	0	1	2
3	说别人的情绪感受(如"妈妈生气")	0	1	2
4	说一些奇怪、令人害怕或令人恶心的事情	0	1	2

在最近 1 个月内,您的孩子跟别的孩子有没有接触过？根据您的实际情况的不同,将让您继续回答不同的问题。

是(将转至第三部分作答)

否(将转至第四部分作答)

第三部分

1	跟别的孩子玩时,能将自己的东西分给别人或友好地向别人请求想要什么东西	0	1	2
2	打、推、踢或咬别的孩子(不包括兄弟姐妹)	0	1	2
3	有一个或几个喜欢的朋友(年龄差不多)	0	1	2
4	捉弄或欺负别的孩子	0	1	2
5	与别的孩子玩得来	0	1	2
6	取笑别的孩子	0	1	2
7	跟别的孩子一起玩过家家	0	1	2
8	和几个孩子玩耍时,不让别的孩子加入	0	1	2
9	故意伤害别的孩子	0	1	2

第四部分

1	"与世隔绝",完全不知道他/她身边发生的事情	0	1	2
2	回避身体接触	0	1	2
3	身体某个部位出现难以控制的抽搐,如眼、嘴、鼻或腿的抽动	0	1	2
4	不能控制地发出声音	0	1	2
5	把食物含在嘴里	0	1	2
6	非常担心被弄脏	0	1	2

序号	项目	不符合	部分符合	非常符合
7	要求身边所有的东西干净或整洁	0	1	2
8	和别的孩子玩一些相互看或摸隐私部位的游戏	0	1	2
9	长时间玩弄自己的生殖器	0	1	2
10	拔自己的毛发(如睫毛、眉毛、头发等)	0	1	2
11	不看着您,把您的手放在某件东西上,如有发条的玩具,让您给玩具上紧发条	0	1	2
12	反复地将物体按固定顺序摆放	0	1	2
13	玩大便	0	1	2
14	在不应该大便的地方大便(如在地板上)	0	1	2
15	在不应该小便的地方小便	0	1	2
16	一遍又一遍地重复扮演同一个情节	0	1	2
17	一遍又一遍地重复某一特定身体运动(如摇摆、旋转等)	0	1	2
18	一遍又一遍地重复同一动作或短语	0	1	2
19	有非常怪异的习惯	0	1	2
20	吃或喝一些不能食用的东西,如纸或颜料	0	1	2
21	嚼他/她不应该嚼的东西	0	1	2
22	过分担心自己的身体	0	1	2

(四)儿童社交焦虑心理量表(SASC)

儿童社交焦虑心理量表见表 13-4。请指出每句话对你的适用程度。

表 13-4　儿童社交焦虑心理量表

序号	项目	从不是这样	有时这样	一直这样
1	我害怕在别的孩子面前做没做过的事情			
2	我担心被人取笑			
3	我周围都是我不认识的小朋友时,我觉得害羞			
4	我和小伙伴一起时很少说话			
5	我担心其他孩子会怎样看待我			
6	我觉得小朋友们取笑我			
7	我和陌生的小朋友说话时感到紧张			
8	我担心其他孩子会怎样说我			
9	我只同我很熟悉的小朋友说话			
10	我担心别的小朋友会不喜欢我			

儿童社交焦虑量表的条目涉及社交焦虑所伴发的情感、认知及行为。分数越高焦虑程度越重。

(五)儿童抑郁量表(CDI)

儿童抑郁量表见表 13-5。

表 13-5 儿童抑郁量表

根据你最近两周的实际感觉，请在最符合你情况的"□"内打"√"。

序号	项目
1	□我偶尔感到不高兴　□我经常感到不高兴　□我总是感到不高兴
2	□我不能解决任何问题　□我能解决遇到的部分问题　□我能解决遇到的任何问题
3	□我做任何事情都不会出错　□我做事情偶尔出错　□我做事情经常出错
4	□我做许多事情都有乐趣　□我做事情偶尔有乐趣　□我做任何事情都没有乐趣
5	□我的表现一直都像个坏孩子　□我的表现经常像个坏孩子　□我的表现偶尔像个坏孩子
6	□我偶尔担心不好的事情发生　□我经常担心不好的事情发生　□我总是担心不好的事情发生
7	□我恨我自己　□我不喜欢我自己　□我喜欢我自己
8	□所有不好的事情都是我的错　□许多不好的事情都是我的错　□少数不好的事情是我的错
9	□我没有自杀想法　□我想过自杀但我不会去做　□我可能会自杀
10	□我每天都感觉想哭　□我经常感觉想哭　□我偶尔感觉想哭
11	□总是有事情干扰我　□经常有事情干扰我　□偶尔有事情干扰我
12	□我喜欢和别人在一起　□我经常不喜欢和别人在一起　□我总是不喜欢和别人在一起
13	□我遇到事情总是拿不定主意　□我遇到事情经常拿不定主意　□我遇到事情很容易拿定主意
14	□我长得很好看　□我在长相上有些不如意　□我长得很丑
15	□我总是强迫自己去做作业　□我经常强迫自己去做作业　□我很容易完成作业
16	□我每天晚上很难睡着觉　□我经常晚上睡不着觉　□我睡觉很好
17	□我偶尔感到疲倦　□我经常感到疲倦　□我总是感到疲倦
18	□我总是感到不想吃东西　□我经常感到不想吃东西　□我胃口很好
19	□我不担心身体会疼痛　□我经常担心身体会疼痛　□我总是担心身体会疼痛
20	□我感到不孤独　□我经常感到孤独　□我总是感到孤独
21	□我总是感到上学没趣　□我偶尔感到上学有趣　□我经常感到上学有趣
22	□我有许多朋友　□我有一些朋友,但是我希望有更多朋友　□我没有任何朋友
23	□我在学校的学习还不错　□我的学习比以前稍差　□我以前很好的功课现在很差
24	□我永远也不会像其他孩子那样棒　□如果我努力,我会像其他孩子一样棒　□我像其他孩子一样棒
25	□没有人真正地爱我　□我不能确定有人爱我　□我确定有人爱我
26	□别人要我做的事,我通常会做　□别人要我做的事,我有时做　□别人要我做的事,我从来不做
27	□我和别人相处很好　□我有时和别人打架　□我经常和别人打架

三、康复治疗

（一）品行障碍的治疗

1. 品行障碍的药物治疗　抗抑郁药能够帮助减少易怒和易燥行为。针对品行障碍和多动症儿童药物常包括兴奋性药物,可以抑制攻击行为。另外锂盐也可以有效的治疗攻击性品行儿童。

2. 心理治疗和社会治疗 以理论学习为基础的治疗,可以改变儿童对人际交往的阐释方式,教他们从其他人的角度来看待问题,并且学会尊重他人。儿童可以通过与自己谈话的方式,控制冲动行为,以更合适的方式,而不是攻击他人来解决冲突。许多疗法,尝试让父母也参与治疗,以改变使儿童维持其反社会、反家庭行为的交流模式。

他们能够学会在困难的情境下与自己交谈,重复一些能够帮助他们冷静下来的词句,并且学会以更合适的方式处理问题。例如,一个在面对他人挑衅时,倾向于马上开打来还击的孩子们,可能应该学会这样思考:冷静冷静,深呼吸,从一数到五,冷静冷静冷静,想想接下来该怎么办,不要生气、发飙,冷静。

通过讨论现实和假想的情境,帮助他们想象出一些积极解决问题的方案,使儿童掌握事实性的问题解决技巧,治疗师可以先给出一个模范解决方案,然后让儿童通过角色扮演来练习。比如说有一个儿童在餐厅里加塞插队,治疗师做出示范:做出自信的回应,而不是用攻击性行为来回应,比如说对加塞插队的孩子说,我希望你到后面排队,然后接受治疗的儿童可以模仿自信的反应,他们也可以扮演家长的角色,体现一下他人的感受。

3. 品行障碍的康复治疗程序 主要针对儿童的社会退缩行为,儿童的攻击行为、儿童的品行障碍、违法犯罪行为。

康复目标:改善认知行为,减少焦虑,不伤害自己或他人,改善精细运动协调性和社会交往。

康复方法:①对儿童的退缩行为,要消除其焦虑情绪,教给社交技能,逐渐增加社交活动量,培养良好的社交行为模式。②对品行障碍和攻击行为等,可采取:a.不理睬的方法,使患儿感到得不到注意而减少负性强化,攻击行为减少。也可将这类儿童置身于无攻击行为的儿童之中,或让患儿观察其他有攻击行为的儿童被惩罚或禁止,由此减少其攻击行为。b.鼓励他们参加合作游戏或集体游戏,并强化良性行为。c.遵医嘱进行行为治疗,如正向强化法,即在良性行为之后加以强化,促进其适应社会和增加其亲社会行为,消除不良行为;消退法,即用漠视、不理睬等消退方法来减少和消除儿童的不良行为。

(二) 分离性焦虑的治疗

1. 行为治疗 行为治疗主要针对儿童的异常行为和内心矛盾进行。采用系统脱敏法、情景再现和处理意外事件等方法,使患儿逐渐接近害怕的情景。行为消退法,即对患儿不适当的情绪、行为反应不予关注,不予强化,使之逐渐减弱以致消失。家庭治疗,即帮助父母以适当的态度对待孩子的焦虑,调整父母与儿童的关系。

2. 支持性心理治疗 尽快帮助孩子适应新环境。对幼儿采用非语言交流形式,给予抚摸等减少陌生感。学龄前儿童多使用鼓励性语言,学龄儿童重点以语言交流为主,尊重患儿的人格与自尊心。

3. 生物反馈治疗 适合于年长患儿,通过放松训练,缓解焦虑。

4. 药物治疗 当心理干预和行为治疗不理想时,可以辅以药物治疗。选择性5-羟色胺再摄取抑制剂(SSRIs)类药物疗效肯定,被认为是治疗儿童分离性焦虑的首选药物。当 SSRIs 类药物疗效不理想时,可以应用三环类抗抑郁药(TCAs)。

(三) 儿童进食障碍的治疗

1. 药物治疗 目前主要的抗焦虑药物有苯二氮䓬类,包括劳拉西泮、安定、阿普唑仑和氯硝西泮。缺点为有时可导致困倦、易激、头晕和依赖。虽然如此,近些年来它们已广泛取代了巴比妥酸盐。另一类抗焦虑药是丁螺环酮,其副作用比苯二氮䓬类小,但肝肾疾病患者禁用。妊娠或哺乳期妇女在使用前应向医生咨询。

2. 物理治疗　它通过低强度微量电流刺激大脑,抑制患者大脑异常的脑电波,促使大脑分泌一系列与焦虑症密切联系的神经递质和激素,以此实现对焦虑症的治疗。

3. 营养与饮食疗法　补充营养素、维生素 B、钙、镁、维生素 C、维生素 A、钾、卵磷脂等。

4. 催眠疗法　催眠疗法推荐用于特殊的恐惧症,如飞行恐惧症、舞台恐惧症或考试和体育竞赛恐惧症,对广泛性焦虑症亦有帮助。

(四) 儿童功能性遗粪尿症的治疗

应寻找原因,针对有关因素给予相应治疗措施,家庭治疗和咨询,加强对患儿卫生习惯的训练和教育指导。

1. 行为疗法　可采用正强化法,当患儿能正常排便、不弄脏裤子时,给予表扬、奖励。当仍出现不自主的排便时,不可对其斥责,不可恐吓,而应加以安慰,使其精神放松。研究证实行为疗法是相当有效的治疗方法。

2. 辅助治疗　必要时可辅以抗焦虑药或三环类抗抑郁药治疗。

3. 预防　注重孩子的大小便训练是预防的基本措施,同时也要注意:①心理辅导;②改善饮食结构,合理安排饮食,保持大便通畅;③消除不良情志因素刺激,稳定情绪,创造良好的生活环境。

(五) 儿童睡眠障碍的治疗

1. 对因治疗　在明确诊断后,首先应寻找发生觉醒性异态睡眠的病因,然后对因治疗,如避免睡眠剥夺,帮助儿童建立规律而合理的睡眠-清醒时间安排,降低与觉醒性异态睡眠相关的心理压力,减少睡眠环境的刺激,避免使用一些中枢神经系统抑制剂,如乙醇、安眠药、镇静剂等,避免在晚间睡眠的前 1/3 时间内唤醒儿童。

2. 父母教育　很多父母在错误认识的指导下,在孩子觉醒性异态睡眠发作中激烈地参与,总是试图去唤醒孩子,帮助他们"挣脱困境"。其实,父母的这种行为只会使发作时间延长,加重睡眠剥夺,从而产生更多的觉醒性异态睡眠。父母正确的做法是在儿童觉醒性异态睡眠发作中设法使孩子安心和为他们提供安全的环境,通过限制儿童活动的方法使其尽快安静下来,减少发作的持续时间。

3. 药物治疗　儿童的觉醒性异态睡眠很少需要应用药物治疗,但当发作频繁、剧烈,造成儿童或家人的伤害时,应考虑使用药物治疗。可以应用苯二氮䓬类药物或三环类抗抑郁药,如在就寝前 1 h 服用小剂量氯硝西泮(0.25 mg)对控制觉醒性异态睡眠的发作有效。应根据儿童不同的临床表现、体重和年龄谨慎增加剂量,同时避免引起白天的嗜睡症状。一般情况下,3～6 周的药物治疗即能有效地控制症状,停药后症状不反复。对于觉醒性异态睡眠的发作持续时间不久的幼儿,药物治疗效果尤佳。但长期用药会对儿童的行为和学习产生不良的作用。

4. 心理治疗　近年来正尝试通过专业的心理治疗师教会儿童应用一些自我调节技术来控制以往无法控制的夜间行为。这种技术包括自我放松和心理想象等方法。也有报道指出,在部分觉醒发生前 15 min 定时唤醒儿童是夜惊和梦游症的一种有效干预方法。

(六) 儿童学习障碍的治疗

1. 早期预防、早期干预　前者包括加强孕妇围产期保健,优生优育,防止烟、酒、毒等有害物质的侵害,正确开展早期教育。要特别关注那些具有高危因素的儿童,并且及早进行诊断。后者在于一旦发现儿童有语言或其他类型学习问题时及时就诊,指导家长改进养育条件和方法,尽早接受心理咨询与指导。有些 LD 儿童的双亲(尤其是母亲)容易陷入担心和慢性焦虑,易受不良思维定式影响进而采取不当的教养方式。因此,及早对家长开展心理咨询与指导是防治 LD 的重要环节之一。

2. LD 的治疗措施　应根据 LD 儿童的年龄、类型、程度、临床表现以及心理测评结果来确

定。治疗原则以接纳、理解、支持和鼓励为主,改善 LD 患儿不良的自我意识,增强其自信心和学习动机。进而根据障碍儿童的认知特点,采取针对性的教育治疗,并且尽可能取得家长与学校的配合。迄今应用于这类儿童的治疗方法已有多种,但公认有效的方法主要是特殊教育、精神(心理)疗法和药物疗法的综合应用。实施矫治时坚持个性化原则,避免高起点、超负荷训练,要及时进行疗效评估,以调整后期训练。

特殊教育体系常规程序包括:①制订个别教育计划(individualized education program, IEP);②进行个别指导计划;③在普通学校建立特殊教育班级;④时间概念的教育训练;⑤中期效果评估等。

在学校或家庭开展的矫治训练:①手眼协调训练,如划消实验、触觉辨认训练、电脑操作训练、手语训练、视动训练、书法训练、运动等;②视觉分析训练,半视野速示训练、Neker 立方图辨认、点状图定位训练、结构图辨别训练、重叠结构辨认、方向辨认训练、物体体积面积判断训练等;③结构化训练,如知觉训练、视觉理解训练、电脑训练、书写训练、意义理解训练、正确发音训练、注意力(自控)训练等;④感觉统合训练。不同阶段学习障碍的指导方法见表 13-6。

表 13-6 不同阶段学习障碍的指导方法

阅读阶段	阅读障碍的缺陷	指导方法
学龄前	说出家庭中物体或颜色的速度较慢	训练音位知觉,训练物体命名和发音
1~2 年级(译码阶段)	音位处理技能受限	音位训练,重点是字词和发音相符
2~3 年级(过渡阶段)	阅读不流畅,理解力受限	反复阅读有挑战性的文章,提高阅读流畅性和理解力
流畅的、不受约束的阅读阶段	因较差的理解力和控制力等所致的理解问题	认知和记忆强化策略

特殊教育应侧重于通过多种途径针对性地教给儿童一些技巧;教授一些补偿策略,提高承受力;调整环境,提高适应力;学校咨询和必要的课程修改。具体矫治方法包括:①感觉统合疗法;②行为疗法;③正负强化;④游戏疗法;⑤社会技能训练;⑥理解规则训练;⑦结构化教育训练等。

3. LD 的家庭教育应该注意的事项

(1)支持关爱孩子的同时防止溺爱 父母往往因为有学习障碍的孩子而感到失望、无助或厌倦,因为这种孩子常给家庭增添紧张气氛和精神负担。如果父母认为这种孩子是"笨蛋",什么都不会而厌弃他,兄妹们或其他人也由于他的不良学习成绩而讥笑他,那么这种孩子就会觉得"我每件事都做得不对,没有人喜欢我,人人都批评我,捉弄我"。以致对自己失去信心,造成恶性循环。要知道,这种孩子虽然不能阅读或发音不佳,但在某些方面,如机械、艺术等方面仍有可能发挥特殊才能。如果父母能及早发现孩子的问题,及时给予特殊的帮助和教育,情况是可以改善的。

这种儿童必须首先从家庭中得到帮助。父母必须了解这种儿童的种种困难,诚恳地把问题指给他看,耐心地给予示范;不要老是说他"笨""什么都不会",而应同情他、支持他,以免他对一切都产生敌对情绪。例如,孩子不会整理他的东西或有计划地做事,那么父母应示范给他看如何整理书包和房间,给他写下要做的几件事,或者随时提醒督促他做某件事。这种孩子容易从好的示范中习得良好的行为。

（2）有计划地训练孩子做事以增强自信　父母应减少对孩子的过分帮助，训练儿童独立完成工作的能力，减少对父母的依赖。父母应每天教会他做某件事来增强他的自信心。例如：①教他如何自己吃饭、穿衣、穿鞋、系鞋带、洗脸、上洗手间等；②教他如何记住汽车的路号以及到达的站名，学会在家长带领下或独自乘车去某个地方；③带他上学，指给他看，走完这条街向左转，幼儿园（学校）就在那个胡同的右边，然后让他走在前，要求他指出幼儿园（学校）在何处；④教他用钱买东西，进行简单的计算，例如上街买冰淇淋或去邮局买邮票；⑤教他认识钟表上的时间，学会感觉时间的间隔，例如 15 min 有多长，0.5 h 或 2 h 有多久；⑥从事简单的烹调，例如热饭、煮蛋等，也可做些简单的家务活，如铺床、扫地、倒垃圾等；⑦训练孩子学会安排时间。

父母应训练这种孩子学会安排时间，可采用以下的方法：①教孩子学会安排自己的游戏时间、读书时间、听故事时间、画画时间、看电视时间、睡眠时间或弹琴时间等；②教孩子给父母留条，写明自己到何处去了，什么时候回来；③父母把要求孩子干什么的字条贴在门上，帮助孩子记住活动的时间和内容；④给孩子大门的钥匙，训练他独立进出，培养他的责任感；⑤由于有学习障碍的儿童理解能力较慢，所以对他交代任务时要多讲几遍，或者把任务写在纸条上，条目要清楚，让他知道按时间和次序做他应该做的事。

四、功能结局

有些儿童在父母离异、转学、结交不良同伴之后逐渐发生行为问题，如没有及时干预逐渐加重成为品行障碍。多数预后不良，约半数发展成为成年违法犯罪或终生人格障碍。

大多数分离性焦虑儿童预后好，能够适应学校生活、适应社会。纵向研究着重于患儿的拒绝上学症状，年幼儿童早期发病的预后较好，一般能较早回到学校；而青少年期儿童在发病时伴有其他症状如学习困难，则预后相对比年幼儿童差一些。儿童分离性焦虑症是成人期焦虑症的高风险因素。

其他几种儿童情绪行为障碍通过综合治疗，预后一般较好。

五、健康教育

情绪与行为障碍儿童是有特殊教育需要的儿童，他们的问题具有多面性和个别性。如何针对他们的个别需求选择适当的方式？由多学科人员合作进行教育干预，直接关系到教育成效。

对于情绪与行为障碍学生的教育，要求和普通学生基本一致。在融合的普通班级或资源教室以及特殊班的学生，应与同年级普通学生学习相同的课程。加强心理辅导类课程（如如何认识和调控情绪）、社会交往技能类课程（如社会沟通与交往技能等）以及有助于其学业发展的思维训练类课程等。

情绪与行为问题往往产生两方面的后果。其一是行为本身所构成的直接危害，例如攻击行为会直接导致人际关系冲突，这种问题行为必须快速、果断地加以解决；其二是潜在的危害，作为教育者，需要分析儿童问题行为产生的深层原因，例如，某儿童的攻击行为之所以产生，除了其本人的自控能力比较弱之外，还可能有其他方面的原因。也许因为即将到来的考试让他非常焦虑，也许是因为今天上学前父母吵架了，也许是课间被班级的大孩子羞辱了，如此等等。只有梳理出问题行为真正原因，才有可能提供有针对性的帮助，有效地减少或避免今后类似问题的发生。

重视儿童心理健康，为母亲提供心理健康教育咨询，消除家庭环境或家庭教育中的不良因素，克服父母自身弱点或神经质的倾向。

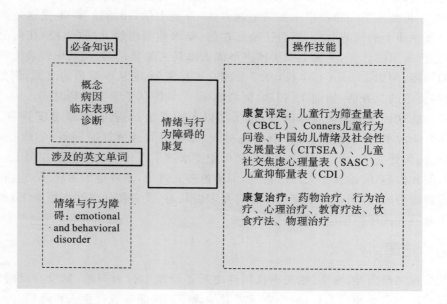

任务小结

| 必备知识 | | 操作技能 |

概念
病因
临床表现
诊断

涉及的英文单词

情绪与行为障碍：emotional and behavioral disorder

情绪与行为障碍的康复

康复评定：儿童行为筛查量表（CBCL）、Conners儿童行为问卷、中国幼儿情绪及社会性发展量表（CITSEA）、儿童社交焦虑心理量表（SASC）、儿童抑郁量表（CDI）

康复治疗：药物治疗、行为治疗、心理治疗、教育疗法、饮食疗法、物理治疗

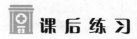

参考文献

［1］ 李树春,李晓捷.儿童康复医学［M］.北京：人民卫生出版社,2006.

［2］ 陈秀洁.儿童运动障碍和精神障碍的诊断与治疗［M］.北京：人民卫生出版社,2009.

［3］ 常用康复治疗技术操作规范（2012年版）［M］.北京：人民卫生出版社,2012.

（沈永慧　何　晓）

课后练习

本任务习题

一、单项选择题

1. 以下哪项不是分离性焦虑的症状？（　　　）

A. 过分担心依恋对象可能遇到伤害或害怕依恋对象一去不复返

B. 过分担心自己会走失、被绑架、被杀害或住院,以致与依恋对象分别

C. 因不愿离开依恋对象而不想上学或拒绝上学

D. 喜欢一个人独处,或者只和某个依恋对象相处

2. 以下关于儿童睡眠障碍的说法有哪项是错误的？（　　　）

A. 儿童睡眠障碍以有效睡眠时间短,睡眠质量降低为主

B. 足够的睡眠和良好的睡眠习惯对儿童身心健康有重要影响

C. 生理需要睡眠时间与年龄因素密切相关,但睡眠时间长短和深浅没有体质差异

D. 婴儿及儿童可有多种形式的睡眠障碍,如入睡困难、睡眠不安、梦魇、夜惊、梦游症等

3. 准确地说,家庭不完整、冷漠的家庭关系、家庭教育方法不当、家长本身的情绪行为问题是造成儿童（　　　）的家庭原因。

A. 攻击性行为　　　　B. 退缩行为　　　　C. 抑郁行为　　　　D. 情绪行为障碍

Note

4. 以下哪些问题属于学习困难儿童所具有的？（　　　　）

A. 视觉障碍　　　　　B. 智商落后　　　　　C. 注意障碍　　　　　D. 口头语言障碍

5. 下列哪个表现不属于情绪与行为障碍？（　　　　）

A. 人际关系问题　　　B. 学习习惯差　　　　C. 攻击行为　　　　　D. 焦虑情绪问题

6. 下列对情绪与行为障碍学生的描述中错误的是（　　　　）。

A. 情绪与行为障碍的学生中也有智商正常甚至很高的

B. 情绪与行为障碍的学生主要表现为攻击性行为而非退缩性行为

C. 具有情绪与行为障碍的学生成绩一般都不佳

D. 具有情绪与行为障碍的学生往往具有习得性自弃感

7. 品行问题常发生在家庭以外，在学校里更突出。不包括以下哪个症状？（　　　　）

A. 经常做白日梦，精力不集中　　　　　　B. 常怨恨他人，怀恨在心，或心存报复

C. 经常暴怒，好发脾气　　　　　　　　　D. 常与成人争吵，常与父母或老师对抗

8. 关于婴幼儿进食障碍判断标准，哪项是正确的？（　　　　）

A. 持续的进食障碍达一周以上，导致明显的体重下降或不能增加

B. 进食障碍不是由胃肠道或其他疾病引起

C. 进食障碍有时候是因为食物缺乏或者反刍障碍引起的

D. 起始年龄小于 10 岁

二、判断题

（　　　）1. 严重的情绪与行为障碍患儿没有脑器质性障碍。

（　　　）2. 由于父母离异或父母早逝等原因造成的不完整家庭，不能很好地发挥家庭的教育功能，有时也造成经济困难，很容易造成儿童的情绪和行为障碍。

（　　　）3. CCMD-3 是国际疾病分类第 3 版的缩写。

（　　　）4. 患分离性焦虑症的儿童过分担心依恋对象可能遇到伤害，或害怕依恋对象一去不复返。

（　　　）5. 患睡眠障碍的儿童睡眠期间会反复做噩梦，内容与离别有关，以致夜间多次惊醒。

（　　　）6. 患恐惧症的儿童非常害怕一人独处，或没有依恋对象陪同绝不外出，宁愿待在家里。

（　　　）7. 对品行障碍和攻击行为等，可采取不理睬的方法，使患儿感到得不到注意而减少负性强化，攻击行为减少。

（　　　）8. 儿童肥胖症是指儿童体内脂肪积聚过多，体重超过按身高计算的平均标准体重20%，或者超过按年龄计算的平均标准体重加上两个标准差。

（　　　）9. 语言表达障碍的儿童开始说话常省略辅音，语句里多用关系词。

（　　　）10. 对儿童的退缩行为，要消除其焦虑情绪，教给儿童社交技能，逐渐增加社交活动量，培养良好的社交行为模式。

三、案例分析题

小涛，男，四岁。"我要妈妈！""我要回家，妈妈不要我了"，这是小涛在幼儿园说的最多的话。刚来幼儿园小涛就比别的小朋友爱哭，别的小朋友来幼儿园的第三天就能在大人离开后一会儿停止哭闹，自己玩玩具了，还能和老师一起做游戏了。可小涛在早晨来幼儿园时不停地哭闹，他像膏药一样黏着妈妈，不让妈妈离开，离开妈妈后就要阿姨抱，或者一直站在那里左右摇晃身体，时不时地前后摆动小手。

在老师上课的时候，他吵着要老师打电话。"老师，给我妈妈打电话好不好，老师，打电话"，他这样反反复复的强调着。

到了吃中饭的时间，小涛又开始哭闹了，不肯吃饭，不停地走来走去，不停地前后摆动着自己

的小手，嘴里反反复复地说"我要妈妈，妈妈来接，妈妈不要宝宝了"。

到了午睡的时间，小涛不愿意入睡，说妈妈要来接的，要在窗口看着，而且如果老师把午睡室的窗帘放下的话，他马上扑过来大叫"不要关牢，拉起来"（因为小涛很多次能看到妈妈在窗口看着他）。幼儿园老师尝试着去抱抱他，和他说说话，玩一会玩具。转移他离开妈妈的那种焦虑情绪，也试图和他讲道理等方法，但是效果并不好。

请问如何开展康复工作？

任务十四　癫痫的康复

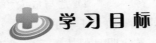
学习目标

能力目标

1. 能按照 SOAP 思维模式开展工作；
2. 能按照《常用康复治疗技术操作规范（2012 年版）》为患儿实施康复评定和康复治疗；
3. 能准确地对患儿及家属进行健康教育，具备良好的沟通能力。

知识目标

1. 掌握癫痫的概念及临床表现；
2. 熟悉癫痫的康复方法和康复评定方法；
3. 了解癫痫的治疗药物。

素质目标

1. 具备儿童康复治疗师必备的职业道德和职业素养；
2. 具有团队协作精神；
3. 具有自主学习和终生学习的态度；
4. 具备一定的英语水平和计算机水平。

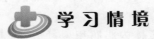
学习情境

患儿，男，9 岁。近一年来，偶发抽搐，发作时，突然神志丧失，全身强直阵挛性抽动，呼吸暂停，口吐白沫，四肢抽动，持续 1～5 min，抽动停止后入睡。醒后头痛、无力，对发作无记忆。无其他疾病。

临床诊断：癫痫大发作。

任务：如何为患儿实施康复服务？

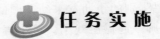
任务实施

一、知识储备

（一）癫痫的概念

癫痫（epilepsy）俗称"羊儿风"，是小儿时期常见的一种病因复杂、反复发作、常具自限性、脑部神经元高度同步化异常放电的神经系统综合征。以反复性、发作性、短暂性、通常为刻板性的中枢神经系统功能失常为特征。因异常放电的神经元位置及放电波及范围不同,可表现为感觉、运动、意识、精神、行为、自主神经功能障碍或多重障碍。痫性发作(epileptic seizure)指一次神经元的突然异常放电所致短暂过程的神经功能障碍。

（二）癫痫的病因

癫痫的病因包括遗传性、结构性、感染性、免疫性、代谢性、未知病因六大类。

各年龄组癫痫的常见病因不同。0~2岁多为围产期损伤、先天性疾病和代谢障碍等;2~12岁多为急性感染、特发性癫痫、围产期损伤、发热惊厥等;12~18岁多为特发性癫痫、颅脑外伤、血管畸形和围产期损伤等。

（三）癫痫的流行病学

癫痫是神经系统常见疾病,流行病学资料显示我国年发病率为 0.5‰~0.7‰,患病率约为5.4‰,其中约 25％为难治性癫痫,人数有 150 万以上,给国家和社会带来很大负担,因此癫痫患者的管理与康复非常重要。

（四）癫痫发作的临床分型

癫痫发作的分类主要是根据发作的临床表现及 EEG 改变,原则上采用二分法,即发作起始症状及 EEG 改变提示"大脑半球某部分神经元首先被激活"的发作称为部分性/局灶性发作;反之,如果提示"双侧大脑半球同时受累"的发作则称为全面性发作。此外,由于资料不充足或不完整而不能分类,或在目前分类标准中无法归类的发作(如新生儿发作)划归为不能分类的发作。

国际抗癫痫联盟(ILAE)1981 年及 2017 年对癫痫发作的分类见图 14-1。

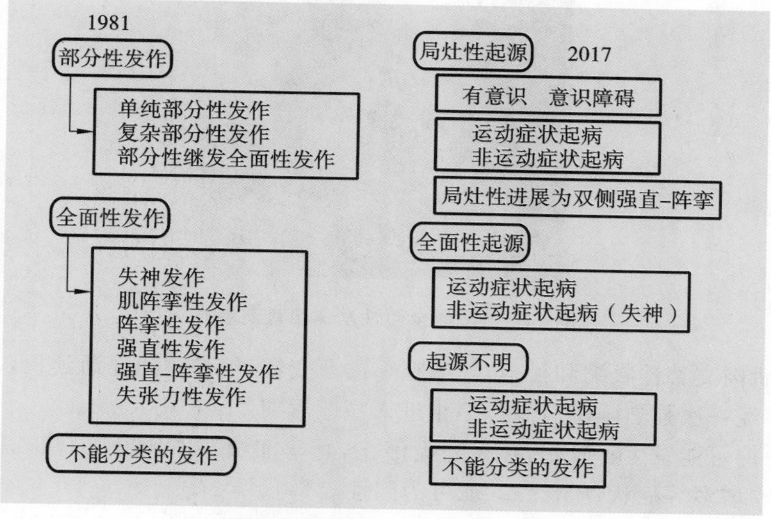

图 14-1　国际抗癫痫联盟的分类

（五）癫痫的临床表现

癫痫临床表现具有如下共同特征:①反复性,即第一次发作后,还会有第二次或更多次的发作;②发作性,即症状突然发生,持续一段时间后迅速恢复正常;③短暂性,即发作时间非常短,除癫痫持续状态外通常为数秒钟或数分钟,很少超过半小时;④刻板性,指每次发作的临床表现几乎一致。

不同类型癫痫的临床表现如下(按 ILAE1981 年癫痫发作分类进行描述)。

1. 癫痫部分性发作　部分性发作(partial seizure):进一步分类主要是依据在发作中是否有意识障碍,以及是否能够进展为全面性发作分为无意识障碍的单纯部分性发作、有意识障碍的复杂部分性发作、部分性发作进展为继发性全面性发作（主要是继发性全面强直-阵挛发作或者强直发作、阵挛发作）。

（1）单纯部分性发作（simple partial seizure，SPS）　发作时意识清楚。运动性发作表现为一侧面部或肢体远端如口角、眼睑、手或足趾等局部不自主抽动，病灶多位于中央前回及附近。有可能出现 Jackson 发作、Todd 瘫痪。部分患者的病灶在中央后回体感觉区，表现为体觉性发作，可出现肢体麻木感或针刺感，甚至可能出现特殊感觉性发作，如视觉性（如闪光或黑蒙等）、听觉性、嗅觉性、味觉性和眩晕性（如眩晕感、飘浮感、下沉感）等。

（2）复杂部分性发作（complex partial seizure，CPS）　复杂部分性发作也称精神运动性发作，伴不同程度意识障碍。开始时上腹部异常最常见，也可出现情感、认知和感觉性症状，随后出现意识障碍、呆视和动作停止。复杂部分性发作的运动表现为自动症。

2. 癫痫全面性发作　分为全面性强直-阵挛性发作、强直性发作、失神发作等。

（1）全面性强直-阵挛性发作（generalized tonic-clonic seizure，GTCS）　全面性强直-阵挛性发作是常见的发作类型，分为三期。

①强直期：患儿发作性意识丧失，大叫一声同时摔倒，全身骨骼肌强直性收缩，呼吸肌强直收缩导致呼吸暂停，面色发绀，眼球上窜。持续 10～20 s 后进入阵挛期（图 14-2）。

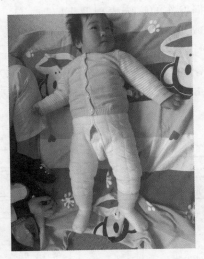

图 14-2　癫痫全面性发作强直期患儿

②阵挛期：肌肉交替性收缩和松弛，阵挛频率逐渐变慢，松弛时间逐渐延长，本期可持续30～60 s 甚至以上。经一次强烈阵挛后发作停止进入痉挛后期。

上述两期内均可能发生舌咬伤，存在呼吸停止、心率加快及血压升高、瞳孔散大和光反射消失、唾液等分泌物增多等症状，Babinski 征可为阳性。

③痉挛后期：此期尚有短暂阵挛，以面部和咬肌为主，患者牙关紧闭可发生舌咬伤。本期全身肌肉松弛可发生尿失禁。呼吸首先恢复，随后心率、血压和瞳孔恢复正常。肌张力逐渐降低，意识逐渐恢复。从发作到意识恢复历时 5～15 min。醒后患者常感头痛，全身酸痛和嗜睡，部分患者发作后有一段时间意识模糊，失定向或易激惹（发作后状态）。

GTCS 典型脑电图的改变是：强直期开始逐渐增强的 10 Hz 棘波样节律，然后频率不断降低，波幅不断增高，阵挛期弥漫性慢波伴间歇性棘波，痉挛后期呈明显脑电抑制，发作时间愈长，抑制愈明显。

（2）强直性发作（tonic seizure）　多见于弥漫性脑损害儿童，睡眠中发作较多，表现为全身骨骼肌强直性收缩，常伴明显的自主神经症状。发作时如果处于站立位可剧烈摔倒。发作持续数秒至数十秒。发作期典型脑电图为暴发性多棘波。

（3）失神发作（petit mal）　典型的失神发作多于儿童期起病,青春期前停止发作。特征性表现是突然短暂的(5～10 s)意识丧失和正在进行的动作中断,双眼茫然凝视,呼之不应,可伴简单自动性动作,一般不会跌倒,事后对发作全无记忆。脑电图典型表现为每秒 3 次的棘-慢综合波。

3. 癫痫持续状态（status epilepticus,SE）　癫痫持续状态又称癫痫状态,是癫痫连续发作之间意识尚未完全恢复又频繁再发,或癫痫发作持续 30 min 以上不自行停止。现在认为惊厥性痫性发作只要超过 5 min 即应启动 SE 抢救治疗流程。癫痫状态属于内科急症,若不及时治疗可因高热、循环衰竭、电解质紊乱或神经元兴奋毒性损伤导致永久性脑损害,致残率和病死率很高。

（六）癫痫的诊断

1. 癫痫诊断的原则

（1）至少一次以上癫痫发作　单次或者单簇的癫痫发作难以证实在大脑存在慢性的功能障碍,因此,至少一次以上自发的任何形式的癫痫发作是诊断癫痫的基本条件。

（2）增加将来发作可能性的脑部持久性改变　具有反复癫痫发作的倾向。癫痫是慢性疾病,存在大脑慢性的功能障碍,这种脑功能障碍的表现是反复出现的癫痫发作。

（3）存在相伴随的状态　慢性脑功能障碍是癫痫的发病基础,除了会造成反复的癫痫发作以外,还会对大脑的其他功能产生不良影响,同时长期的癫痫发作也会对患者的躯体、认知、精神和社会功能等诸多方面产生不良影响。

2. 癫痫诊断的步骤　传统将癫痫的诊断分为三步,即首先明确是否是癫痫,其次判断癫痫是原发性还是症状性,最后明确癫痫的病因。

2001 年国际抗癫痫联盟提出了癫痫国际诊断新方案,要求将癫痫的诊断分为 5 步:对发作现象进行标准化的术语描述→按国际抗癫痫联盟制定的发作类型进行分类→根据发作类型和伴随症状在国际抗癫痫联盟统一制定的癫痫综合征中寻求是否是特殊的癫痫综合征→进一步寻找患者可能的病因→按世界卫生组织制定的《国际损伤、失能和残障分类》(ICIDH)评定患者残损程度。旧的诊断法过于简单,不能满足过去 20 年中临床癫痫研究的进展,新分类法正在推广中,还有待实践的检验。新方案建议癫痫诊断由 5 个层次组成。

（1）发作期症状学　根据标准描述性术语对发作时症状进行详细的不同程度的描述。

（2）发作类型　根据发作分类标准确定患者的发作类型,如有可能应明确在大脑的定位;如为反射性发作,需要指明特殊的刺激因素。

（3）综合征　根据已被接受的癫痫综合征表进行综合征的诊断。应理解有时这种诊断是不可能的。

（4）病因　如有可能根据经常合并癫痫或癫痫综合征的疾病分类确定病因,遗传缺陷或症状性癫痫的特殊病理基础。

（5）损伤　这是非强制性的,但时常是有用的诊断附加指标,主要是关于癫痫造成损伤的程度。损伤程度将根据世界卫生组织 ICIDH 进行鉴定。

3. 癫痫诊断流程　癫痫诊断流程见图 14-3。

二、康复评定

（一）认知与心理障碍评估

癫痫患者常合并智能减退、认知障碍和情感、心理异常。临床上主要对患者认知、情感、心理等方面进行评估。

1. 认知功能的评估　认知功能评估包括对患者的记忆功能的评定、注意的评定以及执行功能的评定。其主要结合各种量表来进行评价,比如韦氏记忆量表、临床记忆量表等。

2. 心理障碍的康复评定　癫痫患者常伴有心理障碍,如抑郁、焦虑、逆反等负性情绪;适应

癫痫的
鉴别诊断

随堂检测

Note

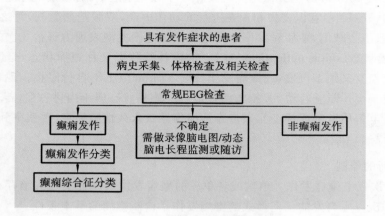

图 14-3　癫痫诊断流程图

力差;有学习困难、缺乏信心等。临床上可用汉密尔顿焦虑量表、自评抑郁量表等进行评定。

（二）生活质量的评定

生活质量又称生存质量,它越来越多地运用于癫痫患者的药物治疗与总体控制效果的评价。癫痫患者在各方面的生活质量比正常人群均显著偏低。其主要表现为:身体功能状况(日常活动、总体健康、癫痫发作、药物及药物副作用等);心理因素(对癫痫的认识、情绪焦虑、抑郁);社会因素(与家人、朋友等人际关系);环境因素和对立程度。因此可以从以上几个方面进行评估。

三、康复治疗

1. 康复时机　癫痫患者常伴有各种不同的功能障碍,应针对不同情况进行相应的康复训练,训练应在癫痫发作控制平稳后进行。

2. 康复目标　癫痫康复的目标是消除或减少疾病导致的医学和社会后果,在正规的抗癫痫药物治疗的同时,全面考虑身体、心理和社会等因素,提高其生存质量,使患者得到真正康复。

3. 康复治疗原则　癫痫康复治疗涉及多个方面,除对症治疗以外应尽早进行个体化、综合性的康复训练,提高患者的生活质量。

4. 康复的方法

1）癫痫大发作的急救

（1）有发作先兆时,迅速让患者平卧。

（2）保持冷静,避免过度惊慌,去除患者身上任何硬的或危险的东西,防止受外伤。解开衣领、袖口、腰带,让呼吸道保持通畅,注意检查是否有呕吐物堵塞喉部。

（3）当抽搐停止后,将患者头、身置于侧卧位以利于呼吸,并使分泌物自然流出。

（4）出现超过 10 min 全身仍然僵硬和(或)发作之后患者还没有醒,且还可能继续出现发作情形时,则必须将患者送往医院接受进一步治疗。

2）药物治疗　癫痫属慢性疾病,规范的药物治疗是治愈癫痫的关键。只要患者接受正规的、合理的抗癫痫药物治疗,大多数能够达到临床治愈,撤药后不再发作。

（1）抗癫痫药物治疗的基本原则　抗癫痫药物治疗应遵循以下原则:①确诊后应尽早治疗,一般癫痫发作两次即应开始用药;②合理选择抗癫痫药,应根据癫痫发作类型或癫痫综合征选用药物;③尽量单药治疗,只有在单药治疗确实无效时,再考虑合理的联合药物治疗;④根据药代动力学参数和临床效应调整剂量;⑤简化服药方法,根据药物半衰期给药,分配好服药间隔;⑥规律服药,合理换药或停药,避免自行调药、停药以及滥用药物;⑦定期随诊,注意不良反应,给予必要

Note

的心理支持；⑧新型抗癫痫药物的合理应用；⑨停药后复发，可恢复原方案重新治疗，多数仍然有效；⑩强调治疗的最终目标是使患儿拥有最佳生活质量，始终突出治疗的个体化原则。

（2）按癫痫类型选择抗癫痫药物　抗癫痫药物治疗的主要目标是终止发作，同时应避免或最大限度地减轻不良反应，尽可能使患者获得理想的生活质量。20世纪80年代之前，国内仅有6种抗癫痫药物（antiepileptic drugs，AEDs）应用于临床，包括苯巴比妥、苯妥英钠、卡马西平、扑癫酮、丙戊酸钠及地西泮类药物，被称为传统AEDs或抗癫痫一线药物。20世纪80年代以后陆续上市了多种新型AEDs，目前临床上使用的新型AEDs有拉莫三嗪、托吡酯、奥卡西平、左乙拉西坦、加巴喷丁、氨己烯酸、替加宾、唑尼沙胺、非氨酯等。

（3）强调单药治疗与合理的联合治疗　鉴于单药治疗具有不良反应少、无明显的药物相互作用、相对经济、患者依从性较好等优点，单药治疗一直为大家所推崇。70%～80%的癫痫患儿可以通过单药治疗控制发作。如果一种一线药物已达到最大可耐受剂量却仍然不能控制发作，可加用另一种一线或二线药物，至发作控制或最大可耐受剂量后逐渐减掉原用的药物，转换为另一种药物单药治疗。继续采取单药治疗，仍有10%以上终止发作的机会。

联合治疗应尽量选用抗癫痫机制不同的、具有药代动力学和药效学互补优势的抗癫痫药物，同时最好能使不良反应相互抵消或互不加重。所谓合理的多药联合治疗，是指不增加不良反应而获得满意的发作控制效果。从理论上讲，多药治疗有可能使部分单药治疗无效的癫痫发作得以控制，但也有可能被不良反应的增加所抵消。合用的药物种类越多，相互作用越复杂，对不良反应的判断就越困难。因此，建议最多不要超过3种AEDs联合使用，而且在做出联合用药的决定时，应该了解每个药物的作用机制、药物代谢动力学特点以及与其他药物之间的相互作用，避免同一作用机制、相同不良反应的AEDs联合应用，药物之间有明显药代动力学相互作用的AEDs也应避免联合应用。如果联合治疗仍不能获得更好的疗效，建议更换为患儿最能耐受的治疗方案（继续联合治疗或单药治疗），即选择疗效和不良反应之间的最佳平衡点，不必一味地追求发作的完全控制，而导致患者不能耐受。

（4）进行药物监测，提高疗效和安全性　治疗药物监测（therapeutic drug monitoring，TDM）是20世纪临床治疗学的重大进展之一。其实施主要是通过测定血中药物浓度并利用药代动力学原理和参数，使给药方案个体化，以提高疗效，避免或减少中毒。TDM促使了医生主动从药代动力学的观点来制定和调整用药方案，使癫痫的治疗个体化、合理化，从而减少了选药、改量、换药及停药的盲目性，降低了药物毒副作用，提高了疗效。由于苯妥英钠具有饱和性药代动力学特点（药物剂量与血药浓度不呈正比例关系），而且治疗窗很窄，安全范围小，易发生血药浓度过高引起的毒性反应，因此，患儿服用达到维持剂量后以及每次剂量调整后，都应当测定血药浓度。AEDs已用至维持剂量仍不能控制发作时应测定血药浓度，以确定是否需要调整药物剂量或更换药物。在服药过程中患儿出现明显的不良反应时，测定血药浓度，可以明确是否药物剂量过大或血药浓度过高导致患者出现肝肾功能障碍、癫痫持续状态，以便及时调整药物剂量。合并用药尤其与影响肝酶系统的药物合用时，可能产生药物相互作用，影响药物代谢和血药浓度，应监测血药浓度。成分不明的药物，特别是国内有些自制或地区配制的抗癫痫"中成药"，往往加入传统AEDs。血药浓度监测有助于了解患儿所服药物的真实情况，引导患儿接受正规治疗。

进行药物监测可以评价患儿对药物的反应。血药浓度应在达到稳态浓度之后测定，即患儿连续服用维持剂量超过5个半衰期后取血测定。无论测定结果是否在有效浓度范围，都应该结合患儿的临床症状来决定是否需要调整药物剂量。如测定结果在有效浓度范围内：临床有效，维持原治疗方案；临床无效，适当增加剂量，密切观察病情变化。如测定结果低于有效浓度范围，临床无效，根据参数增加剂量；临床有效，先维持原治疗方案，注意病情变化。如测定结果超出有效浓度范围，详细检查患儿有无不良反应和肝、肾功能异常，临床有效也未发现不良反应，可以维持原方案；如出现不良反应，减量继续观察。

Note

（5）抗癫痫药物的不良反应 AEDs对中枢神经系统的不良影响在治疗开始的最初几周明显，以后逐渐消退。减少治疗初期的不良反应可以提高患儿的依从性，使治疗能够继续。应该从小剂量开始，缓慢地增加剂量直至控制发作或最大可耐受剂量。治疗过程中患儿如果出现剂量相关的不良反应（如头晕、嗜睡、疲劳、共济失调等），可暂时停止增加剂量或酌情减少当前用量，待不良反应消退后再继续增加至目标剂量。一些抗癫痫药物常见的副作用，见表14-1。

表14-1　抗癫痫药物常见的副作用

药　名	副　作　用
卡马西平	共济失调、皮疹、中性粒细胞减少、抗利尿激素分泌异常
奥卡西平	共济失调、头痛、皮疹、低钠血症
丙戊酸钠	震颤、肥胖、脱发、月经改变、血小板减少症
苯妥英钠	齿龈增生、痤疮、多毛症、面部粗糙、共济失调
氨己烯酸	情绪改变、精神异常、视野缺损
拉莫三嗪	皮疹、多系统变态反应
乙琥胺	胃肠道不适、共济失调
巴比妥	认知功能减慢、情绪和行为改变、习惯性
氯巴占	镇静、去抑制（出现在儿童和学习障碍的人）
氯硝西泮	镇静、去抑制（出现在儿童和学习障碍的人）
加巴喷丁	共济失调、梦魇
托吡酯	体重减轻、缓慢、言语困难、感觉异常
硫加宾	焦虑、震颤、讲话困难
左乙拉西坦	无力、易激惹、疲劳、情绪改变

3）康复训练

（1）运动疗法 适量的运动能改善心肺功能和大脑调节能力，增强体质，增强自信心，缓解抑郁情绪。康复治疗人员在康复治疗训练过程中应了解患者的药物治疗情况，在癫痫发作控制平稳后，进行康复训练并根据评估的结果订制康复训练计划。

（2）认知功能训练 癫痫患者认知功能障碍康复应该及早进行。训练应注重目的性、实用性及趣味性，可以针对患者存在的认知缺陷进行反复专项或综合康复训练，建立起行为的自动性。在记忆康复计划中，应考虑日常生活中认知功能障碍的心理教育疗效的需求、个性和情感反应的影响，以及对记忆问题的个人感受。在对注意力障碍的康复中，包括唤起注意力的训练、自我管理策略和环境改进、外部辅助获取及组织信息、心理支持等。

（3）心理治疗 心理治疗是癫痫康复的重要治疗方法。首先应对患者进行全面的心理评估，再针对性地展开心理治疗。

四、功能结局

癫痫患者大多数预后较好，近年来追踪结果显示67%～75%的患者可完全控制发作，其中约半数患者治疗一段时间后可以停药。

五、健康教育

癫痫患者应遵医嘱用药，注意休息及活动，绝对戒烟戒酒，防止激动、生气以及过度疲劳。另外少看电视，少使用电脑手机，不打麻将等。饮食上应以清淡食物为主，避免过饥过饱，避免暴饮暴食，少喝或不喝含有咖啡因的饮料。不食油腻、生冷和刺激性食物，多食新鲜蔬菜和营养丰富的食物。同时保持健康、乐观、积极向上的心态。

癫痫患者的康复离不了家庭与社会的支持,患者的亲友应充分了解癫痫的基本知识,掌握发作时和发作后合适的急救措施,帮助患者建立良好的生活规律,关心、帮助患者并针对其思想顾虑进行沟通和疏导。社会方面,应保护患者的学习、受教育、婚姻、生育、就业等合法权益,增加患者的福利。同时宣传教育,纠正人们对于患者的歧视和错误看法。

任务小结

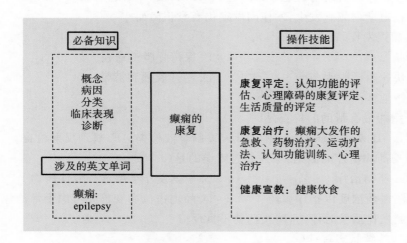

参考文献

[1]　李树春,李晓捷.儿童康复医学[M].北京:人民卫生出版社,2006.

[2]　倪朝民.神经康复学[M].2 版.北京:人民卫生出版社,2013.

[3]　常用康复治疗技术操作规范(2012 年版)[M].北京:人民卫生出版社,2012.

（赵　峰　黄先平）

课后练习

1. 李某,男,20 岁。有癫痫史,昨因睡眠不足,出现疲乏、麻木感,半小时前突然尖叫倒地,全身肌肉强直收缩,牙关紧闭,青紫,瞳孔散大,对光反射消失。该患者首要的护理措施是(　　　)。

A. 防止脑水肿　　　　　　　　　　　B. 保持呼吸道通畅

C. 氧气吸入,保护脑细胞　　　　　　D. 防止外伤

E. 防止继发感染

2. 癫痫大发作处理关键是(　　　)。

A. 立即静脉注射苯妥英钠　　　　　　B. 防止自伤

C. 防止窒息　　　　　　　　　　　　D. 防止脑水肿

E. 防止酸中毒

3. 癫痫大发作时,错误的措施是(　　　)。

A. 让患者躺下取侧卧位　　　　　　　B. 松解领扣和腰带

C. 喂水　　　　　　　　　　　　　　D. 牙垫塞入上、下门齿之间

本任务习题

Note

E. 强力按压肢体

4. 关于昏迷患者的诊断,下列哪项不成立?(　　)

A. 急性意识障碍　　　　　　　　B. 有误吸的危险

C. 功能障碍性悲哀　　　　　　　D. 有皮肤完整性受损的危险

E. 有感染的危险

5. 关于癫痫持续状态,下列正确的描述是(　　)。

A. 大发作在短期内频繁发作,1 天达数次　　B. 大发作频繁,1 次发作持续数小时

C. 大发作在发作时持续昏迷达 2 h 以上　　　D. 大发作在发作时持续昏迷达 6 h 以上

E. 大发作在短期内频繁发生,发作间歇期仍有意识障碍

6. 处理癫痫大发作,首先应(　　)。

A. 防止骨折　　　　　　　　　　B. 保持呼吸道通畅

C. 遵医嘱快速给予脱水药　　　　D. 松开衣领和裤带

E. 立即给予地西泮

7. 对诊断癫痫最有帮助的检查是(　　)。

A. 头颅 CT　　B. 头颅 MRI　　C. 脑电图　　D. 脑脊液检查　　E. 病理反射检查

8. 关于癫痫药物治疗的原则,下列叙述错误的是(　　)。

A. 最好单一药物治疗　　　　　　B. 根据发作类型选择最佳药物

C. 定时监测血药浓度以指导用药　　D. 颅内占位病变首先考虑手术治疗

E. 完全控制发作后及时停药,防止药物不良反应

9. 治疗癫痫持续状态首选(　　)。

A. 静脉注射地西泮　　　　　　　B. 静脉注射氯丙嗪

C. 静脉注射苯巴比妥钠　　　　　D. 肌内注射苯巴比妥钠

E. 肌内注射苯妥英钠

10. 下列关于癫痫患者长期服药的描述,最不恰当的是(　　)。

A. 定时测量血药浓度　　　　　　B. 定时定量服药

C. 突然停药　　　　　　　　　　D. 两药同时服用

E. 单一药物治疗

二、判断题

(　　)1. 癫痫大发作时一定要按压好患者四肢,以免引起自伤。

(　　)2. 康复过程中如怀疑患者即将癫痫大发作,立即停止康复训练,扶患者回病房。

(　　)3. 癫痫的康复药物治疗十分重要。

(　　)4. 癫痫的药物治疗首先考虑单药治疗。

(　　)5. 抗癫痫药物的使用要尽可能足量,力求尽快控制症状。

三、案例分析题

王姓女童,1 岁 8 个月,其爷爷讲述该患儿近 2 个月频繁出现抽风,少则四五天一次,多则一天四五次,发作时患儿尖叫一声,跌倒于地,瞳孔散大,对光反射消失,开始抽搐。一般先为全身肌肉强直性收缩,颈部和躯干自前屈转为反张,肘、腕、掌关节屈曲,拇指内收握拳,双腿伸直,足内翻。呼吸暂停,脸色由苍白转为青紫,双眼上翻,持续 20 s 左右。先从肢端开始微细震颤,逐渐延及全身,且震颤幅度加大,呈阵挛状态,1~3 min 后抽搐突然停止,进入昏迷期。在抽搐期内,由于气体反复由口中进出,形成白沫。

临床诊断:癫痫全面性强直-阵挛发作。

请问如何为患儿实施康复?

项目四　儿童感知觉功能障碍的康复

任务十五　听力障碍的康复

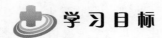学 习 目 标

本任务PPT

能力目标

1. 能按照 SOAP 思维模式开展工作;

2. 能按照《常用康复治疗技术操作规范(2012 年版)》为患儿实施康复评定和康复治疗;

3. 能准确地对患儿及家属进行健康教育,具备良好的沟通能力。

知识目标

1. 掌握听力障碍的概念、分类及病因;

2. 掌握听力障碍的临床特征;

3. 掌握听力和听觉言语功能的评定方法;

4. 掌握听力障碍儿童的康复治疗技术;

5. 了解引起听力障碍的常见疾病。

素质目标

1. 具备儿童康复治疗师必备的职业道德和职业素养;

2. 具有团队协作精神;

3. 具有自主学习和终身学习的态度;

4. 具备一定的英语水平和计算机水平。

学 习 情 境

　　患儿,男,6 岁 1 个月。因说话时的言语清晰度较差来就诊。患儿为家中独子,其母妊娠期及围产期无异常,1 岁左右因药物致聋,18 个月大时左耳佩戴助听器,2 周岁时右耳佩戴助听器,目前助听效果为适合。无其他疾病。

　　听力学检查:患儿左耳裸耳听损 81 dB,右耳裸耳听损 85 dB。

　　其他医学检查:未见异常。

　　临床诊断:重度听力障碍。

　　任务:如何为患儿实施康复服务?

Note

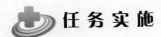

任务实施

一、知识储备

（一）听力障碍的概念及分类

听力障碍（dysaudia）又称听觉障碍、听力残疾、听力损伤、聋等，简称听障。1987年全国残疾人抽样调查使用"听力残疾"一词以后，我国现有法律、法规中多使用"听力残疾"。听力障碍（即听力残疾）是指人由于各种原因导致双耳不同程度的永久性听力损伤，听不到或听不清周围环境声及言语声，以致影响日常生活和社会参与。根据不同的分类标准，听力障碍可分为不同的类别。

1. 按听力损伤的程度分 《第二次全国残疾人抽样调查残疾标准》中根据听力损伤的程度将听力障碍分四级，分别为：听力残疾一级、听力残疾二级、听力残疾三级、听力残疾四级。

2. 按听力损伤发生的时间分 根据听力损伤发生在学习语言前后分为：学语前听力障碍和学语后听力障碍。前者听力损伤发生在儿童学会说话前，一般由遗传因素或怀孕时的各种不良因素所造成；后者却是在学会说话后丧失听力的。有研究表明，约95%的聋或重听儿童的听力障碍大多发生在两岁以前，为学语前听力障碍；有5%左右的儿童为学语后听力障碍。医学上把听力损伤发生在出生前或出生时称为先天性听力障碍，听力损伤发生在后来生活中的称为后天性听力障碍。

3. 按听力损伤的部位分 根据听力损伤的部位，可以分为传导性听力障碍、感音性听力障碍和混合性听力障碍三类。

（1）传导性听力障碍即传导性耳聋，听力损伤主要发生在外耳和中耳部分，减弱声音传导至内耳的强度。该类障碍很少造成高于70 dB的听力损伤，可以通过放大声音、医学治疗或手术减轻。

（2）感音性听力障碍即感音神经性耳聋，是由于耳蜗内以及耳蜗后听神经通路病变导致的听力损伤。根据病变部位又可分为：耳蜗性听力障碍，指其病变局限在耳蜗部位，感音功能受影响，也称耳蜗性聋；神经性听力障碍，指其病变发生在耳蜗以后的听神经传导通路上，又称为耳蜗后性聋；中枢性听力障碍，指其病变位于脑干与大脑，累及蜗神经核及其中枢传导通路、听觉皮质中枢，又称为中枢性聋。

（3）混合性听力障碍则是听觉系统多种病变同时存在，造成声波的传导与感受都受到影响，而产生听力损伤。致病原因可能是一种疾病同时损伤耳的传音和感音系统，也可能是不同疾病分别导致中耳和内耳或听神经传导通路的功能障碍所引起。混合性听力障碍的临床表现多为传导性和感音性听力障碍的混合表现。

4. 按助听的效果分 无论听障个体听力损伤的时间、程度、致病的部位和原因是否相同，听力干预方式是否相同，其听力干预以后的听力水平都可以按照助听效果来进行分类。助听效果分类标准，是根据听力障碍患者在佩戴助听器或植入人工耳蜗等听力干预措施以后，其频率补偿范围是否在言语香蕉图或SS线之内，将助听效果分为最适、适合、较适、看话4个层次（表15-1）。一般而言，对助听效果为最适、适合、较适的患者进行听觉康复训练效果较为明显，具备经言语-语言治疗掌握一定水平口语的潜力。而助听效果为看话者的听觉康复效果较差，建议充分发展他们的读写能力和非口语的语言交流方式。

表 15-1 听力障碍者语言康复级别评估标准

听力补偿/Hz	言语最大识别率/(%)	助听效果	康复级别
250~4000	≥90	最适	一级
250~3000	≥80	适合	二级
250~2000	≥70	较适	三级
250~1000	≥44	看话	四级

（二）听力障碍的病因

导致患者产生听力障碍的原因很多，而且大约三分之一找不到病因。在临床上，经常从传导性、感音性、混合性听力障碍等几个方面来分析病因。

1. 传导性听力障碍的常见病因 传导性听力障碍的病变部位在外耳和中耳，主要由于外耳或中耳阻塞性病变或结构被破坏所致。

（1）中耳炎 中耳炎是导致传导性听力障碍最常见的原因。它是一种临床上常见的耳科疾病，主要发生于鼓室、乳突或中耳其他部位。分泌性中耳炎以传导性听力障碍及鼓室积液为主要特征，冬春季多发，是导致婴幼儿或成人听力障碍的常见原因之一。治疗上可进行病因治疗、控制感染、手术治疗，无效时可考虑佩戴助听器。

（2）耳道堵塞性疾病 ①外耳道耵聍栓塞，外耳道耳垢过多症，可造成 30~50 dB 的听觉损伤，10%的儿童与 30%的身心障碍儿童有耳垢堆积所造成的听力问题，耳垢还会引起耳鸣、痒、痛、晕、外耳道炎等现象。②异物，外耳道异物堵塞可造成听力损伤。异物取出后听力会恢复正常。③外耳道缺失或闭锁，多由于胚胎发育异常所致。外耳道的骨性闭锁会导致传导性听力障碍，若双侧外耳道缺失或闭锁会导致该患儿语言发展受到明显影响。④中耳异常，多见于听小骨发育异常、鼓膜破裂、乳突炎、耳硬化症等。

2. 感音性听力障碍的常见病因

（1）遗传性因素 多由于基因或染色体异常等遗传缺陷引起听觉器官发育异常，从而导致听力障碍。临床上常见于以下情况：①伴随其他疾病的常见耳聋综合征。由于在胚胎发育过程中，皮肤、毛发、指（趾）甲、内耳及中枢神经系统均发源于外胚层，耳聋可伴随以上器官或系统的异常。如，Waardenburg 综合征（耳聋-眼病-白额发综合征）、Usher 综合征（乌斯赫尔综合征）、Pendred 综合征（耳聋-甲状腺肿综合征）、Alport 综合征（家族遗传性出血性肾炎并耳聋综合征）、Marfan 综合征（马凡氏综合征）等。②三体综合征。由于额外的染色体加入常染色体中，形成三体组合，导致听力损伤的发生。常见的三体综合征有：13 三体综合征、18 三体综合征和 21三体综合征。这些患者通常具有低位耳、耳廓畸形、中耳或内耳畸形、头面部畸形以及先天性心脏病等，多在出生后不久死亡。

（2）孕期常见因素 ①感染性因素，比如，风疹病毒感染、弓形虫感染、梅毒螺旋体感染、单纯疱疹病毒性感染、巨细胞病毒感染等。②孕期用药，孕期服用一些药物，如治疗糖尿病的常用药——降糖灵，使用抗感染的氨基糖苷类药物、抗疟药等。③孕妇疾病，当孕妇罹患某些疾病时可导致新生儿出现听力障碍，如母亲患有甲状腺功能减退时，胎儿可能出现先天性非遗传性听力障碍。早产、先兆流产也可造成胎儿出现先天性听力障碍。④环境影响，环境因素的影响也可导致胎儿在孕期出现畸形，发生听力障碍，如接触放射性物质或接触放射线史。

（3）药物中毒性因素 常见引起听力障碍的耳毒性药物种类有氨基糖苷类抗生素、阿司匹林等水杨酸类药物、利尿酸等利尿剂、奎宁等抗疟药、顺铂等抗癌药、汞等重金属以及其他。

（4）感染性疾病 如细菌或病毒感染引起的急、慢性传染病而导致的听力下降。如乙脑、麻疹、猩红热、伤寒、结核性脑膜炎、流感、腮腺炎、风疹、水痘、带状疱疹等均可能使内耳及听觉神经受损而致听觉损伤。部分病例可同时伴发中毒性迷路炎,致使前庭功能和听力均受损害。在各种脑膜炎感染病例中,以流行性脑脊髓膜炎最为多见,其中约 40% 流脑患儿出现感音神经性听力障碍。一部分听力障碍可以在 6 个月内得到恢复,而另一部分则成为永久性的听力障碍患者。

(5)神经性疾病 如听神经瘤、桥脑小脑角瘤等肿瘤,耳蜗神经退化症、听神经病变等神经疾病,脑栓塞、脑干神经胶质瘤等脑干异常,颞叶异常、感染脑炎或脑膜炎、多发性硬化症、脑外伤、窒息、核黄疸、其他神经疾病等。

(6)其他因素 如儿童多动症、突发性听力障碍、精神性听力障碍、孤独症等患儿。

3. 混合性听力障碍的常见病因 任何导致传导性听力障碍和感音性听力障碍的病因同时存在,均可引起混合性听力障碍的发生。常见原因多为慢性化脓性中耳炎、耳硬化症等。

听力障碍是一种病因和种类比较繁多的疾病或缺陷。从儿童康复治疗与教育角度来看,确认听力障碍发生在语言学习前或后是非常重要的。因此,在实践中也常从学语前听力障碍和学语后听力障碍两个方面来分析其各自的成因。

(三)听力障碍的流行病学

根据我国 2006 年第二次全国残疾人抽样调查结果显示,听力语言残疾人数居所有残疾的第二位,其中儿童占很大比例。我国听力残疾现残率为 2.11%,0～17 岁听力残疾患者有 58.1 万,而 0～6 岁听障儿童就有 13.7 万,其中,0～6 岁单纯听力残疾患者为 3.92 万,多重残疾有 9.78 万。0～3 岁组一、二级残疾占 83.9%,4～6 岁组一、二级残疾占 67.36%。每年由于各种致病因素新增听障儿童约 2.3 万例。其他类型障碍儿童中,也有相当一部分是有听力障碍的多重残疾儿童。

(四)听力障碍的临床表现

由于听觉是人类接受外界信息的主要通道之一,听力障碍会对儿童的认知、语言、个性和情绪等造成一系列的影响,尤其是带来口语沟通方面的障碍。有研究表明,许多有严重听力障碍的儿童受教育水平通常要比同龄人落后 3～5 年,并出现明显的社会适应和行为问题。对于年龄更小的幼儿来说,听力障碍也会对他们各个方面的发展产生影响。

1. 听力 听力障碍会使儿童获取外界信息受到阻碍或限制,表现为听觉能力低下,很难清晰获得甚至不能获得声音信息,导致对声音听取或辨识发生困难,难以利用声音进行定位与感知,影响了他们获知信息的完整性,缩小了感知范围,也使他们难以识别物体的某些特性。即使存在一定残余听力的儿童也无法对语音做出全面、清晰的感知。

暂时的传导性听力障碍经医治后一般不会造成长期或严重的影响,例如中耳炎或鼓膜穿孔。但感音性听力障碍一般是永久性的,表现为:①语音的分辨能力下降。听不见某些语音,所以常不能明白其他人的说话内容,在日常交谈中常出现"打岔"的现象。②听觉动态范围变窄。较小的声音不能听见,以致能够接受的声音范围相对变小,尤其是耳蜗后损伤者,他们对声音响度的感受异于常人,声音稍变大一点就感觉变响许多,导致"小声听不见,大声又觉得吵",对感觉舒适的音量与正常人不同。③时间的处理能力降低。当大声和小声在同一很短时间内出现,他们比正常人较难察觉到小的声音。当对方说话速度快或周围有噪声干扰时,言语理解往往比较困难。④音频的选择能力降低。听力障碍者的音频选择能力一般比较差,他们无法分辨噪声和言语的频率,所以在噪声环境下很难明白谈话的内容。

现代医学已经可以对新生儿及婴幼儿进行早期听力筛查和诊断,并用医学科技帮助听障患者补偿或者重建听力,以克服听力问题。

2. 认知 听觉是人们感知外界事物的主要渠道之一。由于听力障碍儿童获取外界信息受到阻碍或限制,很难清晰获得甚至不能获得声音信息,从而影响其认知的丰富性、完整性,表现在感知觉、注意、记忆和思维等方面。

（1）感知觉　由于缺少听觉刺激，缺少声音信息，听障儿童不能完整地感知信息，使得知觉信息加工的整体性和理解性受到了限制，特别是对语言的理解和交流。也正因为如此，听障儿童主要依靠视觉、触觉和运动觉等的参与来感知外界事物。听障儿童所接受的外界刺激90%以上来自视觉。整体看来，听力障碍者的视觉反应并没有明显地优于正常人，只是在某些方面可能体现出一定的优势。虽然听障儿童并没有天生的视觉优势，但由于后天的锻炼，视知觉发展速度较正常快。

（2）注意　由于听障儿童只能"以目代耳"去感知事物，致使其注意的产生和发展受到影响和限制，难以达到正常儿童的水平。视觉注意在听障儿童的发展中有重要作用，其注意的优势兴奋中心的产生和保持主要在视觉感受区，注意大都是由视觉刺激引起的。并且当某个任务对注意性加工的需求更高时，先天性耳聋患者的视觉加工更加有效，存在感知觉的补偿性增强。听力障碍者外周视野下的注意加工也比正常人更发达。

因为听障儿童单纯由视觉参与注意活动，而加之知识经验相对贫乏，所以他们的注意范围相对狭窄。听障儿童注意的分配也比较困难，他们在同一时间内很难使注意集中在不同的视觉对象上。他们的注意转移能力也较差，他们不善于根据活动任务有意识地把自己的注意从一件事情迅速转移到另一件事情。

（3）记忆　从记忆的类型来看，由于感知觉特点，听障儿童无意记忆占优势，有意记忆的发展依赖于对记忆任务的意识、活动的动机、情绪作用以及多种感官的参与；而且形象记忆优于抽象记忆，如词语记忆。直观形象的事物，他们记得快，也易于提取，但对语言材料则不太容易记，再现也不完整。

从记忆的过程来看，相比健听儿童，听障儿童的短时记忆广度比较狭窄。在资源相同的情况下，听力障碍者在言语材料的刺激加工上的表现劣于正常人。听障儿童在长时记忆内容的组织方面缺乏灵活性。他们不善于把一个项目的所有内涵统一为一个整体。但听障儿童在记忆的规律和遗忘规律方面与健听儿童并没有明显的差异。

（4）思维　思维主要是通过语言来表现的。由于听障儿童语言发展迟缓，经常使用手语进行交流等原因，其思维的发展停留在形象思维的时间较长，主要依据头脑中的表象或表象的联想来思考，多以形象性的内容为对象。

听障儿童在思维发展的早期阶段，即具体动作思维和形象思维阶段，并不落后于健听儿童，只是在抽象思维发展阶段比较缓慢，水平较低。对于听障儿童而言，他们的抽象逻辑思维也遵循着由低到高和由少到多的发展规律，只是在发展速度和发展程度上都落后于普通儿童。听障儿童要到15~16岁抽象思维才逐渐占主导地位。听障儿童在进行抽象思维时还需要依赖于形象思维和具体动作思维的转介作用。但是听障儿童和健听儿童在思维能力和发展潜力上并没有本质上的差异。听障儿童的逻辑思维能力发展主要受限于其语言能力发展的滞后。

3. 语言　语言障碍是绝大多数听障儿童都存在的主要障碍。听障儿童因在某个年龄阶段或人生发展全程中没有完整的声音输入和听觉反馈，所以几乎无法掌握良好的语言表达方式。有学者甚至认为，缺乏听力并不是他们最严重的问题，他们在发展一种适当的交往方式中所遇到的困难才是最棘手的。听障儿童的语言发展特征具体如下。

（1）完全不会说话　听障儿童的语言发展特征最主要的是完全不会说话。

（2）发音不清　这是听障儿童语音发展中最普遍的现象。常见的是发音清晰度差，字音含糊不清，常缺乏辅音，很不悦耳，缺少抑扬顿挫的韵律。如舌位异常表现为噪音明显异常，字音不清。

（3）发声异常　最常见的是尖声尖气的"假嗓音"和语调不准。如音调的窄频异常、高频或低频异常。由于听障儿童大多无法很好地协调运用发音器官和构音器官，喉发音失去圆滑清亮的音质，出现轻重不同的嘶哑。

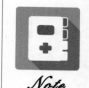

（4）音节受限制 听障儿童由于送气不自如，发音不灵活，不能连续发出几个音节，因而语言缺乏流畅性。

（5）语言发展落后 大多数听障儿童口语形成晚，词汇量较正常同龄儿童少，而且他们不能分辨同音异义词，语言的理解能力发展不充分，语法比较差，常常出现措辞不当、字序颠倒、漏字和替代等错误。

（6）智力发展与语言发展不同步 尽管听障儿童的听力问题阻碍了语言发展，但其智力发展与正常儿童没有明显的差异。

4. 情绪 相比健听儿童，听障儿童对于情绪的识别、理解以及归因都存在着一定程度的落后。一般来说，听障儿童可能存在更严重的孤立感和交流问题，也会在生活中感到被动和自卑。这一群体中重度情绪障碍的流行率比健听儿童要高。听障儿童群体中也确实具有更多的攻击性行为。听障儿童在情绪和行为反应方面表现出特异性，主要是由于听力的丧失使得他们不能自由地表达自己的想法，也不能自由地了解他人的意愿。听障儿童常常因听不到或听不懂他人的要求，自己的意愿不能很好地表达出来或他人不能理解自己的想法而产生冲动。当然，随着年龄的增长，通过听力语言康复训练，他们的情绪稳定性会逐渐形成。而且到了一定年龄，高级情感也开始发展，将会产生一定的社会责任，形成积极向上的情绪。

5. 个性与社会性 个体的活动主要依靠大脑高级神经系统来调节。听障儿童大脑的成熟程度不足，兴奋过程的活动强于抑制过程，不能长时间使某些神经细胞处于抑制状态。因此，听障儿童的性格大多比较冲动、比较自我，并且在社交中成熟度欠缺。另外，他们也表现得好动，且好奇心很强。相对于听力正常儿童，他们更多的是用行动来表示。

听障儿童在社会交往上也表现出一些问题：一方面，很少和同龄伙伴一起玩耍，或者只与同类伙伴在一起；另一方面，为了免于受别人的歧视，家长很少带孩子去公共场所或参加活动，这也限制了听障儿童的交往范围。而且家长的过度保护使得听障儿童自卑或胆怯，害怕单独接触社会，反过来加重了他们对家长的依赖性，社会交往更少，常常感到孤独、沮丧和退缩，缺少社会常识，社会适应性差。当然，随着听障儿童参与高质量的社会互动机会的增多，获得的沟通和交流经验更多，所造成的个性和社会性问题会更少。通过一定的干预手段，其社会交往能力可以发展到正常的水平。

（五）听力障碍的诊断

据 WHO 预防聋和听力损失项目报告以及项目进展第 1 次会议报告，对听力损失的分级如下：①成人：较好耳为 0.5、1、2 和 4 kHz 四个频率永久性非助听听阈级平均值≥41 dB HL。②儿童（15 岁以下）：较好耳为 0.5、1、2 和 4 kHz 四个频率永久性非助听听阈级平均值≥31 dB HL。此定义同时也明确表达一种观念，应优先考虑儿童听力损伤的诊断、治疗和干预，其次才是成人。

我国第二次残疾人抽样调查规定的听力残疾分级标准与 1997 年 WHO 推荐的听力障碍分级标准相接轨（表 15-2）。依据听力损伤程度不同，从结构、功能、活动和参与、环境和支持四个方面，将听力障碍划分为四级。

（1）听力残疾一级 听觉系统的结构和功能方面极重度损伤，较好耳平均听力损伤不低于 91 dB HL，在无助听设备帮助下，几乎听不到任何声音，不能依靠听觉进行言语交流，在理解和交流等活动上极度受限，在参与社会生活方面存在极严重障碍。

（2）听力残疾二级 听觉系统的结构和功能重度损伤，较好耳平均听力损伤在 81～90 dB HL 之间，在无助听设备帮助下，只能听到鞭炮声、敲鼓声或雷声，在理解和交流等活动上重度受限，在参与社会生活方面存在严重障碍。

（3）听力残疾三级 听觉系统的结构和功能中重度损伤，较好耳平均听力损伤在 61～80 dB

HL 之间,在无助听设备帮助下,只能听到部分词语或简单句子,在理解和交流等活动上中度受限,在参与社会生活方面存在中度障碍。

(4)听力残疾四级　听觉系统的结构和功能中度损伤,较好耳平均听力损伤在 41～60 dB HL 之间,在无助听设备帮助下,能听到言语声,但辨音不清,在理解和交流等活动上轻度受限,在参与社会生活方面存在轻度障碍。

表 15-2　听力障碍分级标准

项目	第二次全国残疾人抽样调查评定标准		WHO 日内瓦会议听力障碍分级标准	
测试音 (kHz 纯音)	级别	平均听力损伤 (dB HL)	级别	平均听力损伤 (dB HL)
0.5、1、2、4	一级	≥91	4 级(极重度)	≥81
0.5、1、2、4	二级	81～90	3 级(重度)	61～80
0.5、1、2、4	三级	61～80	2 级(中度)	41～60
0.5、1、2、4	四级	41～60	1 级(轻度)	26～40

随堂检测

二、康复评定

儿童听力问题的应对,会伴随新生儿听力筛查、耳科诊断、听力检查、听觉言语评估和学习能力评估等一系列评估内容。听力障碍的康复评定是贯穿听障儿童康复过程的一项重要工作,一般是指听力检查、听觉言语评估和学习能力评估等由康复专业人员完成的评估内容。正确的康复评定,可以对听障儿童的听力干预措施和听力语言康复提出科学的指导意见。

(一)听力检查

听力检查以及相关医学诊断的目的是测定听力是否正常,根据检查结果,判断听力障碍的部位、程度及性质,为验配助听器或植入人工耳蜗等临床听力干预措施提供依据。

临床听力检查可分为主观检查法和客观检查法两大类。主观检查法是依据受试者对刺激声信号做出主观判断的检查方法,又称行为测听法。针对儿童常用的主观检查法有纯音听阈测试、婴幼儿行为测听及言语测听等。客观听力检查法是不受检查者主观意识影响的检查方法。针对儿童常用的客观检查方法有声导抗测试、耳声发射、电生理测听等。听力检查时,应根据被测对象的特征选择合适的检测方法。

1. 纯音听阈测试　纯音听阈测试(PTA)是测试受试者在安静环境下所能听到的各个频率的最小声音的听力级。能够反映从外耳到听觉中枢整个听觉传导通路的功能状况,是目前听力定量诊断的"金标准"。此项测试适用于 5 岁以上儿童及成人。通过气、骨导的测试比较可以对听力损伤进行定性、定量及粗略的定位诊断。测试的内容和步骤如下。

(1)气导听阈测定　气导听阈反映整个听觉系统即外耳、中耳、内耳、听神经和听觉中枢的听觉敏感性。测试时给受试者戴上气导耳机,一般检查从较好耳最敏感的 1000 Hz 频率 40 dB 声强开始,用每档 20 dB 增减声强,找到听阈范围后,采用上升法进行测试,即听到声音信号后,减 10 dB,听不到声音信号则加 5 dB,反复 3 次,只要有 2 次阈值相同,这个阈值就是该频率的听阈。同法检测 2000 Hz、4000 Hz、8000 Hz 频率的听阈,然后再测 1000 Hz、500 Hz、250 Hz、125 Hz 频率的听阈。复测 1000 Hz 频率时,如 2 次测试的阈值相差超过 10 dB HL 时,说明该测试不准确,要重新测试所有频率。将各频率的听阈值连成线,即为听力曲线。整个测试过程于 20 min 内完成。

(2)骨导听阈测试　骨导听阈反映内耳、听神经和听觉中枢的听觉敏感性。测试时戴上骨导耳机,测试方法同气导测试,但只测 250～4000 Hz 频率的听阈。需要注意的是,气导听阈好于

Note

201

15 dB HL 的频率或感音神经性听力损伤不做骨导测试;骨导测试时,非测试耳都应加以掩蔽。

(3) 听阈测试记录和结果分析 纯音听力测试的结果用听力图(audiogram)表示。通过听力图可以对听力损伤进行定性、定量分析。在听力图中横轴表示频率(Hz),纵轴是听力损伤的分贝数(dB HL),记录听阈采用国际通用的符号。

(4) 听力损伤的定性诊断 根据骨、气导的关系可以将听力损伤分为传导性听力损伤、感音神经性听力损伤及混合性听力损伤。

①正常听力:在听力图上所有频率气、骨导听阈值都不高于 25 dB HL,而且骨、气导差值<10 dB HL(图 15-1(a))。

②传导性听力损伤:气导阈值提高,骨导阈值正常,骨、气导差值≥10 dB HL;听力损伤不超过 60 dB HL,以低频损伤为主;听力曲线不出现骤然升高或骤然下降现象(图 15-1(b))。

③感音神经性听力损伤:气、骨导阈值同时平行提高,骨、气导差值<10 dB HL,有时骨导测不到;听力损伤常以高频为主;听力曲线常有骤然上升或骤然下降现象或中断(岛状听力图)(图 15-1(c))。

④混合性听力损伤:气、骨导阈值都提高,但以气导为主;骨、气导差值>10 dB HL(图 15-1(d))。

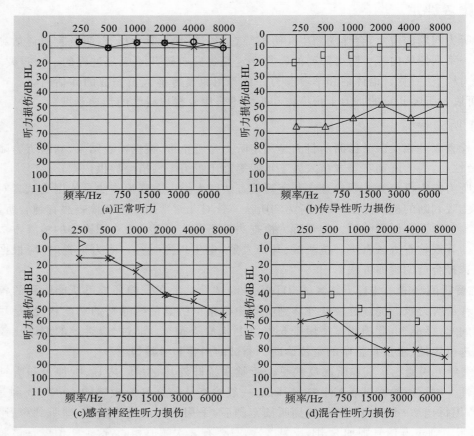

图 15-1 听力损伤的定性诊断

2. 婴幼儿行为测试 婴幼儿行为测听是重要的主观听力测试技术之一,是根据其年龄特点进行的听力测试。这种测试需要孩子对声音产生反应并通过某种行为表现出来,如将头转向声源或做出某种动作,检查者通过这些反应来判断其听阈。主要包括行为观察测听(BOA)、视觉强化测听(VRA)和游戏测听(PA)。

(1) 行为观察测听(BOA) 行为观察测听是给予某一强度的声刺激后,在一定时间内观察婴幼儿是否产生一个可察觉的行为反应。该测试一般适用于 6 个月以内的婴幼儿。测试时,测试者站在小儿一侧,手拿可发声的玩具(如小鼓、铃、木鱼等),距耳朵的距离最好为 30～40 cm,刺激声持续 2～3 s,间隔时间至少 10 s,玩具发出响声后,观察小儿的反应,若连续刺激 3 次均有反应,则小儿对该强度范围的声刺激有反应。若无反应,则提高刺激声的强度,若低、中、高频带的玩具均不能引起小儿反应,可用强声刺激(如锣),看小儿是否有惊跳反应。小儿对声音的反应主要有:眼睑反应、转头反应、吸吮反应、觉醒反应、惊吓反应、眼球反应、皱眉反应、面肌抽动反应等。

(2)视觉强化测听(VRA)　视觉强化测听是通过声刺激配合带闪光的玩具进行视觉强化训练,形成条件反射后,仍用声、光、玩具等配合测得小儿对声刺激产生反应的阈值的一种测听方法。适用于 6 个月至 3 岁的婴幼儿。测试时,通过扬声器给声,同时给予光刺激(闪光的活动玩具),若小儿有反应,经几次条件训练后,先给声刺激,待小儿对声刺激产生反应后,再给视刺激。试验可由预估小儿听阈上的 30～40 dB HL 开始,若有反应,则逐渐降低刺激强度,最低信号强度即为阈强度。

(3)游戏测听(PA)　游戏测听是让孩子参与一个简单、有趣的游戏,教会孩子对刺激声做出明确可靠的反应。受试儿必须能理解和执行这个游戏,并且在反应之前可以等待刺激声的出现。该测听适用于 3 岁以上的婴幼儿。测试前,要建立条件反射,给小儿戴上耳机并给声,演示在给声情况下做游戏的方法。当小儿条件化建立可靠时,开始给声,给声持续时间为 1～2 s,刺激时间间隔为 3～5 s,若小儿有反应,则逐步降低信号强度至反应阈值。

对不同听障儿童而言,可考虑根据年龄不同,选择适当的行为测听方法,如 6 个月以内选择行为观察测听,6 个月至 3 岁选择视觉强化测听,3～6 岁选择游戏测听,6 岁以上选择纯音听阈测听。大龄的听障儿童除了测定气导听阈外,应同时检查骨导听阈和不适阈。对一些情况复杂的听障儿童或低龄听障儿童,很难从一种听力测试中得到确切结果,除行为测听外,常需结合声导抗测试、听性脑干反应、多频稳态诱发电位、耳声发射等客观测试方法,共同确定其听阈值。

3. 言语测听

(1)有意义听觉整合量表　1991 年 Robbins 等设计完成了有意义听觉整合量表(meaningful auditory intergration scale,MAIS),主要用于评估儿童的听觉能力。1997 年 Zimmerman-Phillips 等根据婴幼儿的特点对 MAIS 进行了修订,提出了婴幼儿有意义听觉整合量表(infant-toddler meaningful auditory integration scale,IT-MAIS),它既可用于听障儿童使用助听装置前后听觉能力的评估,也可用于指导听障儿童选配助听装置后的听觉康复训练。

(2)言语听觉反应评估　言语听觉反应评估(evaluation of auditory responses to speech,EARS)是 1995 年 Allum-Mecklenburg DJ 博士等人共同开发出来的一套言语听觉反应评估系统。这套评估系统包括一系列分测验和问卷,用于测试听障儿童对环境声和言语声的听觉反应情况。2003 年听力学家 Marible Bondoc Mueller 将这套评估系统介绍到中国。2004 年,中国聋儿康复研究中心成立了汉语版《言语听觉反应评估》课题组,对这套评估系统进行了翻译、修订和试用。

(3)早期言语感知测试　国外学者 Moog JS 早在 1990 年就提出了用于测试说英语幼儿言语听觉的早期言语感知测试(early speech perception test,ESP)。ESP 属于闭合式言语测试方法,适用于 2～5 岁幼儿,是一种在国际上得到广泛认可的言语测听方法,在国外普遍用于听障幼儿的研究。普通话早期言语感知测试(mandarin early speech perception test,MESP)是在 ESP 的基础上发展起来的,是由四川大学华西医院与美国 House 耳研所共同研发出来的一项针对 2 岁及以上说普通话幼儿的闭合式言语分辨力测试方法。MESP 有 6 项亚测试,前 3 项与 ESP 相同,后 3 项与 ESP 不同,是按照普通话的特点,将 ESP 第 4 项单音节词分辨亚测试拆分成韵母分辨、声母分辨、声调分辨 3 项亚测试。MESP 在临床儿童听力学工作中具有简单易行、客观、规

Note

范、有效、可靠、与国际接轨等优点,是能够运用于临床工作中的一种评估幼儿早期言语分辨力的方法。

听力检查是听力障碍康复中不可缺少的手段之一。听力检查之后,分析听力测试结果。然后,根据测试结果及其他医学检查结果,并结合病史判断听力障碍的部位、性质和程度,向听障儿童家长提出合适的听力干预建议。在听力干预之后,还需用听力检查技术定期对助听器、人工耳蜗等助听辅具进行效果检测和维护。判断儿童的听力情况,一般要主观检查和客观检查相结合,综合各种检查结果,才能做出全面系统的评定,这些工作主要由耳科医生或听力学工作者来完成。

(二) 听觉言语评估

听觉言语评估和学习能力评估是听力干预之后的评估,主要目的是为阶段性听力语言康复训练计划的制订提供参考依据,或者用于阶段性康复训练之后康复效果的评估,以及为制订下一阶段训练计划提供依据。当听障儿童进行康复训练一段时间后,需要再次进行康复评定,以动态把握儿童的发展状况,为调整或制订下一阶段康复训练计划提供依据。

在得到听力检查及临床听力干预之后,听障儿童需要接受听力语言康复训练才能发展出较好的口语交流能力。在康复过程中,听觉言语评估是一个非常重要的环节。目前,国内外听觉言语评估的常用工具和方法有以下几种。

1. 听障儿童听觉、语言能力评估 《听力障碍儿童听觉、语言能力评估标准及方法》是一套针对听觉能力和语言能力评估的标准化工具,由中国聋儿康复研究中心孙喜斌教授主编。其前身是《聋儿听力语言康复评估题库》,该词表是由孙喜斌、高成华教授等研制的听力障碍儿童听觉、语言能力评估系列词表,于1991年通过并由全国残疾人康复工作办公室组织的专家鉴定。它作为聋儿听力语言康复评估方案被推广使用,广泛应用于康复系统、医院及特殊教育系统对学前听障儿童的康复效果的评估,为其早期干预策略的制定提供参考依据,对听觉言语康复训练具有重要的指导作用。它分为听觉能力评估和语言能力评估两部分。

(1)听觉能力评估 听觉能力评估词表以汉语言语测听词表的编制规则为基础,同时考虑了儿童的发音及言语特点,尤其是听障儿童对言语理解的特点及其助听器验配或人工耳蜗植入后康复效果评估的需要,以文、图、声并茂的表现形式,编制了自然环境声响识别、数字识别、韵母识别、声母识别、单音节声调识别、双音节声调识别、单音节词识别、双音节词识别、三音节词识别、短句识别和选择性听取等11项评估标准,从语音、声调、连续语言的识别及环境噪声中的言语识别等不同方面评估被试者的听觉能力。适用于3~17岁儿童的听觉能力评估及听障儿童佩戴助听器后或植入人工耳蜗后的听觉康复效果评估,为助听器验配、人工耳蜗调试及听觉干预方案的制定提供依据。评估者可依据评估目的,进行选择性应用。

(2)语言能力评估 语言能力评估词表是将1~4岁正常幼儿的实际年龄作为语言年龄,以其在各年龄段上的语言发育过程中具有明显特征的指标作为分级依据,以文、图、声并茂的表现形式,编制了听话识图、模仿句长、看图说话、主题对话、语音清晰度测试和等级词汇等6项评估标准,从对语言的理解能力、语法能力、表达能力、使用能力等方面评估被试者的语言能力。适用于学龄前听障儿童佩戴助听器或植入人工耳蜗前后的语言能力评估,也适用于精神发育迟滞儿童语言能力评估,了解其语言发展现状,为确定康复训练起点、选择训练教材及制定干预方案提供依据。评估者可依据评估目的进行选择性应用。

亦可用《听力障碍儿童听觉、语言能力评估标准及方法》的标准化评估工具,选用语音清晰度测试、词汇量、模仿句长、听话识图、看图说话和主题对话等6项评估标准,从语言的表达能力、理解能力、语法能力、使用能力等方面对听障儿童的语言能力进行评估。其具体评估内容和实施方法如下。

①语音清晰度：可用听觉能力评估中的《双音节词表》(共有 30 张图片)或构音语言能力词表(共 50 张词卡)作为测试工具。主要对听障儿童的发音情况做出评价。实施办法：测试人员面对儿童，主试者选择其中一个词表，依次出示其中的 25 张双音节测试图片，让儿童认读，每张图片读两遍；测试人员根据儿童发音，将听到的内容按顺序写在记录纸上，最后将测试人员记录的正确数累加，即可获得听障儿童的语音清晰度。

②词汇量：以《词汇等级测试词表》作为测试工具，主要考察儿童习得的词汇总数。实施办法：由语训教师、儿童家长或儿童代养者将儿童掌握的词汇从词表中划出，并补充被试者已掌握但词表中未出现的词汇，一并进行统计；计算出该听障儿童的词汇量，并依据语言能力评估中词汇量评级标准评估目前所处的级别。

③模仿句长：主要评估听障儿童的句法能力。所使用的工具是四组不同长度的句子及其配套的图片。实施办法：采用"听说复述法"的方式，即由主试者依次出示所有测试图片，并完整读出测试内容后，要求被试者模仿说出。如果被试者能正确模仿，则通过该级的测试，并可进入下一个级别的测试。如果不能完全正确模仿，可抽取同级测试内容模仿，如连续 3 次不能正确模仿则停止测试，以前一个通过的级别定级。

④听话识图：主要评估儿童对语言的理解能力。所使用的测试工具是四套图片及描述内容的语句。每一套又包括三组不同的语句和图片。实施办法：测试人员与儿童面对而坐，施测时主试者出示某一级别的同组图片并描述其中一张的内容，然后让被试者指出相应的图片。如能指出则通过本级测验，可进入下一级别测试。如不能正确指出，可取同一级别另组图片测试。如果连续 3 次不能正确指出相应图片则停止测试，以前一个通过的级别定级。

⑤看图说话：主要用来测试受测者的语言表达能力。测试工具为 4 套图片及难度不同的语句。实施办法：测试人员与儿童面对而坐，从一级开始测试，出示一张图片，并讲述其内容，讲完后要求被试者讲述，根据复述内容、语句的完整程度及语言的流畅度等语言要素评定。如通过则进入下一个级别测试。如不能通过，可取同一级别另一组图片测试。如果连续 3 次不能通过则停止测试，以前一个通过的级别定级。

⑥主题对话：主要评估儿童的语言使用和交往能力。测试工具是 4 组图片及其相应的疑问句。施测时要求被试者根据问题一一回答，或根据测验内容设计适当的生活场景，与儿童在游戏中完成测试。实施办法：主试者出示一张图片，并根据内容依次提出问题，要求听障儿童回答，如能正确回答则通过该级测试，可测试下一个级别内容。如不能正确回答，可取同一级别另一图片提问。如果连续 3 次不能正确回答问题则停止测试，以前一个通过的级别定级。

对听障儿童进行语言能力评估时，需注意：①评估宜在相对安静的环境下进行，室内与评估无关的视听刺激物要尽量回避。②选择词表目的性要明确，同时也要考虑被试者的实际情况。③语言能力评估不回避视觉，测试者与被试儿童应面对而坐。④要求测试者能熟练掌握评估标准，语言能力评估可在实际生活场景中进行。⑤进行语音清晰度评估时，避免二级测试人员知晓或看到被试儿童的发音词图片。主试可用高清晰度录音笔记录儿童的发音，择时让二级测试人员辨听识别，注意不向测试人员公布测试词。如果儿童的发音词与测试图片不符合，主试者在评定分数时，则以儿童的发音词为准。

2. 听觉功能评估　孙喜斌和刘巧云等认为听觉发展至少要经历四个阶段：听觉察知、听觉分辨、听觉识别和听觉理解，前一个阶段是后一个阶段的基础，其发展水平是连续的、螺旋上升的，不是绝对分离的，一个人可能在完成一些声音识别的同时也在进行其他一些声音的分辨活动。根据听觉技能的发展过程，一般把听觉功能评估内容分为听觉察知、听觉分辨、听觉识别和听觉理解四个方面。评估内容适用于 3 岁及以上的听障儿童。

(1)听觉察知能力评估　听觉察知阶段是听力和听觉的连接点，主要在于考察听障儿童有意识地判断声音有无的能力。评估材料可采用滤波复合音或林氏六音，林氏六音即/a/、/i/、

/u/、/s/、/sh/、/m/。如他们能够对有无声音做出准确反应,则说明已具备基本的听觉察知能力。听觉察知能力发展主要经过三个阶段:无意注意、有意注意和有意后注意。一般考察前两者。

(2)听觉分辨能力评估　听觉分辨阶段是大脑真正认识声音的开始。听觉分辨评估的目的在于考查患者分辨声音异同的能力。材料包括无意义音节和有意义音节。分辨声音时,主要分辨声音的时长、强度、频率以及快慢。在评估时遵循从易到难的原则,首先应分辨差异较大的无意义音节;然后分辨差异较小的有意义音节。

(3)听觉识别能力评估　听觉识别是指个体在声音和对应的事物之间建立联系的能力。以听取语言声为例,听觉识别是指个体把握音段、音位多种特性,将语音识别出来的能力。听觉识别评估的目的在于考查患者把握音段、音位多种特性的能力,从而将声音识别出来。此项评估包括语音均衡式识别和最小音位对比识别两部分,其中语音均衡式识别是指语音出现的概率与日常生活中出现的概率相一致;最小音位对比识别是根据汉字语音仅有单维度差异的原则编制的音位对比听觉识别材料。

(4)听觉理解能力评估　听觉理解阶段是在分析并整合声音特性的基础上,能将声音特性与语言、认知等结合起来,理解意义甚至能做出联想和反馈。此阶段是听觉功能发展的最高阶段。听觉理解能力评估是在考查患者将音和义结合的能力,以明确患者是否真正懂得声音的意义。此项评估包括单条件词语、双条件词语和三条件词语。

听觉功能评估的主要流程见表15-3。

表15-3　听觉功能评估的主要流程

评估流程	要　　点
评估准备	环境、工具、强化物
熟悉患者	患者本人、教师、家长
明确指导	语言简洁,示范明确
正式评估	良好互动,精神集中
结果分析	多方信息,综合判定
方案制定	针对问题,对症下药

3. 言语功能评估　人们运用口语进行表达,是一个听说联动的复杂过程,这一过程被称为言语听觉链。听障儿童在接收言语、说话时的听觉自我反馈上都存在障碍,使言语听觉链中断,言语过程无法进行,长时间存在语音和语义脱节,言语器官得不到言语实践,导致言语的产生逐渐出现严重问题。正常的言语产生主要由呼吸、声带振动和口鼻共鸣三个系统协调完成,不管这三个系统中哪个系统发生问题或异常,都有可能在个体的言语运动过程中反映出来,导致言语问题。言语功能评估的内容包括以下几个方面。

(1)呼吸功能评估　其目的在于:判断个体言语呼吸功能存在何种类型异常及其严重程度,继而制定相应的矫治方案。其定量评估的客观指标有最长声时、s/z比、平均气流率、最大数数能力和起音斜率等最具有生理学和病理学意义的参数,它们能较好地反映言语呼吸的质量。

(2)发声功能评估　发声功能评估包括主观评估和客观评估。主观评估可通过响度等级表(五个级别)和响度自我评价表(六个级别)进行。而客观评估则是将听障儿童的声音文件输入计算机进行数据处理,并对他们的声音强度特征进行实时分析(实时言语测量仪)的过程。其参数有平均强度、强度标准差、最大强度和最小强度。

(3)共鸣功能评估　共鸣功能评估包括口腔和鼻腔功能的评估,通过评估可以清楚地分析患者言语障碍的类型(前位、后位、喉位、鼻位等)。

（4）构音功能评估　构音功能的评估是指对构音器官的运动功能及其对形成清晰、有意义的言语能力的评估，即构音运动功能评估和构音语音功能评估。

（5）语音功能评估　通过词表测试获得患者连续语音的声学数据，主观和客观方法相结合，分析并把结果与参考标准进行比较，以评估患者连续语音中的超音段音位能力和音段音位能力。

言语功能评估主要包括收集患儿的个人信息，实施言语功能评估，数据分析与诊断、决策与监控，确定言语异常的类别等四个过程，见图15-2。此后，在上述诊断已经明确的基础上制订相应的治疗计划。

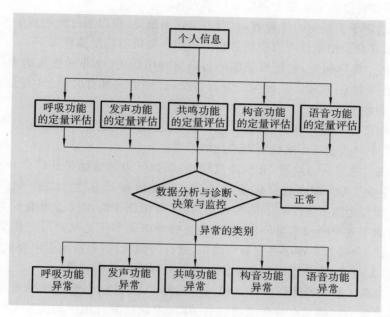

图15-2　言语功能评估的流程图

为了使听障儿童的听力语言康复训练更具针对性，有必要在训练前对其听觉言语发展水平进行康复评定。听觉言语评估是制订阶段性听力语言康复计划的重要依据。

（三）学习能力评估

为了让听障儿童得到全面康复与合适的教育干预，需要运用一定的测试工具，来评估其学习能力，为开发听障儿童的智力潜能、发展其语言能力提供依据。常用的听障儿童学习能力评估工具是希-内学习能力测验。该测验是1941年由美国Hiskey教授专门为测试耳聋学生智力而设计。1996年经曲成毅教授等人修订并建立了中国听障儿童常模。该测验注重测试听障儿童的手眼协调、视觉记忆、辨认、联想、空间推理、细节分析等方面的能力。其测试结果不仅可以帮助判断听障儿童的学习能力水平，分析其学习能力结构，还可以指导教师和家长制订科学的个别化康复训练计划。

随着计算机技术的不断革新，听障儿童康复评定的方法也日新月异。听障儿童康复评定经历了由主观评估向客观评估、单一评估向多元评估、静态评估向动态评估转变的过程。在听障儿童评估中，也需要根据情况选用合适的、客观的、动态的指标和方法。

三、康复治疗

对有听力障碍的儿童来说，听力障碍康复治疗的最终目的是提高听和说的能力，促进其全面发展，回归主流社会。听力障碍康复治疗是在听力检查和诊断之后，利用残余听力或重建听力，尽早开展言语-语言治疗，促进儿童语言、认知和学习等领域的全面发展，将听力障碍的影响降到最小。其康复治疗的主要内容涉及听力干预和听力语言康复等领域。

（一）听力干预

康复治疗服务中常见的听力干预技术是助听器验配和人工耳蜗植入。为听障儿童选配合适的助听器或植入人工耳蜗，是进行听力语言康复的重要前提。

1. 助听器验配 助听器是一种电子设备，它能将外界的声音放大并调整，以适应听障患者的听力补偿要求，是帮助听障患者改善听力的有效工具。助听器主要由麦克风（传声器）、放大器、授话器、电池、各种音量音调控制旋钮等元件组成。声信号经麦克风转换为电信号，通过放大器放大后，由授话器将电信号还原为声信号传至人耳。

助听器验配适用于长期听力障碍者，对听力损伤不稳定、可以通过药物或手术治愈的患者不适用，对于内耳未发育及中枢性听力损伤者也不适用。助听器验配流程如下。

（1）病史采集 询问病史，包括母孕期的感染史和用药史、小儿既往疾病史和用药情况、小儿生长发育史、家族史等；观察小儿的生长发育情况；详细询问耳聋时间、耳聋是否进行性加重、对生活中各种声音的反应等。

（2）耳科常规检查 检查鼻咽部、咽鼓管和中耳腔的病变，这些部位的病变常可导致听力的波动，尤其要注意中耳病变等影响助听器选配的因素。

（3）听力检查 进行听力检查，分析测试结果，根据听力测试结果并结合病史，初步判断听力障碍的部位、性质及听力障碍的程度，向患儿家长详细解释听力检查结果、佩戴助听器的必要性和重要性。不同行为测听方法有不同的适用对象，要根据年龄选择适当的行为测听方法。大龄听力障碍儿童除了气导听阈测量外，应同时检查骨导听阈和不适阈。对一些情况复杂的听力障碍儿童，很难从一种听力检查中得到确切结果，除行为测听外，常需结合声导抗测试、听性脑干反应、多频稳态诱发电位、耳声发射等客观测试方法共同确定其听阈值。

（4）诊断与鉴别诊断 若怀疑内耳及相关结构异常，可建议对听力障碍患儿进行颞骨的影像学检查。若怀疑听力障碍与自身免疫功能有关时，应建议进行相应的实验室检查。对疑有脑瘫、智力低下、孤独症、多动症、交往障碍、发育迟缓等疾病的低龄听力障碍儿童，应请神经科和精神科医生诊断，排除非听力性言语障碍。

（5）助听器的选择 原则上只要双耳都有残余听力，应建议分别依据双耳听力损伤程度验配助听器。助听器的种类按传导方式可分为气导助听器、骨导助听器和触觉助听器，按外形可分为盒式助听器、眼镜式助听器、耳背式助听器、耳内式助听器等，按电子原理可分为模拟助听器、可编程助听器、全数码助听器、宽动态语言技术助听器等。从年龄上来看，儿童宜选用耳背式助听器。从听力损伤程度上来看，轻度、中度、重度、极重度听力损伤可分别选择小功率、中功率、大功率、特大功率的助听器。从听力障碍性质上来看，传导性听力障碍可选择骨导助听器，感音神经性听力障碍可选择气导助听器。从残余听力情况来看，听觉动态范围宽、无重振现象者可选择线性放大电路的助听器，反之则选择压缩放大电路的助听器。

（6）耳模制作 耳模功能：将经助听器放大后的声音导入外耳道；固定助听器，使得助听器佩戴舒适，密闭外耳道，防止啸叫；在一定范围内改善助听器的声学效果。因此，凡是选配盒式和耳背式助听器时，必须制作相应的耳模。耳模分类：根据制作材料的不同，耳模可分为软耳模、半软耳模和硬耳模三种。耳模的更换：由于低龄听力损伤儿童耳廓和外耳道的不断发育，一段时间后，密封性降低，对于听力损伤较重者，会出现啸叫，影响助听效果。因此，需定期更换，对于听力损伤较重、佩戴的助听器声输出较大的低龄听力损伤儿童，更是如此。耳模更换时间要求：3～9个月低龄听力损伤儿童，应两个月更换一次；9～18个月，应三个月更换一次；18～36个月，应六个月更换一次；3～6岁，每九个月或一年更换一次；对于成年听力损伤者助听器出现啸叫或耳模变形时也应及时更换。

（7）实施验配 这一过程必须由专业的听力师或助听器验配师完成。

Note

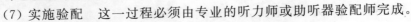

（8）效果评估

①助听器效果评估标准：

一级，最适范围，音频感受范围在 250～4000 Hz，言语最大识别率在 90% 以上；

二级，适合范围，音频感受范围在 250～3000 Hz，言语最大识别率在 80% 以上；

三级，较适范围，音频感受范围在 250～2000 Hz，言语最大识别率在 70% 以上；

四级，看话范围，音频感受范围在 1000 Hz 以内，言语最大识别率在 44% 以上，需借助看话来理解语言。

②言语"香蕉"图：言语"香蕉"图是指正常人的言语频率分布和强度分布的范围。根据此范围描绘出的曲线形似香蕉，称为"香蕉"图。从言语"香蕉"图中可以看出语音分布的情况：/i/、/u/、/m/ 频率在 250～500 Hz，强度在 30～50 dB HL 之间；/a/、/o/、/e/ 频率在 500～1000 Hz，强度在 40～55 dB HL 之间；而 /zh/、/ch/、/sh/ 频率在 2000～3000 Hz，强度在 10～30 dB HL；/z/、/c/、/s/ 则在更高的频率，4000～6000 Hz，强度却在 10～25 dB HL 之间。由此可以看出，大多数听力损伤的个体对元音分辨好，而对辅音分辨差，因为元音多在中、低频率范围内，而且声响强度高，辅音则多在高频率范围内，但声音强度低。

在选配助听器时，经助听器放大后的听力范围如在"香蕉"图内，则表明该助听器的助听效果很好，对佩戴者较合适，这对于听清和理解语言是至关重要的，特别是听力损伤儿童，对其学习语言有很大帮助。

③评估方法：评估方法包括声场测试、言语识别率对照、林氏六音测试、真耳介入增益测试、助听效果满意度问卷、简易评估法等。

听力障碍患者，由于听觉器官受损，使得他们的听阈提高、听觉动态范围变窄、响度异常、言语分辨能力下降等。因此，科学地选配助听器，以达到最好的听力补偿效果，显得尤其重要。

助听器的验配需由具有相应职业资质的耳鼻喉科医生、听力师或助听器验配师等专业人员来完成。

2. 电子耳蜗植入　电子耳蜗即人工耳蜗，一般都由体内植入部分和体外部分组成。体内植入部分包括接收/刺激器、电极；体外部分包括言语处理器、传感线圈（耳机导线，传输线圈）。其工作原理是：外界声音由言语处理器的麦克风采集并转换成电信号，再经过特殊的编码处理，生成一种能保留语言特点和规律的电脉冲，再由发送装置变为无线电波，通过电磁传感线圈发射到体内。植入体内的接收线圈收到信号后，按照指令通过植入耳蜗内的电极刺激听觉神经，经听神经传入脑干产生听觉。

电子耳蜗按照外形可分为体配式和耳背式。临床上使用的电子耳蜗都是多导人工耳蜗，即电极上的多个通道分别对应耳蜗鼓阶的不同部分，对于耳蜗不同频率的感音部位进行刺激，可以最大程度地模拟听觉感音的过程，给个体带来最真实的听觉感受。

电子耳蜗是使重度、极重度、全聋的成人或儿童恢复或获得听力的一种电子装置，可将声信号转变为电信号，直接刺激听神经而产生听觉。对于双耳重度或极重度听力障碍且不能受益于特大功率助听器，诊断病变位于耳蜗者可以选择人工耳蜗植入，而蜗后性听力障碍者不适合。

电子耳蜗植入的流程如下。

（1）术前评估　电子耳蜗植入术前，对患者进行选择和评估是必不可少的环节。主要目的是从影像学、电生理、听力学和其他相关医学等多方面综合评估和决定患者是否适合实施人工耳蜗植入手术。

（2）植入手术　人工耳蜗植入是目前公认重建重度和极重度感音神经性听力障碍患者听力的有效方法。患者需要在专业的综合医院耳鼻喉科接受人工耳蜗的植入手术，手术时将体内装置的电极部分植入患者的耳蜗内，将接收器部分植入颞骨骨槽并固定即可。

（3）术后调试　电子耳蜗植入后开机的时间一般为术后一个月左右。开机后一个月内，每周调试一次,共 4 次。之后根据患者的情况,改为每 2 周调试一次,共 2～3 次。随后为每 3 个月调试一次,共 2～3 次。最后患者应半年至一年到专业机构随诊一次。术后调试是由听力学专业人士为人工耳蜗术后患者安装人工耳蜗体外设备,并对人工耳蜗系统进行开机调试的步骤,开机调试的内容包括电极阻抗测试、阈值和舒适阈的调试、电极响度平衡测试和电极排序测试等。

(4)术后护理与注意事项 人工耳蜗植入手术是一种安全、并发症较少的手术。在术后有如下护理要求和注意事项:①术后要注意防止感染,创口一周左右愈合,一个月左右开机。②注意保持人工耳蜗外部部件的清洁,避免潮湿、静电、头部植入部位的剧烈撞击等。③注意人工耳蜗的保养和维护,注意保管和防丢失,定时更换电池。④不能接受产生诱导电流的医学治疗,包括电外科手术、透热疗法、神经刺激疗法、电痉挛疗法、离子放射治疗。做磁共振时需再次手术,暂时取出植入体内的装置。⑤当不使用系统时,将其储存于原盒中,松掉耳机和导线。如长期储存,将电池去除。

(5)术后训练 人工耳蜗植入术后的听觉言语训练,应符合小儿语言发展规律,按聋儿"听力年龄"分阶段从浅到深逐步进行。大体可分为三个阶段,即听觉训练阶段、言语训练阶段、语言训练阶段。详见后续内容。

(二)听力语言康复

随着我国经济与社会的发展,越来越多的听障儿童通过政府扶助、社会捐赠或家庭自购等方式佩戴助听器或植入人工耳蜗。这些听障儿童在佩戴助听器或植入人工耳蜗以后,听力得到补偿或者重建,大多数已经能够较好地听到声音。他们要回归主流社会,和健听人一样用口语进行沟通交流,还需提高口语表达能力,提高言语清晰度。在这一过程中,他们需接受适当的听觉言语康复训练。这一康复领域,被约定俗成地称作"听力语言康复"。它的主要内容为听觉康复训练(H)、言语康复训练(S)、语言与交际训练(L)三大部分。这三部分相互联系,相互制约,构成了一个有序、完整的听障儿童康复系统。

1. 听觉康复训练 在佩戴助听器或植入人工耳蜗帮助听障儿童听到声音之后,需要进行针对性的听觉训练,帮助他们听懂声音。听觉康复训练的目的是帮助听障儿童学会聆听,能理解声音并做出正确反应。对听障儿童进行听觉训练是一项必不可少、非常重要的康复工作。内容包括听觉察知、听觉分辨、听觉识别和听觉理解四个方面。

(1)听觉察知训练 听觉察知是从对声音毫无感觉到注意聆听声音的过程。察知各种声音,应从对声音的基本特性察知逐步过渡到对语音的察知。

①声音基本特性察知:训练目的主要是从声音频率入手,训练儿童察知各个频段的声音,其内容有非言语声和言语声,以言语声为主。

训练方法包括:a. 感知自然环境声音,引导幼儿发现并关注电话铃声、音乐声、流水声、杯盘碰击声、打雷声、下雨声、汽车声等生活环境中常见的声音,养成好的聆听习惯。b. 运用音乐刺激,在轻快、优美的音乐声中让听障儿童感受声音的美妙,从而培养听的兴趣,增强听觉意识。例如,利用符合儿童年龄特点的简单明快、节奏鲜明的乐曲,让其跟随音乐做拍手、点头、跺脚、走路、跳跃等动作。察知训练时,首先测查儿童的助听听阈,从补偿或重建效果好的频段开始,逐渐提高难度。

②语音感知:观察儿童能否在听到他人讲话的声音后,在表情、动作上做出相应反应。在训练场所中,教师或家长可以模仿动物、交通工具的声音,让听障儿童听到声音后做出相应动作。在日常生活中也可以注意给他不同频率、响度、语调、节奏、音长的丰富的语音刺激,有利于吸引其注意力,能意识到声音特征上的差异。

(2)听觉分辨训练 在能够察觉声音之后,还要进行声音分辨训练,包括:①声音基本特性分辨。如采用声音与图片配对训练的方式,练习听辨声音的大小、高低、快慢和节奏,综合分辨等。②语音分辨。包括时长分辨、声调分辨和音素分辨三种方法。音素和声调的分辨练习对听障儿童来说比较困难，甚至比词语的听辨还不易掌握，所以，应该根据听障儿童的听力状况设计合适的目标。

（3）听觉识别训练　这是听觉能力康复训练的关键阶段，在听觉分辨的分析、比较基础上，将各种语音特征进行综合，识别一个具体、完整而独立的音位，是听觉理解的重要保证。其内容与听觉分辨一致。可采用声-物匹配法、听话识别法、听说复述法等进行练习。比如，运用声-物匹配法将声音刺激和发出声音的物品同时呈现给儿童，让儿童建立声音和物品之间的联系。如：当发出"呜呜～～～"的汽笛声时，将玩具火车呈现在其面前；当出现"汪汪～～～"的狗叫声时，拉一只狗到儿童面前，并用手指着它。运用听说复述法则是当儿童听到声音或语言时，要进行复述。如：听到猫叫声时模仿猫叫；听到"a"的声音时，自己也发出"a"的声音。

（4）听觉理解训练　这是听觉能力的最高阶段，必须与其他感知能力结合进行。不再是单纯的模仿，而是在听到的基础上进行声音理解和表达训练。首先应是名词、动词和形容词等一些常用词汇的理解训练，然后是简单短语（单条件、双条件和三条件短语）和句子的理解训练，最后形成运用听说进行交流的能力，包括对日常用语和熟语的理解、对连续语言的理解、对简短故事中顺序关系的理解、在噪声背景中理解对话、对拟声或抽象语言的理解。

2. 言语康复训练　正确的口语发音取决于言语器官的协调运动，包括呼吸的改变、声带的开闭、舌唇与下颌的位置和运动、鼻咽通道气流的控制等。虽然听障儿童言语器官的结构形态大多都是正常的，但长期闲置不用，言语运动肌群僵化，说话时有关器官的配合不协调，即便是有意识地想发出一些言语声，这些声音往往也是尖而怪的。其言语康复训练的内容包括呼吸训练、发声训练、构音训练、韵律训练等多个方面。

（1）呼吸训练　有效控制自身说话时呼出的气流，是人进行流畅、清晰的语言交流的重要条件。听障儿童往往表现为说话时呼气气流控制不佳，导致声带控制不佳，极有可能出现发音不清甚至无法言语的现象。他们经常表现出的言语呼吸问题有：气息支持力度不足、发音微弱而不清晰；不会停顿换气、语音缺损严重；下颌、唇、舌等无法协调配合，发音短促；发声与呼气不协调，甚至没有声调。

呼吸训练的目的是帮助听障儿童在自然呼吸的基础上，学会正确的呼吸方式和自主气流控制，养成正确言语呼吸的习惯和能力。学会运用呼吸控制呼出气流对听障儿童来说需要一个训练与适应过程。呼吸训练包括呼吸放松训练、生理呼吸训练和言语呼吸训练。

呼吸放松训练主要指肩部放松训练，以促进呼吸系统整体功能的提高，使呼吸肌群进行有效的运动。其训练方法有：双肩交替运动、单臂画圈运动、双臂画圈运动、双肩耸立运动和双肩晃动运动。

生理呼吸训练是指通过不同的体位让听障儿童体验呼吸中"呼"和"吸"的过程，帮助他们建立正确、自然、舒适的生理腹式呼吸方式。具体训练方法有：仰位、侧位、坐位和站位训练，训练目标是让患者通过触觉感知，将呼吸方式调整为腹式呼吸；通过不同体位的呼吸训练，将腹式呼吸逐渐变为习惯。该部分还包括"嗯哼"法、拟声法、数数法等帮助患者将习得的生理腹式呼吸方式过渡到言语状态的训练方法。

言语呼吸训练主要有拟声、吹、增加句长和停顿换气训练，以形成良好的言语呼吸控制能力，产生自然、舒适的言语声。均可采用游戏的方式进行。

（2）发声训练　呼出气流使声带振动是发音的基本条件。听障儿童的声带及相应肌群由于长时间闲置，未用于发声，导致肌群僵化，往往不能自如地控制，发出的嗓音往往怪异而生硬。听障儿童的发声训练可分为基础性训练、针对性训练和综合性训练三部分。

基础性训练主要是发声器官及相应组织的放松训练，由颈部放松法、声带放松法、哈欠-叹息法和咀嚼法等方法组成，其主要目的是通过让喉部肌群进行紧张与松弛的交替运动，使呼吸肌群、发声肌群以及构音肌群之间达到协调与平衡。

针对性训练是指对发声异常的矫治。发声异常的矫治包括响度异常的矫治、音调异常的矫治和粗糙声、气息声的矫治，其主要目的是对症治疗，分别针对具体的异常情况采取相应的治疗方法和手段。基础性训练是针对性训练的基础，前者被称为"热身运动"，后者只有在前者的基础上才可以获得较好的矫治效果。

综合性治疗主要是在针对性治疗的基础上进行综合提高训练，尽可能使患者发出更完美的嗓音音质。综合性训练主要是指嗓音重读训练。嗓音重读训练主要由慢板节奏训练、行板节奏训练和快板节奏训练三部分组成。重读训练有助于促进呼吸肌群和发声功能之间的协调性。

（3）构音训练　构音器官主要包括唇、舌、软腭、下颌等部位。如果这些器官得不到合理的锻炼，不能协调运动，听障儿童常会出现构音问题。构音训练包括口部运动训练、构音运动训练和构音语音训练三部分。运动治疗是构音训练的基础。构音训练的目的是改善患者构音器官的运动功能，提高患者声母和韵母及声、韵调组合的构音清晰度，促进患者清楚说话。

①口部运动训练：包括舌、唇和下颌等的运动训练。

下颌运动训练：模仿做大幅度的咀嚼运动，咀嚼的同时柔和发声，在咀嚼的同时发一些具体的单音/a/、/i/、/u/，在咀嚼的同时进行数数，从 1 数到 10（要强调音调的变化）。要每天进行间断训练，大约 5 次为宜，每次 10 min；训练时，让儿童慢慢地体会口腔的开闭、颌部的运动以及声带放松的感觉。通过咀嚼可提高下颌的灵活性和协调性，同时可放松构音肌肉群，有助于声带紧张度的下降，使声音听起来较为自然放松，声带接触更趋完善，音质也随之好转。

唇运动训练包括：a. 模仿大笑，闭住双唇，嘴角上提，做出大笑的表情，坚持 5 s。放松，重复数次。b. 感觉酸的表情，将嘴唇噘起，就像在吸柠檬汁，坚持 5 s，重复数次。c. 将嘴唇从亲吻样转变为大笑样，来回重复 4 次。d. 将嘴唇从亲吻样转变为苦笑（嘴角下拉）并皱眉，来回重复 4 次。e. 用嘴唇将压舌板夹住，坚持 5 s，重复数次。f. 将嘴唇紧闭，然后分开，发出一个接吻声，重复数次。g. 用嘴唇夹住一根吹哨管，吹，重复数次。口唇的协调运动与正确形状是准确发出各个元音及破擦音的关键，如/a/、/i/、/u/、/o/、/ba/、/pa/、/pu/等。唇运动训练可增加患者对唇肌运动的感受性和正常唇肌的敏感性，增加正常的唇运动模式时间，提高唇肌运动的多样性。

舌运动训练包括：a. 吮吸运动；b. 伸展运动；c. 舌尖运动；d. 打扫运动；e. 向后运动。还可以把这些运动编排成舌操来进行训练。舌部灵活自如的运动是准确发音的重要前提之一。舌运动训练的目的是在通过刺激和强化运动增加舌肌自身的感知觉和肌力的基础上，通过一些较为复杂的舌运动，来阻止异常舌运动模式，建立正常的舌运动模式，并增加舌运动的多样性和灵活性。

②构音运动训练：构音运动训练是在口部运动的基础上，促进已经建立的口部运动模式准确地应用于构音，进一步强化各种构音运动中下颌、唇、舌位置的准确性和过渡切换能力，促进口部运动与构音的统一。

构音运动训练包括下颌、唇和舌三部分的单一运动模式和转换运动模式训练。治疗时，按下颌、唇、舌的顺序进行，一般先进行单一构音运动训练，再进行转换构音运动训练。例如下颌构音运动，先利用材料 a-i-a-i-a-i-a-i-a-i-ai、a-e-a-e-a-e-a-e-a-e-ae 发音，训练下颌的位置转换和稳定，提高发音时下颌上下运动的灵活性、稳定性和协调性。然后，再根据韵母和声母音位的构音运动特点选择具有上位、下位的词（阿姨，a-yi；洗卡车，xi-ka-che；爸爸喝茶，ba-ba-he-cha）进行上下运动训练，达到提高发音时下颌转换运动能力的目的。构音运动配以重读训练，可进一步提高口部结构的运动能力，使之顺利过渡到清晰的发音。

③构音语音训练：在听障儿童构音训练时，应以构音语音训练为主线，根据患儿情况进行必要的口部运动训练和构音运动训练，最终使患者掌握目标音位。

韵母音位的构音语音训练：韵母音位的构音训练遵循单元音 /a/→/u/→/i/→/ü/→/e/→/o/→复元音后响韵母→前响韵母→中响韵母→前鼻韵母→后鼻韵母的原则。训练时应遵循发音认识→口部运动训练→构音运动训练的流程。以/i/的构音训练为例：首先，治疗师须让患者体会发/i/的方式，即下颌处于上位但不紧闭、展唇、舌前伸、舌位为高位，声带振动；然后进行/i/的口部运动训练，包括软腭运动训练和促进舌体前伸训练；最后，通过含/i/的单音节词和双音节词的构音重读训练，进一步巩固/i/的构音运动模式，如衣、椅、鼻、臂、弟弟、一米、秘密等。

声母音位的构音语音训练：训练时须先进行声母音位的构音错误分析（包括发音方式和发音部位的错误），然后按音位诱导→音位习得→音位对比→音位强化的流程进行训练。例如，患儿将/g/念为/d/，构音错误分析得出其发音部位错误（/g/舌根音，/d/舌尖中音）；然后通过音位诱导让其认识到正确的发音部位；再通过大量的练习材料来巩固发音，使患者能够发出与/g/、/d/有关的正确的声韵组合音；接着，针对容易混淆的声母对/g/、/d/进行强化训练，以进一步巩固新习得的声母音位；最后，患者对刚习得的构音能力进行迁移，以加强其对该音位的灵活运用。

（4）韵律训练　在口语表达时，韵律的实现涉及语音的重音、停顿、时延、声调等要素，是人类口语中极为重要的一个组成要素，对交流中的表情达意有很大的帮助，对言语的清晰度、可懂度也具有极大的影响。国外多用"重读治疗法"对患者的言语韵律进行训练。它是以音乐节奏为引导，首先对患者进行不同节律模式，包括慢板、行板、快板的简单言语训练，让患者的呼吸、发声等相关系统打下良好基础后，再由易到难地进行句子、短文的韵律训练的一种方法。在句子、短文的训练中，要求患者先分析材料的韵律结构，然后再配以不同的节拍进行朗读。该方法紧扣口语表达时的"重音"，将节拍与言语结合进行训练，能取得良好的训练效果。

除此之外，还可以通过儿歌来培养听障儿童的节奏感、韵律感。通常，引导儿童按照一定的节拍进行，配以适当的动作、表情，来配合律动。在选择朗诵训练材料时，还要注意选用不同韵脚的字，以便听障儿童练习不同的押韵形式。

3. 语言与交际训练　在听障儿童听力语言康复过程中，康复训练的内容可分为两类，即言语训练，包括听觉训练、呼吸训练、发音训练、构音训练和韵律训练；语言与交际训练，包括词语训练、句子训练、对话训练、复述训练、朗诵训练和体态语等方面的训练。为了突出"听"和"说"在听障儿童听力语言康复中的重要作用，其言语治疗的内容常常以听觉康复（培建）和言语康复的名称单列出来，如上所述。语言与交际训练的主要内容如下。

（1）词语训练　词汇学习是一种将物品和词汇对应起来的过程。它不仅仅需要学会一个词如何发音，更要学会这个词汇所代表的含义。在儿童时期主要以名词、动词和形容词的学习为主。在词汇训练过程中，需要遵循以下三个原则：①在日常生活中进行词汇积累，这是听力障碍儿童比较有效的学习方式。儿童词汇的积累依赖父母时刻对其进行刺激和教学，如采用在家庭和日常中可以接触到的事物（例如：家具、水果、蔬菜、交通工具等）。待词汇积累了一定量后，还需要采取游戏等方式帮助儿童进行分类。②通过不同感官体验来表达感知方面的词汇。如：视觉上的远近、快慢、大小、各种颜色等；通过触觉来分辨粗细、硬软等；通过味觉来识别苦、甜、酸、辣等；通过心理感受来习得哭、笑、生气、惊讶等表情词汇。③先教基本词，再教复杂的词。如，一般先学习名词，再学习相关的动词，之后才学习代词。

（2）句子训练　在儿童时期，儿童所能够习得的句子类型有限，有陈述句、祈使句、疑问句、把字句等。在这阶段的训练中，同样要遵循先简单再复杂的程序。一般先教陈述句、祈使句，再教疑问句，最后教感叹句。在陈述句中，先教简单陈述句，使听障儿童进行替换练习，然后使句子不断扩展。简单陈述句、祈使句的训练取得一定进展以后，即可教疑问句。例如先教是字句"苹果是红色的"，然后再加上"吗"和语调，并要求儿童用"是"或"不是"给予回答。在学会这种问句之后，可以转换成选择问句，如"苹果是不是红色的？"在简单句式的句子达到一定水平之后，可以训练句式变换，如"把"字句和"被"字句等。复句的训练应该放在最后一阶段。复句表达的内容比单句复杂，在教复句时，必须设计一定情景，让儿童在情景中反复观察和体验。具体做法：教师先说出复句中有关的单句，然后用特定的关联词语把它们串起来。句子中的句法规则是一种抽象的模式,而抽象又是听障儿童的一大难点。因此,教师或家长要根据句型多造句子、灵活地运用句型,让听障儿童从大量的同类句子中领悟语法规则,逐步能自由造句。同时,句子训练可放在日常对话情景中进行,通过教师或父母与听障儿童的日常对话来提高句子的运用能力。

在词汇训练和句子训练的过程中,教师或父母不要过度关注听力障碍儿童的发音问题,只要适当地矫正即可,更多的注意力应该放在培养儿童的积极性,鼓励儿童多用口语表达词汇和句子,在日常生活中多与他人交流。

(3)对话训练 对话训练(即谈话活动)是指在良好的语言环境中,帮助儿童学习倾听别人讲话,围绕一定话题进行谈话,习得与别人交流的方式、规则,培养与人交往能力的专门活动。对话训练可以采用多种方式进行。可以是教师(或家长)和听障儿童对话,也可以是儿童间的对话,前者主要是由教师(或家长)引发;后者则由儿童自由发展。通常的对话训练,可以采取角色游戏的形式。教师(或家长)和听障儿童分别扮演不同的角色,在特定环境下进行对话。角色游戏过程中,家长只是引导的角色,而非语言的主导者,需要注意引导儿童成为语言发展的主导者。

(4)复述训练 复述训练(即讲述活动)是指创设一个相对正式的语言运用场合,要求儿童依据一定的凭借物,使用比较规范的语言来表达个人对某事、某物或者某人的认识,进行语言交流,以培养儿童独立构思和表述一定内容的语言能力为基本目的的专门活动。此项训练多以听故事或看图听故事为基础,然后由听障儿童复述故事内容。复述故事,不是让儿童一句一句地背诵故事,而是要求他能用自己的话(不一定完整)说出来。一开始会出现背诵现象,但教师或家长不要干涉,逐步训练到能用自己的话去说故事大意。在此基础上,还可以采用实物讲述、情景表演讲述、续编故事或创编故事、生活经验讲述等方法进一步拓展听障儿童的语言形式。

人的语言能力包括掌握语言结构和运用语言结构完成特定表达功能两个方面,并且语言的最终价值在于运用。而所谓的运用,其实就是利用已经习得的词汇、句式,与他人进行恰当的、符合情景的语言交流。如果听障儿童的语言及交际训练能遵循语言教学的普遍规律,在听障儿童掌握一定词语及句子的基础上,有目的地引导他们运用某些有共性的语言成分变换、扩充短语或句子,有规则地进行组合和替换。那么听障儿童就能掌握更多的词语和句子,并能举一反三地进行运用。最终,听损儿童的语言发展将达到比较理想的水平。

四、功能结局

近年来,随着现代医学的快速发展,听力障碍的诊断和治疗技术已经比较成熟。我国新生儿听力筛查技术的全面推广,使得越来越多的听力障碍儿童得到了早发现、早诊断、早干预,他们的语言、认知等能力的发育也有机会通过听力语言康复接近或达到健听儿童的发育水平。临床实践证明,许多听力障碍可以通过早期的药物治疗、临床干预手段或生物技术等得到较大程度的听力改善或者完全治愈。比如,因滥用某些耳毒性的药物所致的药物性听力障碍,可通过药物治疗恢复或部分恢复已丧失的听力;外耳道畸形及中耳畸形所致的听力障碍可以通过外耳道修复重塑手术、鼓室重塑、耳膜修复等早期手术得到治疗;某些感音性听力障碍可以通过佩戴助听器或人工耳蜗植入等临床手段,达到完全治愈或部分恢复。特别是,随着生物技术的飞速发展,医学遗传工程学的兴起,近年来欧美一些发达国家研制了多种听神经细胞生长物质,为听力障碍的治疗提供了有效途径,是听障治疗的重大突破。现代临床医学成果在给听障儿童带来福音的同时,也给康复医学更好地为听障儿童提供专业服务创造了条件。

以助听器验配和人工耳蜗植入的听力干预手段为例。平均听力障碍在 41～80 dB HL 的听障者,通过助听器验配一般可获得满意的助听效果;平均听力障碍在 81～90 dB HL 的听障者,通过助听器验配也可获得较为满意的助听效果;平均听力障碍大于 90 dB HL 的听障者,应首选人工耳蜗植入,如手术条件暂时不具备,应及时选配特大功率助听器,也能得到听觉帮助。当遇到以下情况,应停止向听障患者推荐助听器,并首先考虑就医:①快速进行性听力下降;②近期发

Note

生的听力损伤；③伴有耳痛、耳鸣、眩晕或头痛；④传导性耳聋；⑤外耳道耵聍栓塞超过外耳道腔25％或外耳道闭锁。

听力障碍出现的阶段不同，采取的听力干预手段不同，致使听障儿童言语问题的表现、治疗及预后都会存在差异。7岁以内的儿童处于语言和智力发展的关键时期。如果这个时期的听障儿童被及时发现，并尽早佩戴助听器或植入电子耳蜗，早期进行听力语言康复训练，就可最大限度地恢复其听觉言语功能，甚至不会影响到儿童的语言发展。事实已证明，听力障碍会使得儿童出现语言障碍或延迟、学业不良以及较多的社会适应问题。因此，对儿童的听力障碍进行早期诊断、早期干预与教育康复十分必要。目前，已有越来越多的听障儿童通过验配助听器和（或）植入电子耳蜗，并接受专门的康复训练与教育，得以提高听力语言技能、沟通交往能力，接受全纳式教育（随班就读），从而逐步回归主流社会。

五、健康教育

康复是帮助听障儿童恢复或补偿功能，增强其参与社会生活和享受各种权利的重要手段。及时开展听障儿童康复，就是在听障儿童得到合适的听力干预之后，运用科学的训练方法充分发挥其残余或重建听力的作用以及视觉、触觉等其他感官的代偿功能，建立有声语言系统，培养听障儿童的语言交往能力，让他们学会理解和表达，掌握语言表达技巧，并能通过语言进行记忆、思维、想象、推理。通过语言学习新知识，从而使其各方面都得到全面发展。

今后，全社会需进一步更新听障儿童康复的理念，普及康复技术、更新康复手段，提高我国听障儿童经过康复以后进入普小、普幼的比例，尽快实现我国听障儿童康复由生物医学模式向社会生态模式的转变。由于我国目前从事听力学、听力语言康复的人员多数是从特殊教育、学前教育、临床医学等专业转行过来的，大多缺乏系统的专业培训，还没有形成规模的专业学历教育。这造成了目前人才培养与社会实际需要之间脱节的现象，成为制约听力障碍康复工作发展的主要瓶颈。今后需进一步完善我国听力技术、言语听觉康复技术人才的培养体系，有计划地大力培养该方面的专业人才，并尽快形成执业上岗制度，规范职业准入门槛，以保证专业人员的专业素质，保证听力障碍康复治疗的质量。

任务小结

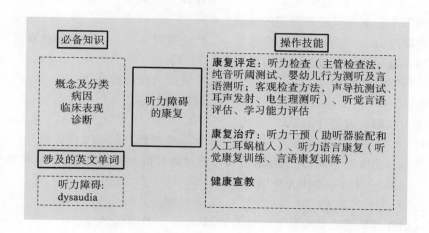

参考文献

[1]　第二次全国残疾人抽样调查残疾标准[J].中国残疾人，2006(5)：7-9.

[2] 刘铤.内耳病[M].北京:人民卫生出版社,2006.

[3] 韩德民,许时昂.听力学基础与临床[M].北京:科学技术文献出版社,2004.

[4] 韩德民.听力筛查与早期干预[C].//首届国际听力障碍预防与康复大会暨中国残疾人康复协会听力语言康复专业委员会第八届学术年会.2007.

[5] 黄丽辉,韩德民.婴幼儿听力障碍的早期干预[J].中华耳鼻咽喉头颈外科杂志,2011,46(3):186-189.

[6] 教育部师范教育司.聋童心理学[M].北京:人民教育出版社,2004.

[7] 孙喜斌,刘巧云,黄昭鸣.听觉功能评估标准及方法[M].上海:华东师范大学出版社,2007.

[8] 刘巧云.听觉康复的原理与方法[M].上海:华东师范大学出版社,2011.

[9] 黄昭鸣,杜晓新.言语障碍的评估与矫治[M].上海:华东师范大学出版社,2006.

[10] 黄昭鸣,周红省.聋儿康复教育的原理与方法[M].上海:华东师范大学出版社,2006.

[11] 梁巍.听觉训练[J].中国听力语言康复科学杂志,2005(1).62-63.

[12] 梁巍.发音训练[J].中国听力语言康复科学杂志,2005(2).52-53.

[13] 梁巍.语言训练[J].中国听力语言康复科学杂志,2005(3).55-56.

[14] 贺荟中.听力障碍儿童的发展与教育[M].北京:北京大学出版社,2011.

[15] 张福娟,杨福义.特殊儿童早期干预[M].上海:华东师范大学出版社,2011.

[16] 林宝贵.沟通障碍.理论与实务[M].台北:心理出版社,2004.

[17] 林宝贵.听力障碍教育与复健[M].台北:五南图书出版公司,1994.

[18] 张宁生.听力残疾儿童心理与教育[M].沈阳:辽宁师范大学出版社,2002.

[19] 袁茵.听觉障碍儿童沟通方法评介[J].中国特殊教育,2002(1):37-40.

(张伟锋)

课后练习

一、单项选择题

1. 下列类型不是属于从外观上划分助听器的是(　　　)。

A. 盒式 　　　　　B. 数字式 　　　　　C. 耳背式 　　　　　D. 耳道式

2. 下列哪项不是双耳佩戴助听器的优点?(　　　)

A. 补偿高频听力 　　B. 降低环境噪声 　　C. 防止啸叫 　　　D. 帮助声音定位

3. 助听器佩戴后定期复查的主要目的在于(　　　)。

A. 了解助听器的性能 　　　　　　　B. 了解听力损失的变化

C. 更换耳模 　　　　　　　　　　　D. 清洗助听器

4. 不是人工耳蜗组成部件的是(　　　)。

A. 编程器 　　　　　B. 麦克风 　　　　　C. 言语处理器 　　　D. 放大器

5. 人工耳蜗与助听器不同,人工耳蜗植入可绕过内耳的一些损伤部分,直接刺激(　　　),使患者重获听力,这是一般助听器所无法做到的。

A. 毛细胞 　　　　　B. 内耳 　　　　　C. 听觉神经 　　　　D. 前庭

6. 人工耳蜗外部装置主要包括方向性麦克风、(　　　)及言语处理器。

A. 电极 　　　　　B. 传输线圈 　　　　C. 接收/刺激器 　　D. 磁铁

7. 人工耳蜗植入部件包括一细长的电极系列,置于内耳耳蜗里。还有(　　　),这部分植入在耳后的头盖骨上。

A. 磁铁 　　　　　B. 接收/刺激器 　　　C. 传输线圈 　　　D. 言语处理器

8. 为人工耳蜗植入患儿康复服务的人员有（　　　）。

A. 手术医生　　　　　B. 听力师　　　　　C. 治疗师　　　　　D. 以上均是

9. 下列哪项是听觉能力评估的内容？（　　　）

A. 双音节词识别　　　B. 听话识图　　　　C. 看图说话　　　　D. 模仿句长

10. 林氏六音由低频到高频的排列顺序是（　　　）。

A. /a/　/i/　/sh/　/m/　/u/　/s/　　　　B. /s/　/sh/　/i/　/a/　/u/　/m/

C. /m/　/u/　/a/　/i/　/sh/　/s/　　　　D. /a/　/i/　/u/　/m/　/sh/　/s/

二、判断题

（　　　）1. 主观测听包括行为测听、纯音测听、言语测听、阻扰测听。

（　　　）2. 助听器功率分为大功率和小功率。

（　　　）3. 人工耳蜗的机理是听力重建，助听器是听力补偿。

（　　　）4. 儿童听觉康复训练的阶段可划分为声音察觉、声音辨别、声音识别。

（　　　）5. 助听器"晨检"内容有：检查电池的电压、清洁助听器、助听器发出的声音是否正常、观察是否有啸叫。

三、案例分析题

患儿，男，4 岁半。父母亲均听力正常，无家族病史。母亲在怀孕期间无特殊药物服用史。患儿出生后第二天没有通过新生儿听力筛查，之后复查依然没有通过。经听性脑干反应测听（ABR）、听觉稳态反应（ASSR）、耳部 CT 扫描、耳声发射（OAE）等医学诊断，确诊患儿为听力损伤程度 65 dB（左耳）和 70 dB（右耳）的神经性耳聋患儿。五个半月时佩戴助听器，经测试听力补偿进入香蕉图内，听力补偿效果合适。

如何开展该患儿的康复治疗工作？

任务十六　感觉统合失调的康复

本任务 PPT

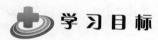

学习目标

能力目标

1. 能按照 SOAP 思维模式开展工作；

2. 能按照《常用康复治疗技术操作规范（2012 年版）》为患儿实施康复评定和康复治疗；

3. 能准确地对患儿及家属进行健康教育，具备良好的沟通能力。

知识目标

1. 掌握感觉统合与感觉统合失调的概念、评估方法、治疗原则；

2. 掌握感觉统合训练的训练项目及技术要求；

3. 熟悉儿童感觉统合失调的特征；

4. 熟悉常用设备性能及操作方法；

5. 了解感觉统合失调的因素。

素质目标

1. 具备儿童康复治疗师必备的职业道德和职业素养；

2. 具有团队协作精神；

3. 具有自主学习和终身学习的态度；

Note

4. 具备一定的英语水平和计算机水平。

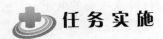

张某，男，小学 4 年级，经常不能按照要求完成教师布置的作业，写作速度慢，经常写错字，且有厌学情绪，成绩一直在班级上最后几名，经过家长教育和教师的批评短时间内好转，但是仍然经常不能完成作业。早期通过学习障碍筛查量表，初步反映张某为学习障碍儿童，并通过个人史的获得、行为观察及标准化量表的检测，确诊为学习障碍儿童。经分析后获知，其学习障碍主要问题是读写障碍、动作协调障碍、执行功能障碍。

任务：根据相关资料，为张某的读写障碍、动作协调障碍、执行功能障碍设计感觉统合治疗活动。

任务实施

一、知识储备

在 7 岁以前，儿童的大脑以处理感觉和运动信息为主，他们直接由感觉来认识自己的身体和周围环境。通过痛、温觉获得关于冷暖、危险的信息；通过听觉来学习分辨不同声音代表的意义和如何讲话；通过视觉来辨别物体的特征；通过本体觉和前庭觉学会运动方式和姿势控制。

人类完成各种活动和认识世界往往不是凭借单个感觉系统或运动系统就可以实现，而是需要多个感觉系统在中枢的统一调控下进行，即大脑将各种感觉器官收集到的信息进行多次分析、处理，然后做出反应，这就是"感觉统合"。它是个体生存与发展的基础能力之一，有着复杂的神经心理机制，对个体的行为活动产生重要影响。

（一）概念

感觉统合（sensory integration，SI）是指脑对个体视、听、触、嗅、前庭、本体觉等不同感觉通路从环境中获取的信息进行加工处理，并作出适应性反应的能力，是儿童发育的重要基础。感觉统合发育的关键时期在 7 岁以前。

感觉统合失调（sensory integration dysfunction，SID）是指大脑不能有效处理从身体各感受器官传来的信息，导致机体不能协调地运作，最终影响身心健康，出现一系列行为和功能障碍。所有的感觉系统都能发生感觉统合失调。

感觉统合治疗（sensory integration therapy，SIT）是一种改善大脑感觉加工能力的治疗方法。治疗人员基于感觉统合理论，为感觉统合失调儿童组织有意义的治疗性活动，使其获得所需要的感觉信息后作出适当反应。

（二）感觉统合失调病因

1. 生物学因素 儿童感觉统合失调与个体生长发育的多种生物因素有关，包括家族遗传、个体代谢异常、脑损伤、妊娠期间不良生活方式、环境污染等。儿童感觉统合失调又有其生理生化及代谢异常的原因。孕妇妊娠期间，分娩过程中以及儿童生长过程中的多种因素都可能会导致儿童脑损伤及脑功能异常，而儿童自身的营养物质代谢、激素及递质代谢异常也会影响儿童的正常发育。此外，早产、剖宫产、大龄妊娠等因素也可能引发儿童感觉统合失调及相关问题。

2. 教育因素 家庭教育和学校教育中也存在许多不利于儿童感觉统合能力发展的因素。家庭教育条件存在的诸多缺陷直接导致儿童感觉统合失调。例如，家长教育能力不足、儿童缺乏早期爬行等是儿童出现感觉统合失调的重要因素。相比家庭教育，现代儿童成长发育中，学校教育更加重要。此外，我国目前的学校教育尚存在一些严重影响儿童发展的问题，例如学科设置、教师技能和学校资源方面的不足，均是导致儿童感觉统合失调及其他异常心理、行为问题的重要原因。

3. 自然环境因素　不良的自然环境因素也是造成儿童感觉统合失调的重要原因。工业化学品、药物等的滥用，造成从大环境到居家环境乃至日常食品、儿童玩具、学习用品等严重污染是导致儿童生长发育异常的重要因素。

4. 社会环境因素　人们生存观念的改变、社会结构和社会关系的变化也会对儿童生长发育带来一些负面的影响。从个体来看，我国的家庭形态较复杂，不同类型的家庭结构在儿童的教育和成长上会表现出不同的问题。从整体而言，我国目前的社区建设几乎等同于住宅区建设，社区应具备的功能极度缺乏。而在如今社会快速发展的同时，整个社会群体也表现出一些诸如缺乏进取心、个体主动活动缺乏、儿童基础能力不足等问题。这些对儿童青少年生长发育产生负面影响的因素尚未引起人们的足够重视。

（三）儿童感觉统合失调的特征

艾尔丝认为，感觉统合失调的主要特征包括：躯体的运动协调障碍，触觉防御障碍，身体平衡功能障碍，空间知觉障碍以及视觉、听觉、言语语言障碍五个方面。其中前庭功能异常、触觉防御异常和本体感觉功能异常被视为感觉统合失调的核心特征。

1. 前庭功能异常　前庭感受器和神经传入通路广泛参与了个体多种感觉信息的组织、中枢活动兴奋性的维持及信息输出的调控。前庭功能异常是儿童感觉统合失调的最主要特征，主要表现为：要么对身体失衡特别敏感，动作僵硬笨拙，不敢玩秋千、摇床、平衡台等；要么对身体失衡不敏感，不善于保持和调节躯体平衡，经常跌倒，喜欢玩过山车等速度游戏；要么不能有效组织相对复杂的动作，表现出个体肢体运动不协调，或笨手笨脚、乱放东西、不喜欢整理等。有些儿童可能不表现出平衡问题，但前庭在中枢的组织功能较弱，导致其注意力不集中、难以持久，或思维过程不连续等问题。

2. 触觉防御异常　触觉防御异常是儿童感觉统合失调在触觉方面的集中表现。触觉防御异常有的表现为触觉过于敏感，害怕身体接触，如帮助其脱衣服、洗澡、抓痒等都会做出反抗，表现更甚者会发出尖叫。表现不敏感者，会有吮吸手指、咬指甲、抓刮皮肤、头撞墙、玩生殖器等，甚至自虐等行为。触觉防御异常通常会导致多种不良后果，如身心不安、胆小怕事、不喜共享、挑食偏食、害羞、黏人、情绪反应过度、注意力不集中、耐心不足等。

3. 本体感觉功能异常　本体感觉是感受躯体各部位所处的空间位置以及肢体的运动方式、速度等，同前庭一同参与躯体姿态的维度、空间感知以及精细动作的调节。本体觉功能异常的儿童在身体形象辨别上存在一定的困难，不能够准确迅速地感知、指认身体各部位，对动作的方向、力度、幅度、速度控制不好。本体感觉功能异常通常会影响儿童的阅读、书写、拼写行为，如经常混淆 68 和 86、我和找、人和入等。汉字书写笔画不光滑、偏旁部首比例失调、字体大小不一等。

4. 视觉感知异常　视觉是个体获取信息、完成各种行为表达的重要感觉器官，其感知活动是在多个系统参与下完成的。人的视觉感知发育是一个随着年龄增长逐渐趋于稳定的过程。稳定的视觉感知是阅读、书写等活动以及手眼协调活动的基础。若儿童视觉不稳定，则不能平稳流畅地移动，将会导致已阅读过程中漏读或添加字词、跳读、前后信息不连贯，导致理解错误。视觉感知异常可能是学习能力不足、学业低下的原因之一。

5. 言语语言异常　言语语言理解与表达涉及听觉对声音刺激的辨别，中枢对词汇的认知和语义的加工、输出，外周发声器官唇、舌、声带等的协调运动，以及中枢对言语信息的反馈调节。因此，符合逻辑、流畅的言语语言理解和表达是视、听、嗅、味、触、本体觉、前庭觉等各中枢感觉系

随堂检测

统与语言系统之间的整合与协调。一些感觉统合失调儿童并不存在听觉器官或言语发声器官的病变,但却呈现言语语言方面的异常。例如,对较大的声音刺激表现烦躁、听做分配不足、只专注于正在操作的事情,对他人充耳不闻,或只是简短的应答。倾听他人时理解不深刻、不准确、不连续,经常要求他人重复表达。言语表达不连贯或找不到适合的词句来表达内心的想法等。

二、康复评定

感觉统合失调表现为行为障碍,但不是所有的行为障碍都是感觉统合失调。尽管有些儿童在一个方面或几个方面具有感觉统合失调的共同特征,但具体症状也会有所不同。对儿童感觉统合能力应进行一个科学、准确的测评,从而可制订出有针对性的改善措施。因此,感觉统合的评估应与神经运动功能评估、智力测试、调查问卷、既往诊断等结果相结合,综合分析。

1. 器具评估　评估人员借助专门的设备或有关标准对儿童的发展情况进行直接检查和测评的评估手段。

(1) 感觉统合能力的操作评定　由艾尔丝等人发明的一套工具包,包含 17 个针对儿童感觉统合能力进行评估的测试,可对儿童的各感觉和感觉统合能力实施直接评估。

(2) 知觉-动作测试　知觉-动作测试评估儿童学习有关的外周感知器官、效应器及中枢间统合能力,如大脑发育成熟度、大小肌肉控制力、动作的速度、躯体平衡控制力、注意力、视知觉、听知觉等能力。我国台湾学者周台杰修订的快速神经功能筛查测试(quick neurological screening test, QNST),名为简明知觉动作测验,它包括 15 个测验项目:书写技能、认知与仿画图形、感觉并认知手掌上的字形、追视技能、模仿声音组型、手指触鼻尖、同手指结成圆圈、同时触摸手和脸、快速翻转手掌、伸展四肢、脚跟抵脚尖行走、单腿站立、双脚交换跳、辨别身体左右以及异常行为。

(3) 感觉统合失调临床评估　感觉统合失调临床评估(clinical evaluation of sensory integration dysfunction)内容包括:原始反射活动、肌张力、肌肉的拮抗性、姿势控制、动作协调性、眼球运动控制等。

(4) 视觉-动作统合发展测试　视觉-动作统合发展测试(development test of visual-motor integration)重点关注手眼协调性及空间知觉,该测试可采取多种形式进行。比如,让被测试儿童依次临摹一系列复杂程度递增的图画,观察其协调性及空间感知能力。

(5) 前庭及小脑功能测试　前庭和小脑对躯体平衡控制起着主导作用,对两者功能的检测也是感觉统合失调评估的重点内容。①闭目治理检查。受试者闭合双目,双脚并拢直立,双臂侧平举与肩平。在消除儿童紧张和过度用力的情况下闭眼,重复以上动作。前庭功能不足者,身体向患侧失衡偏倒。小脑功能不足者,将向患侧或后方偏倒,且头颈的旋转不影响身体偏倒。该方法适用于问题较严重儿童平衡能力的评估。②闭目单体站立测试。受试者先完成测试预备姿势:上肢自然下垂,头颈、躯干、下肢直立,眼平视前方,深呼吸 1~2 次,身心无紧张感。然后进入正式测试:一侧下肢屈膝,脚尖离地,同时轻松闭合双目,记录单腿站立时长,轮换另一只腿进行测试。该测试法已研发出电动测试产品,简单易行,便于对训练后儿童平衡能力变化情况进行比较。③平衡功能的计算机检测系统。借助高精度多维受力传感器和计算机分析软件对人体重心移动信息进行记录并分析是平衡功能直接评估的新技术,在临床上得到广泛应用。④错指物位试验。受试者与施测者相对而坐,分别伸出一只手臂,施测者的手臂在下方,手背向下,受试者的手背向上,双方掌心相对,间距 5~10 cm,使双方食指伸出,其他四指握拳。首先受试者在睁眼状态下进行 1~2 次,然后在闭眼状态下进行测试。前庭功能异常者,闭眼状态下不能正确指向预定目标,且双手食指均向异常侧偏离。小脑功能异常者,患侧食指向异常侧同向偏离,而健侧食指则能正确地接触检测者的食指。

2. 量表评估　量表评估由儿童知情人士根据儿童情况完成填写的评估手段。目前较常使用的主要有两类量表:儿童感觉统合能力发展评估量表和儿童发展量表。

Note

（1）儿童感觉统合能力发展评估量表　我国当前使用的中文版《儿童感觉统合能力发展评估量表》是由我国台湾的郑信雄教授在综合艾尔丝的多个量表基础之上编制，王玉凤等修订而成。该表有良好的信度，适用于 3～12 岁儿童。量表由 5 个分量表，58 个问题组成，均采取 1～5 五级进行评分。分量表分别如下。

①前庭失衡：主要评估身体大运动及前庭平衡能力，共 14 题。

②触觉过分防御：对情绪稳定性和过分防御行为进行评分，共 21 题。

③本体觉失调：评估身体的本体感及平衡的协调能力，共 12 题。

④学习能力发展不足：因感觉统合能力不良导致的学习能力不足，共 8 题。

⑤大龄儿童的问题：对 10 岁以上儿童使用工具，如做家务等能力的评估，共 3 题。

（2）儿童发展量表　《儿童发展量表》可更加全面地了解儿童的整体发展情况或某一特定领域的发展情况，便于分析感觉统合训练前后的变化。该表涉及的内容有动作（粗大动作和精细动作）、语言言语、认知、沟通交流等方面。

3. 面谈　面谈是指专业人员与儿童及儿童监护人进行沟通而获得信息，建立合作关系的基本途径。面谈涉及的内容包括儿童生长发育及教育的整个过程的基本信息、家庭成员信息等。面谈的对象虽然可以是儿童的监护人、儿童自身和任课老师，但实际情况往往比较复杂。面谈对象是其父母，则可提供较为全面、可靠的信息。但如果是爷爷奶奶（或外公外婆），可能会对儿童的表现做出过于宽容或较苛刻的判断，给专业人员的分析带来困难。对于任课教师，他们可以提供关于儿童学习、运动、语言、个性等各方面的信息，可在不同程度上呈现儿童的个性和差异，有助于客观判断儿童问题的性质。面谈对象为儿童本人时，则可直接了解他们对自己行为的感知、认知、目的及自我概念等。与儿童面谈的问题一定要具体，一般为儿童感受较深的事例或者他们正在进行的事情。针对耗时长的面谈，建议采用间歇方式分时段实施。

总之，儿童感觉统合失调的评估是一项综合性、专业性极强的活动，应坚持多元评估思想组织和实施评估工作，尽量采用多种工具，多方面人士参与，在多种情境下全面收集儿童各方面的信息，以合理推断关键问题和次要问题，提出干预总体策略。

4. 自然情景测评　自然情景测评是有关人员根据事先拟定的测评内容，在儿童自然轻松状态下直接观察儿童的行为表现，分析其感觉统合能力的发展状况，判断其是否存在感觉统合失调及失调程度等。观察者需敏锐观察儿童在其自然学习、活动情景中的各种表现，及时记录儿童发生的异常表现及时间的长短。一般观察的时间为 3～10 min 不等。随后，所得信息需测评人员与专业人员进行进一步的沟通，详细分析每一种异常表现的性质，鉴别这些异常表现与儿童群体平均发育水平的差异性。这种方法作为重要的评估手段之一具有其独特的优点，可较好地避免量表法和访谈法对评估对象评判的差异性，避免器械诊断受控的不适应性。

三、康复治疗

（一）治疗原则

在进行训练时，治疗师应考虑感觉统合失调儿童的特殊性及其伴有的其他障碍，并遵循一定的训练原则，这是进行有效训练的基础。

1. 以儿童为中心的原则　感觉统合训练应立足于以人为本的思想，切实尊重儿童的发展规律，充分考虑儿童身心发展方面的特点，结合儿童的发展需要及发展能力设计训练方案，组织训练工作。在训练过程中提供适当的感觉刺激并控制感觉输入的量，给儿童作出适当反应的时间和机会，及时表扬；协助儿童建立自然的情绪和自信心，耐心培养儿童的兴趣爱好。

2. 针对性原则　治疗师根据评估结果有效组织治疗性活动。所选器材和训练方式要能提供多种刺激。训练过程中，治疗师需要对儿童的精神状况、积极性、主动性以及操作完成的正确性等做出实时评价,并及时与儿童交流。

3. 兴趣、快乐性原则 统合训练是具有一定周期的综合干预过程,一些低龄儿童或伴有认知障碍的儿童很难理解他们这个训练过程的意义,因此需要治疗师帮助他们克服一系列身体或心理疲惫等困难。在训练项目设计的过程中,治疗师需要对其兴趣爱好有一定的了解,为其选择合适的场地和偏爱的器具。

4. 循序渐进原则 训练的难度总体呈递增趋势,由简单到复杂。训练的内容由单个领域发展到多个领域的,逐步提高儿童各感受通道之间信息交流和整合,以及感觉与动作间的协调与反馈。

5. 主动性原则 儿童参与活动的主动性直接影响到训练活动的成效。在训练中主动性原则表现为积极参与活动并努力改变现状的内在愿望,主动、自觉、独立和创造性地开展训练。这个过程中强调儿童的主体地位,充分发挥他们的主观能动性。对于严重认知障碍的儿童,治疗师应耐心诱导发展他们的"主动性"。

(二) 感觉统合训练器材介绍

常用的感觉统合训练器材见表 16-1。

表 16-1 常用的感觉统合训练器材

名 称	作 用	感 觉 输 入
触觉类器材:触觉板、触觉球、刷身板	提供丰富的触觉刺激,减轻触觉防御,提高触觉分辨能力,稳定情绪	触觉
滑行类器材:滑板、滑梯、圆形滑车	强化前庭系统功能;促进双侧统合,促进身体保护性伸展反应成熟;强化身体形象,有利于注意力的集中	前庭觉、本体觉、触觉、视觉
悬吊类器材:圆筒吊缆、抱筒吊缆、方板秋千、南瓜秋千、大内胎秋千、网缆	提高前庭系统功能;纠正触觉防御;提高手眼协调和注意力;矫正重力平衡感;强化身体形象,促进身体协调;改善运动计划、平衡反应、视觉运动协调	前庭觉、本体觉、触觉、视觉
平衡类器材:平衡台、独角椅、旋转浴盆、晃动平衡木、大陀螺、平衡脚踏车、手扶旋转盘	提高前庭机能,控制重力感,发展平衡能力;强化身体形象;提高视觉空间、眼动控制及视觉运动协调能力;建立身体协调及双侧统合;增强腰腹肌及下肢的力量	前庭觉、本体觉、触觉、视觉
滚筒类器材:彩虹筒	提高姿势控制及平衡能力;强化运动计划能力;促进身体协调,强化身体形象概念	前庭觉、触觉、本体觉
弹跳类器材:迷你蹦床、羊角球、袋鼠跳	抑制感觉防御;矫治重力不安全感和运动计划不足;发展下肢力量及上下肢协调;锻炼跳跃能力,强化姿势控制和身体双侧统合;有助于稳定情绪	前庭觉、本体觉
重力类器材:重力背心、弹力背心、重力背、重力球	强化本体觉及触觉;稳定情绪;提高注意力	本体觉、触觉
球类器材:大笼球、皮球	增强身体与地心引力之间的协调;提高运动计划能力;提高注视能力、手眼协调能力,强化身体形象;提高对移动物体控制和运用的能力	前庭觉、本体觉、触觉
攀爬类器材:三行绳梯、攀岩石	强化身体的协调能力;提高姿势控制;扩大视觉范围	前庭觉、本体觉、视觉

（三）感觉统合训练方法

1. 触觉功能训练

（1）触觉球　功能：激发和建立触觉、稳定情绪、增加动作灵活性、促进血液循环及消除疲劳等。还可用于平衡觉、本体觉和认知训练中。训练指导：治疗师或儿童持握触觉球按摩皮肤；儿童间进行用手或脚传接球游戏（图 16-1）。注意事项：防止儿童撕扯或咬触觉球表面的突起，传接球游戏时注意控制奔跑速度以防止摔倒等。

（2）球池　功能：强化触觉、视觉的刺激，加强躯体动作的控制及平衡能力。训练指导：指导儿童用力跳入球池内，将全身藏在球池当中，接受球的挤压；可以在球中间翻动或摆动手脚、身体、头颈；在浮力状态下，调整身体的重力感觉信息；让儿童在球池中爬行、翻滚及寻找目标物体（图 16-2）。注意事项：治疗师或家长需陪同，防止儿童头部撞击池壁；严禁携带私人物件进入球池中。

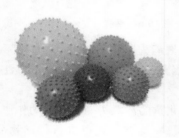

图 16-1　常见不同型号触觉球

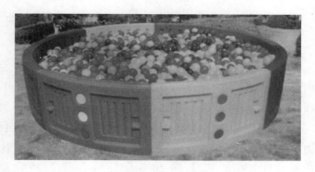

图 16-2　球池

（3）平衡触觉板　功能：刺激儿童脚部、手部及全身触压觉神经末梢，改善触觉、平衡觉和空间感知能力。训练指导：在不同形状的平衡触觉板上睁眼练习，然后闭眼沿着触觉板形状行走。还可进行倒走、侧走、交叉步走等拓展练习（图 16-3）。注意事项：定期用消毒溶液清洗器械，儿童在使用前要清洗手脚；训练过程中摔倒时应侧向倒地，防止地面伤到头部。

（4）刷身刷　功能：改善皮肤调节障碍功能。训练指导：使用刷身刷（或者软毛刷、特制手套等替代物）顺着汗毛的方向缓慢、轻柔、有规律地扫刷，可纠正儿童的触觉防御。逆着汗毛方向扫刷可改善触觉迟钝（图 16-4）。注意事项：扫刷过程中应避开面部、腹部和隐私部位。

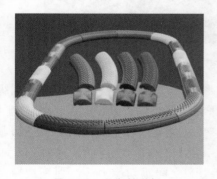

图 16-3　平衡触觉板

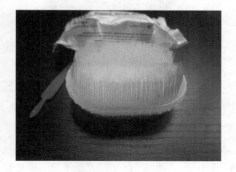

图 16-4　刷身刷

2. 前庭功能训练

（1）羊角球　功能：跳跃动作促进儿童前庭觉、本体觉的统合发展；改善注意力；增进动作控制能力，促进腿部肌肉的发展。训练指导：儿童双腿分开向前坐于球上，身体略前屈，双手紧握羊角，通过身体重心上下的改变，使球弹动。可进行跨越障碍比赛等游戏拓展，增加训练的趣味性（图 16-5）。注意事项：训练过程中需治疗师或家长监护；游戏时，儿童之间应保持一定的距离，防止互撞；训练场地地面平坦、防滑、无障碍物。

（2）滑梯　功能：刺激前庭器，训练平衡觉；消除心理紧张；对触觉和视觉功能的发展有促进作用。训练指导：俯卧滑滑梯、坐姿滑滑梯、蹲姿滑滑梯、逆上滑梯等。滑滑梯过程中可进行取物、击打目标、穿隧道、抛接球等拓展（图 16-6）。注意事项：滑梯表面要光滑，防止刮伤、戳伤；为防止皮肤磨破，需穿长裤长褂；训练前，儿童要进行滑落时的自我保护动作练习。

大陀螺训练

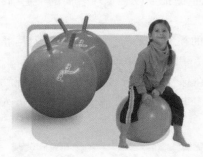

图 16-5　羊角球

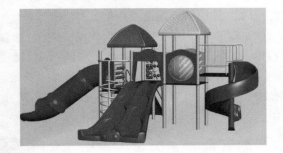

图 16-6　滑梯

（3）大陀螺　功能：刺激前庭器、促进动作协调、加强手的抓握能力。训练指导：儿童坐于陀螺内，以自身身体的晃动带动陀螺旋转。大直径陀螺可让 2～3 名儿童一同训练（图 16-7）。注意事项：治疗师应陪同给予辅助。

（4）浪桥　功能：主要用于前庭功能训练。拓展训练可提高儿童的注意力、视感知-动作协调能力。训练指导：儿童在睁眼或闭眼状态下取坐位或卧位进行摆荡、旋转。还可进行传递物品、插或取插件等拓展练习（图 16-8）。注意事项：浪桥放置空间应空旷，周围无障碍物，控制摆荡的幅度；场地和设备要铺设软垫；不得让儿童独自使用设备；对于平衡力极差和训练初期的儿童，应使用安全带；定期检查设备的稳固性。

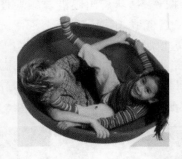

图 16-7　大陀螺

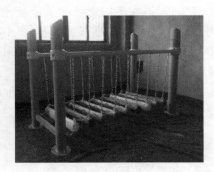

图 16-8　浪桥

（5）独脚凳　功能：促进前庭平衡功能，强化身体形象概念。训练指导：坐独脚凳训练中，儿童用手扶起独脚凳，慢慢坐下，放开手，双手支撑保持平衡。还可进行单腿抬起训练，在坐独脚凳的基础上，双手叉腰，双腿轮流抬起（图 16-9）。注意事项：要求地面平坦，坐稳后再进行训练。

3. 本体觉功能训练

（1）平衡木　功能：建立本体觉，加强身体平衡能力和空间感知能力等。训练指导：在睁眼或闭眼状态下，完成前进、后退、侧行或其他指令动作等（图 16-10）。注意事项：周围无障碍物；注意防止滑倒、跌落，防止刮伤；多名儿童训练时应保持距离，禁止推搡。

（2）花生球　功能：强化肌肉伸展能力，促进本体感觉和平衡感的发展，改善触觉功能。训练指导：固定花生球，治疗师握着儿童的双手，让其在球上跳跃；让儿童俯卧球上，双腿打开，双手抱球，头抬起，治疗师按压身体或向前、后、左、右四个方向摇动球；直接让儿童骑坐在球上，上下弹起（图 16-11）。注意事项：治疗师要给予及时的帮助，防止儿童摔倒。

Note

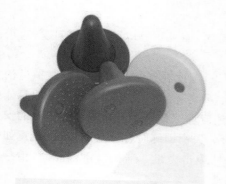

图 16-9　独脚凳

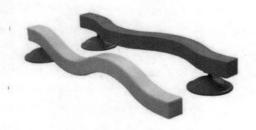

图 16-10　平衡木

（3）平衡脚踏车　功能：增强动作协调能力、重心控制能力和平衡能力。训练指导：双手握扶手，双脚踏上踏板前行；或身体前屈，双手按压踏板前行（图 16-12）。注意事项：地面平坦无障碍物。

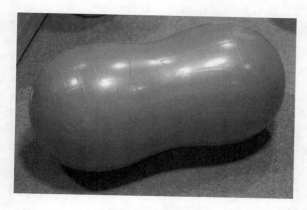

图 16-11　花生球

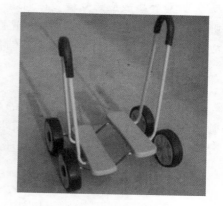

图 16-12　平衡脚踏车

（4）阳光隧道　功能：促进本体觉功能的发展；加强手脚的协调能力；刺激前庭感受器等。训练指导：让儿童头在前、脚在后爬进隧道，或脚在前、头向后倒着爬行，过程中注意手脚的配合；要求儿童在隧道中拿出指定的物体；儿童在隧道中时，治疗师或家长轻轻转动隧道，让儿童在滚爬中练习活动关节的固有感觉输入，加强前庭系统的刺激和调整（图 16-13）。注意事项：训练过程中通过观察法减轻儿童的恐惧心理。

（5）蘑菇插板　功能：训练儿童的认知能力、手眼协调能力、空间感知能力等。训练指导：自行完成插板，或依照指令插入或拔出不同颜色、形状的蘑菇；儿童俯卧吊缆上，治疗师摇动吊缆，在动态过程中完成插板训练（图 16-14）。注意事项：要控制吊缆摇动频率和速度。

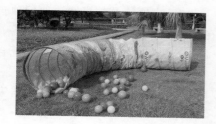

图 16-13　阳光隧道

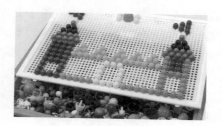

图 16-14　蘑菇插板

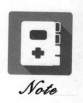

Note

（四）训练相关难点问题应对措施

在感觉统合训练过程中,通常会出现安全防护、训练疲劳、意外事故应急处理等问题,对于以上问题治疗师或训练机构要做好处理准备。

1. 安全防护 大多数训练项目都具有一定的安全隐患,因此在训练过程中安全防护是治疗师该确保的最基本、最重要的问题。在环境设计与选择上,要考虑该环境是否会给儿童的身体或心理造成不良影响。此外,在治疗师确保安全的前提下,还应训练儿童在失衡及滑落等时的安全防护技能,以避免意外事故的发生或减轻意外事故的伤害。失衡训练时,治疗师应教会儿童如何降低重心,调整身体侧向倾倒,抓住可依靠物体以减轻身体撞击力量。器械滑落训练时,治疗师应教会儿童抱头侧向着地或屈膝着地等技能。

2. 训练疲劳 由于感觉统合训练周期长,训练疲劳在感觉统合训练中成了普遍存在的问题,这种疲劳又可分为生理疲劳和心理疲劳。在训练的不同阶段,均可出现这两种疲劳。治疗师可在训练过程中适当调整训练环境和训练内容,让几个儿童一起训练以增加训练的竞争性和儿童表现的机会,训练的项目多以游戏方式进行以增加儿童的兴趣和积极性。

3. 意外事故应急处理 在训练过程中可能会遇到关节脱臼、骨折、拉伤、呕吐、呼吸窘迫、心脏病突发等紧急意外事故。治疗师应全程密切关注儿童在训练过程中的表现,遇到以上意外事故做好应急处理。此外,训练室应储备常规设备和药物,安排儿童定期体检等措施。

四、功能结局

目前对于儿童感觉统合失调治疗的主要方式是感觉统合训练,与单纯的药物治疗相比较,尽管不能确保所有患者都恢复到正常水平,但可在最大程度上改善患儿的社会适应能力和感觉统合能力,以促进其身体和心理达到理想的发展状态。

五、健康教育

在胚胎发育和儿童成长过程中,许多因素均可能导致儿童感觉统合失调,但有很多人为因素是可以避免的。

在妊娠期间,环境中有害物质会引起胚胎发育异常,导致胎儿中枢神经发育的不可逆损伤。尤其是妊娠前 3 个月,孕妇应避免从事有害职业或接触到环境中的有害物质。剖宫产也可能是引发儿童感觉统合失调的因素,建议在非必要条件下选择自然生产,婴儿经过产道挤压的刺激,更利于神经的发育。此外应尽可能在最佳生育年龄(22～29 岁)生育,避开大龄妊娠。

在儿童教育上,家长应营造一个和谐和人员稳定的家庭环境。家庭成员关系的不和谐会导致子女缺乏责任心、积极性和成就感,这就限制了儿童的感知、运动发展和情感交流。儿童的成长需要呵护,但不是过度地保护和干涉。家长对儿童的过度呵护,凡事都参与其中,导致儿童各感觉系统间的侵袭缺乏有效整合,长时间多方面的感觉信息刺激缺乏,可能会导致感觉统合失调的多种特征。家长在日常生活中应给予儿童更多的参与机会,力所能及的事情让他们独自完成,以此锻炼他们的统合能力。相比家庭教育,学校教育在儿童成长过程中显得更加重要。但目前学校存在的一些问题,如教师育人技能的缺乏、学校资源的不足等,均可导致儿童感觉统合失调。学校教育问题还需各方面的努力加以改善。

自然环境的污染是造成儿童感觉统合失调的重要原因。家长应注意儿童的生活居家环境、食品、玩具、学习用品的质量安全。

任务小结

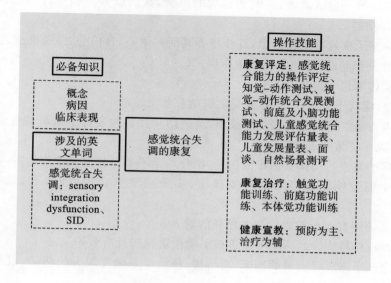

参考文献

[1]　王和平.特殊儿童的感觉统合训练[M].北京:北京大学出版社,2011.

[3]　窦祖林.作业治疗学[M].2版.北京:人民卫生出版社,2013.

[3]　王茂斌.康复医学[M].北京:人民卫生出版社,2009.

[4]　王玉龙.康复功能评定学[M].2版.北京:人民卫生出版社,2013.

[5]　沈茜.成都市学龄前儿童感觉统合失调及影响因素研究[J].中国儿童保健杂志,2017,25(5):511-513.

(贺菊芳　夏顺强)

课后练习

本任务习题

一、单项选择题

1. 下列有关感觉统合治疗的叙述哪项有误?(　　　)

A. 感觉刺激是感觉统合治疗和神经发育疗法中的一个部分

B. 感觉统合治疗也适用于成人,包括成年期才发生的各种行为问题

C. 感觉统合治疗通常需要用悬吊器材,并强调适应性反应

D. 感觉刺激方法所提供的感觉输入是被动的,而感觉统合治疗强调个体对刺激的反应

2. 感觉统合障碍大致可划分为两大类,个体可能会出现其中一种或两种的障碍症状。请问是哪两大类?(　　　)

A. 感觉调节障碍和感觉区辨障碍

B. 动作障碍和感觉调节障碍

C. 触觉防御和前庭觉加工障碍

D. 前庭觉加工障碍和动作运用不能

3. 在感觉统合治疗中,治疗师的角色非常重要,下列哪项不合适?(　　　)

Note

A. 妥善使用肢体语言、对话、暗中指导帮助孩子

B. 治疗前充分分析孩子的感觉问题,设计好感觉统合活动,治疗时认真执行,可不随意更改

C. 利用活动让孩子尝试错误、失败和成功的机会,从而改善大脑整合感觉信息的功能最终达到学习、自理等功能

D. 注重培养孩子良好的工作习惯,逐步培养其活动耐心、自信心、接受挑战、合作等精神

4. 关于感觉分辨问题,下列叙述哪项有误?(　　　)

A. 经常在动作障碍时出现

B. 若未治疗,症状十分稳定,不像感觉防御的症状会波动

C. 对于分辨头部空间位置有困难的孩子,应鼓励其在各种姿势下从事动作幅度较大的直线前庭活动,如滑滑板或蹦床活动等

D. 对于分辨小而快的动作有困难的孩子,治疗活动不要经常改变速度与方向

5. 对于一个姿势控制有困难的 6 岁孩子,实施感觉统合治疗时,下列叙述哪项是错误的?(　　　)

A. 治疗活动强调有大量前庭觉与本体觉的输入

B. 提供重心转移与旋转的活动可促进孩子动作更顺畅且有效率

C. 每天指定孩子完成足够量的蹦床、滑滑梯、荡秋千等幅度较大的活动,以输入足量的前庭本体觉

D. 投掷晃动的目标物有利于视觉动作控制

6. 利用感觉统合治疗一个 4 岁大的动作障碍的孩子时,下列叙述何者是错误的?(　　　)

A. 多提供需要两侧协调的活动

B. 强调需要连续计划性动作的活动

C. 强调全身性的动作的活动

D. 个体移动但目标物不动的活动,要比个案不动但目标物移动的活动来得难

7. 下列哪项不属于感觉调节障碍?(　　　)

A. 重力不安全感　　　　　　　　　B. 触觉分辨障碍

C. 触觉防御　　　　　　　　　　　D. 对移动的厌恶反应

8. 在感觉统合障碍的评估中,以下哪一个是由理论直接产生的评估量表?(　　　)

A. 感觉统合及运用测验(sensory integration and praxis tests,SIPT)

B. 感觉问卷(sensory profile,SP)

C. 感觉加工测试量表(evaluation of sensory processing,ESP)

D. 小学生触觉功能检核表(touch inventory for elementary school-aged children,TIE)

9. 一岁小婴儿拒绝爬行,不肯进食稀饭等食物,拒绝以汤匙进食,换尿片或衣物时都会尖叫、大哭,他最可能有下列哪一项问题?(　　　)

A. 触觉分辨障碍　　　　　　　　　B. 重力不安全感

C. 触觉防御　　　　　　　　　　　D. 对移动的厌恶反应

10. 一个健康的 1.5 岁幼儿发现左手背上黏了胶带,然后努力尝试拿掉它却失败了。请问他最可能有下列哪个问题?(　　　)

A. 重力不安全感　　　　　　　　　B. 对动作有嫌恶感

C. 动作障碍　　　　　　　　　　　D. 触觉防御

二、判断题

(　　　)1. 感觉统合失调是指个体的视觉、听觉、触觉、味觉等初级感觉系统的整合和合作发生异常,出现对刺激的不敏感或过分敏感,行为顾此失彼的现象。

(　　　)2. 在制订训练计划时,一般以半年为一个训练周期,每周的训练次数不少于 2 次,每

次训练活动需持续 1 h。

（　　）3. 儿童感觉统合能力的发展阶段将年龄划分为初级（3 岁前）、中级（3～7 岁）、高级（7 岁至青春期）。

（　　）4. 判断儿童是否掌握各环节操作的依据是流畅性。

（　　）5. 感觉统合失调的生物学因素有遗传因素、脑损伤或脑功能异常、儿童自身代谢异常。

三、案例分析题

小南，男，14 个月。足月剖腹产，出生时无窒息抢救史，因发现对触碰、运动、声音、强光等异常敏感 9 个月就诊。运动发育较同龄儿稍差，独坐好，会独站，能扶走。语言发育差，发音少，不会发"baba"、"mama"等音，喜欢玩玩具，但玩具多了极易分散注意力；睡眠差，易惊醒，入睡困难，在黑暗环境睡眠好转；异常恐惧汽车喇叭声、爆竹声等大的声音；经常喜欢仰卧在床上，不喜欢靠在大人肩上，换尿布、穿衣时易剧烈哭闹，特别不喜欢亲别人或被别人亲脸。查体：一般情况好，表情正常，对玩具兴趣浓厚，与人目光对视短暂，不会玩口腔游戏。极其喜欢各方向旋转活动，喜欢玩抛高高游戏。治疗师对小南进行了 Peabdoy 动作发育评估，结果提示运动发育较同龄儿稍差。《婴幼儿感觉功能测试量表》测试结果：深触压、视觉-触觉整合、眼球运动控制的得分均低于正常值，适应性运动功能、前庭刺激试验得分正常，量表总得分低于正常值。旋转试验未见眼震颤。在前庭刺激试验中目光对视好转，对前庭刺激极为高兴。

试问如何为该患者实施康复服务？

项目五　儿童多重残疾的康复

任务十七　唐氏综合征的康复

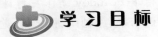

能力目标

1. 能按照 SOAP 思维模式开展工作；

2. 能按照《常用康复治疗技术操作规范(2012年版)》为患儿实施康复评定和康复治疗；

3. 能准确地对患儿及家属进行健康教育,具备良好的沟通能力。

知识目标

1. 掌握唐氏综合征的概念、临床特征；

2. 熟悉唐氏综合征的病因、临床症状；

3. 了解唐氏综合征的诊断方法。

素质目标

1. 具备儿童康复治疗师必备的职业道德和职业素养；

2. 具有团队协作精神；

3. 具有自主学习和终身学习的态度；

4. 具备一定的英语水平和计算机水平。

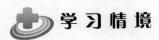

　　王×,男,1999年出生,父母离异,主要抚养人为父亲。父亲从事公司管理,大学文化程度,家庭经济状况良好。王×出生时即诊断为唐氏综合征,无其他特殊生理缺陷和重大疾病。曾入正常幼儿园上中班,后入上海市社会福利院全托,2007年入学就读于某市辅读学校。2012年8月27日接受韦克斯勒儿童智力测验,测得总智商为58,其中言语智商为53。

　　任务:如何为患儿实施康复服务?

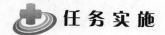

任务实施

一、知识储备

（一）唐氏综合征的概念

唐氏综合征（Down syndrome，DS），又称 21-三体综合征，或先天愚型，或伸舌样痴呆，是儿童时期最为常见的染色体疾病。主要临床特征为小头畸形，枕骨扁平，后发际低；眼距宽，外眼角上斜，内眦赘皮，耳朵小或畸形；耳位低；鼻根低；张口伸舌，且伴流涎；可伴有多发畸形。我国活产婴儿中唐氏综合征发病人数约占新生儿总数的 1/750，约 60% 的患儿在胎儿早期即夭折。

（二）唐氏综合征的病因

应用细胞遗传学方法对患儿进行染色体分析，发现他们都是因为多了 1 条 21 号染色体，正常人的 21 号染色体只有 2 条，而唐氏综合征患者有 3 条。现已确认 21-三体的产生原因是生殖细胞形成过程中，在减数分裂时第 21 号染色体不发生分离，结果形成染色体数目异常的精子（24，X＋21 或 24，Y＋21）或卵子（24，X＋21），与正常的卵子（23，X）或精子（23，X 或 23，Y）结合后，即产生（47，XX＋ 21）的女患儿或（47，XY＋ 21）的男患儿，故唐氏综合征又称 21-三体综合征。

DS 是由于遗传物质畸变所导致的疾病，根据染色体核型可分为三型，标准型和易位型在临床上不易区别，嵌合型的临床表现因正常细胞所占比重不同而差异较大，可以从接近正常到典型表现。

1. 标准型　约占患者总数的 92.5%，核型为 47，XX（或 XY）＋21。其发生机制为亲代（多为母亲）的生殖细胞在减数分裂时染色体不分离所致。

2. 易位型　占全部病例的 2.5%～5%，核型为 46，XX（或 XY）-21，＋t(21q;21q)。多为罗伯逊易位，即着丝粒融合，其额外的 21 号染色体长臂易位到另一近端着丝粒染色体上。最常见的为 D/G 易位，D 组中以 14 号染色体为主，核型为 46，XX（或 XY）-14，＋t(14q;21q)，少数为 15 号染色体。另一种为 G/G 易位，是由于 G 组中两个 21 号染色体发生着丝粒融合，形成等臂染色体。

3. 嵌合型　占 2.5%～5%，核型为 46，XX（或 XY）/47，XX（或 XY）＋21，是受精卵在有丝分裂期间染色体不分离而导致的，因此只是部分而不是所有的细胞存在缺陷。患儿体内含有正常细胞和 21-三体细胞两种细胞株，形成嵌合体，其临床表现随正常细胞所占百分比而定。

导致唐氏综合征的主要因素是高龄妊娠，35 岁以上的孕妇产下 DS 患儿的风险随着年龄的增长成倍增加，40 岁以上的孕妇产下 DS 患儿的概率更高达 1/32。随着妊娠期妇女年龄增高，卵母细胞逐渐老化，卵巢功能因多种有害物质作用而减弱，减数分裂纺锤体因此受到不良影响，导致细胞分裂过程中染色体不分离现象增多。其他危险因素还包括：妊娠前后有流感病毒、风疹病毒等感染史；夫妻中一方染色体异常；妊娠前后服用过四环素等致畸药物；夫妻中一方长期在放射性或其他污染环境中工作（如长期接触农药）；有习惯性流产史或曾发生过早产或死胎；夫妻中一方长期饲养宠物等。

（三）唐氏综合征的临床表现

1. 特殊面容　唐氏患儿具有典型的特殊面容，常表现为短头畸形，扁平脸，眼距宽，睑裂上斜，有内眦赘皮，虹膜 Brushfield 斑（虹膜周围小白斑），鼻梁低平，外耳小，硬腭窄，张口伸舌伴流涎，舌面沟裂深而多流涎在出生时即已明显（图 17-1）。

2. 智能低下　智能低下是最突出的临床表现，抽象思维能力受损最大。多数 DS 患儿表现

Note

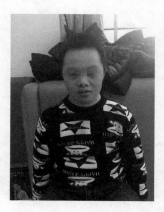

图 17-1 唐氏综合征的特殊面容

为中度精神发育迟滞,智力水平随年龄增长而逐步降低。

3. 语言发育障碍 DS 患儿开始学说话的平均年龄为 4~6 岁,95% 有发音缺陷、声音低哑、口齿含糊不清;口吃发生率高,1/3 以上语音节律不正常,甚至呈爆发音。

4. 行为障碍 患儿大多性情温和,常傻笑,喜欢模仿和重复一些简单的动作;少数患者易激怒、任性、多动,甚至有破坏攻击行为;有些患儿则表现为畏缩倾向,伴有紧张症的情绪。可能由于压力而引发抑郁症,但多数呈性格开朗倾向。

5. 运动发育落后 在出生后一段时间内,运动发育与正常儿童差别不大,但随着年龄增加,粗大运动发育及精细运动发育均落后于同龄儿。患儿可执行简单的运动,如穿衣、吃饭等,但动作笨拙、不协调、步态不稳。

6. 体格发育落后 由于在母体内的发育时间较短(平均 262~272 天),DS 患儿一般身材矮小,头围小于正常,前后囟及前额缝宽,闭合迟,常出现第三囟(后囟上方的矢状缝增宽)。出生后几天睡眠较深,吸吮、吞咽等动作非常缓慢,甚至完全丧失。牙齿萌出延迟且常错位,骨龄落后。四肢短,肌张力普遍低下,韧带松弛,关节过度弯曲。手掌厚而手指短粗,小指向内弯曲。指纹改变,通贯手,atd 角增大;第 4、5 指桡箕增多;脚拇指球区胫侧弓形纹和第 5 指只有一条指褶纹。

7. 伴发畸形 约 30% 患儿伴有先天性心脏病、消化器官畸形以及其他畸形等。患儿免疫功能低下,易患各种感染,白血病的发生率增高 10~30 倍。预期寿命短,早期病死的主要原因多为先天性心脏病。如生存至成年期,常在 30 岁以后出现老年性痴呆。男性患者丧失生育能力,女性患者仅极少数可生育。

(四)唐氏综合征的诊断

该病患儿具有特殊的相貌特征,对有相应特殊相貌特征的患儿,可通过染色体核型分析作出诊断。实验室检查中通过遗传学检查进行染色体核型分析,超声检查可发现有无合并畸形。

二、康复评定

康复评定的目的是掌握患儿身体情况;掌握患儿功能障碍特点;对患儿的能力进行分析和量化,找出与正常标准的差别;为制定康复方案提供依据;评判康复治疗效果及为判定残疾等级提供依据。评定内容涵盖体格发育、肌力、肌张力、智力、行为等多方面,评定内容与脑瘫儿童康复评定相同,对部分内容不做赘述。

1. 体格发育指标的评定 常规评定体重、身高、坐高、头围、胸围、上臂围及身体比例与匀称性。

2. 姿势与运动功能发育评定 依据小儿运动发育规律、运动与姿势发育的顺序、肌力、肌张力、关节活动度、反射发育、运动类型等特点,综合判断是否存在运动发育落后、运动障碍及运动异常。临床常采用的量表包括格塞尔发育诊断量表、贝利婴儿发育量表、粗大运动功能评定量表(GMFM)、上肢技能测试量表(QUEST)及 Peabody 运动发育评定量表(PDMS)等。

3. 智力和行为评定 唐氏综合征患儿常伴有明显的智力障碍、行为障碍和日常生活能力障碍,临床评定中常采用韦氏儿童智力量表(WISC)、Achenbach 儿童行为筛查量表(CBCL)、儿童学习障碍筛查量表(PRS)和儿童功能独立性评定量表(WeeFIM)进行针对性的评定。

4. 言语发育迟缓及构音障碍评定 使用 S-S 言语发育迟缓评定法进行言语发育的评定,使用中国康复医学中心构音障碍评定法进行构音障碍的评定。

唐氏综合征
的鉴别诊断

随堂检测

Note

三、康复治疗

（一）唐氏综合征的治疗目标

目前，DS 尚无有效的治疗方法。康复治疗的目的是综合采用多种康复方法，开发患儿智商、促进运动功能发育，提高生活质量，联合社区康复、家庭疗育，延长患儿寿命，提高生存质量。

（二）康复介入时机

康复治疗介入时间越早，康复效果越好。0～3 岁是中枢神经系统发育最快、最关键的时期。许多神经通路和条件反射均在这段时间里建立。脑在结构和功能上都有很强的可塑性和修复能力。大脑的代偿性和可塑性最强，且易受环境影响，脑的神经细胞在良好的环境下更能健康发育。早期的康复干预则可以给予早期的感觉运动体验，诱导正常的运动模式，提高运动能力，开发智力。

（三）康复治疗方法

唐氏综合征患儿的治疗像脑瘫患儿的治疗一样，要对患儿的整体进行全面的康复，并不是只从局部和合并症治疗，在治疗思路和治疗技术中多沿用脑瘫儿童康复治疗技术。如采用婴幼儿神经发育训练技术促进运动功能发育，针对性加强语言学习、感觉统合和智力开发等。

1. 物理因子疗法 临床多采用低、中频电刺激和肌电生物反馈疗法增加患儿肌张力和肌力；通过温水浴疗法缓解痉挛和紧张。

2. 运动疗法 唐氏患儿运动功能发育常落后于同龄正常儿童，与脑瘫儿童康复治疗一样，常采用多种训练方法促进患儿运动功能发育，如婴幼儿神经发育训练技术（NDT for Baby）、Vojta 法、PNF 治疗技术、Rood 疗法等对患儿的抬头、翻身、坐、爬、站立、行走和体位转移等进行训练，诱导正常的运动模式，促进其正常运动功能的发育。同时采用叩击、关节挤压、快速擦刷等刺激手法增加肌张力、增强关节稳定性。

3. 感觉统合训练 部分患儿可能出现本体感觉、前庭觉和触觉等障碍，需根据不同患儿的具体情况，制定相应的训练方案。在训练中，通过开展各类游戏，引导患儿积极参与，能更好地刺激患儿的各种感知觉，并训练手眼协调能力。训练时应增加正常的感觉-运动经验，提高运动与各种感觉之间的相互作用，改善中枢神经的感觉统合功能。常采用平衡触觉板、平衡步道、旋转浴盆、秋千、蹦床、按摩球、彩虹接龙等道具训练。

4. 作业治疗 患儿常出现精细运动发育落后，通过作业治疗促进精细运动的发育。以多系统运动发育等理论为基础，结合神经发育疗法、Rood 疗法及游戏治疗等多种方法，对儿童实施个体化的精细运动训练。可采用精细动作和益智相结合的项目对患儿进行训练，如拼图、认知游戏、象棋等。也可以采用一些带日常生活功能的项目对这类患儿进行训练，如饮食训练、洗漱与修饰训练、洗涤训练、穿脱衣服训练等。在提高患儿手功能的同时，促进患儿智力发育、生活自理和社会交往等。作业治疗应与感觉统合训练综合使用，通过感觉统合训练强化运动觉、触觉和前庭觉的感觉刺激，增加患儿感觉体验，也促进患儿的精细运动发育。

5. 教育疗法 唐氏综合征患儿有中度精神发育迟缓，智能发育落后于正常儿童，只有极少数的儿童可以进入普通学校学习。多数患儿在康复机构或社会福利机构进行集中特殊教育学习，可采用集体教学和个别教学相结合、学校教育和家庭教育相结合的形式，通过一些有目的的活动，利用形式多样的教学资源和现代化的教具设备，进行言语、智力和日常生活活动能力的学习，最大限度地开发和挖掘患儿的潜能。通过引导式教育，让引导员把运动功能、语言、智力、感觉、生活技能和社会交往等结合起来，以团队的形式，设计教育课程，使患儿得到全面的发展。

6. 语言训练 患儿语言发育迟缓，流涎多、舌常伸出口外、吞咽力量差、部分发音不准，可进行口腔按摩、口肌训练、冰刺激、构音训练等。在训练中以实物为基准，主动与患儿交流，使其积累更多词汇。促进语言发育的基本步骤包括：先引导患儿听音,模仿大人发音；然后训练其看图说话,听音指物；最后念儿歌,进行口语对话。

7. 矫形器治疗 由于患儿肌张力低,关节周围韧带和关节囊松弛,导致膝关节过伸、足外翻扁平等。通过佩戴矫形器可增加关节的稳定性,防止关节活动度过度增大,纠正膝关节过伸和扁平外翻足等。

8. 传统疗法 国内部分文献报道认为通过针灸和穴位按摩能够改善唐氏综合征患儿的临床症状。针灸取穴多以头部穴位为主,口面部的局部取穴对言语训练有一定作用。

9. 心理指导 积极对患儿家属进行心理干预,指导患儿家属在日常生活中多安抚、鼓励和支持患儿。耐心听取患儿家长意见和想法,科学合理指导,提高患儿家属的配合和参与度,为患儿成长和治疗提供良好的抚养环境,良好的抚养环境是影响智商的重要因素,在良好抚养环境中发育成长的 DS 患儿,其智商相对较高。

四、功能结局

寿命长短取决于有无并发症,其中先天性心脏病是早期死亡的主要原因,同时患严重呼吸道感染时常导致心力衰竭而死亡。随着医疗条件的提高,DS 患儿生存时间逐渐延长,患儿平均寿命现已延长至 50 岁左右,但多数患儿生活难以自理,具有智力发育缺陷及行为异常。

五、健康教育

减少唐氏综合征的发生主要从预防开始,重视优生优育宣传工作,让每一位育龄妇女在准备怀孕或怀孕前,对唐氏综合征的相关知识有所了解。特别重视对高危人群进行积极预防,常见高危人群有高龄父母,女＞35 岁,男＞55 岁；家族有唐氏综合征生育史者；习惯性流产者；长期接触化学试剂者等。应特别重视对高危人群的产前筛查,较常用的方法包括血清学筛查方法、羊水穿刺和脐静脉穿刺等有创产前检测方法,目前新血清学标记物和新一代基因测序技术也逐步应用于临床筛查中。对怀疑有遗传性疾病或胎儿宫内发育异常的孕妇应用产前诊断技术进行确诊。

任务小结

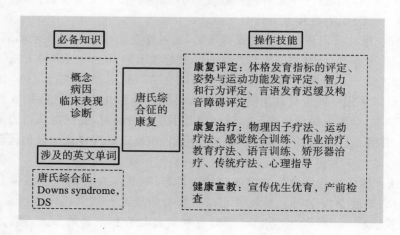

必备知识	操作技能
概念 病因 临床表现 诊断	**康复评定**：体格发育指标的评定、姿势与运动功能发育评定、智力和行为评定、言语发育迟缓及构音障碍评定
唐氏综合征的康复	**康复治疗**：物理因子疗法、运动疗法、感觉统合训练、作业治疗、教育疗法、语言训练、矫形器治疗、传统疗法、心理指导
涉及的英文单词	**健康宣教**：宣传优生优育,产前检查
唐氏综合征: Downs syndrome, DS	

参考文献

[1] 刘晓,仲人前.唐氏综合征产前筛查方法研究进展[J].第二军医大学学报,2014,35(1)：89-93.

李晓捷.实用儿童康复医学[M].2版.北京:人民卫生出版社,2016.

[3] 霍晓溪,尚丽新.出生缺陷研究系列讲座(2)唐氏综合征临床特点与防治[J].人民军医, 2012,55(2):172-174.

[4] 刘绍云,钟宁,黄华玉,等.康复训练对唐氏综合征患儿精细运动功能的影响[J].中国康复 理论与实践,2012,18(7):681-682.

[5] 林年年,张佳,郭伶.针灸结合言语训练对于改善唐氏综合征患儿语言能力的疗效观察[J]. 中国中西医结合儿科学,2013,5(5):444-445.

（税晓平）

本任务习题

课后练习

一、单项选择题

1. 唐氏综合征最突出的临床表现是什么?（　　　）

A. 运动发育落后　　　B. 智能低下　　　　C. 语言发育障碍　　D. 以上均是

2. 唐氏综合征最常伴的畸形是什么?（　　　）

A. 腭裂　　　　　　　B. 兔唇　　　　　　C. 先天性心脏病　　D. 多指

3. 唐氏综合征的皮纹特征有哪些?（　　　）

A. 通贯手　　　　　　　　　　　　　B. 第4、5指桡箕减小

C. atd角减小　　　　　　　　　　　D. 第5指有多条指褶纹

4. 不能用来评定唐氏综合征姿势与运动功能发育的量表是哪个?（　　　）

A. GDDS　　　　　B. GMFM　　　　　C. BSID　　　　　D. WISC

5. 唐氏综合征患儿早期死亡的主要原因是（　　　）。

A. 合并先天性心脏病　　　　　　　　B. 智力低下

C. 白血病　　　　　　　　　　　　　D. 消化系统疾病

二、判断题

（　　　）1. 因为智力低下,唐氏综合征患儿功能训练没有意义。

（　　　）2. 男性唐氏综合征患儿生殖系统的病损较女性轻。

（　　　）3. 唐氏综合征的预防意义大于治疗。

三、案例分析题

华华,男,因面容异常、反应迟钝就诊,诊断结论为唐氏综合征。患儿2017年6月出生,父母亲均是高中毕业,既往体健,家庭经济情况和居住条件较好。母亲为高龄产妇,产前没有做相关的筛查。患儿对外界的新刺激适应性弱、排斥,喜欢固着于熟悉的人或环境,拒绝陌生人的任何接触;说话时气息比较短,仅能发有限的几个含糊不清的单音节,完整说一句话比较困难;走路不稳,走台阶或楼梯时不能交替进行,而且要扶着人或扶梯。

通过对上述患儿进行分析,详述唐氏综合征的影响因素、临床表现及康复治疗方案。

儿童康复
课程标准

儿童康复
实训指导书

Note